Savyasachi C. Thakkar
Erik A. Hasenboehler

Post-Traumatic Arthritis

Diagnosis, Management and Outcomes

创伤后关节炎

诊断、治疗和结果

主　编　〔美〕萨维亚斯基·C.塔卡尔
　　　　　　　埃里克·A.哈森博勒

主　审　陈晓东

主　译　熊　炎　冉季升　吴立东

天津出版传媒集团
天津科技翻译出版有限公司

著作权合同登记号:图字:02-2022-014

图书在版编目(CIP)数据

创伤后关节炎:诊断、治疗和结果 / (美)萨维亚斯基·C.塔卡尔,(美)埃里克·A.哈森博勒主编;熊炎,冉季升,吴立东主译. — 天津:天津科技翻译出版有限公司, 2022.9

书名原文:Post-Traumatic Arthritis: Diagnosis, Management and Outcomes

ISBN 978-7-5433-4245-3

Ⅰ.①创… Ⅱ.①萨… ②埃… ③熊… ④冉… ⑤吴… Ⅲ.关节炎-诊疗 Ⅳ.①R684.3

中国版本图书馆 CIP 数据核字(2022)第 080607 号

授权单位:Springer Nature Switzerland AG
出　　版:天津科技翻译出版有限公司
出 版 人:刘子媛
地　　址:天津市南开区白堤路 244 号
邮政编码:300192
电　　话:(022)87894896
传　　真:(022)87893237
网　　址:www.tsttpc.com
印　　刷:天津新华印务有限公司
发　　行:全国新华书店
版本记录:710mm×1000mm　16 开本　13 印张　200 千字
　　　　　2022 年 9 月第 1 版　2022 年 9 月第 1 次印刷
　　　　　定价:98.00 元

译者名单

主　审　陈晓东

主　译　熊　炎　冉季升　吴立东

译校者　（按姓氏汉语拼音排序）

包家鹏　曹　乐　陈炜平　丁钱海　胡鹏飞

蒋利锋　李伟军　刘　笑　马驰原　冉季升

吴立东　熊　炎　朱苏南　祝磊波

编者名单

Ram K. Alluri, MD Department of Orthopaedic Surgery, Keck School of Medicine of USC, Los Angeles, CA, USA

Raj M. Amin, MD Department of Orthopaedic Surgery, The Johns Hopkins Medical Institutions, Baltimore, MD, USA

Afshin A. Anoushiravani, MD Department of Orthopaedic Surgery, Albany Medical Center, Albany, NY, USA

Philip E. Blazar, MD Brigham and Women's Hospital, Boston, MA, USA

Christian Candrian, MD Servizio di ortopedia, Ospedale Regionale di Lugano, Ticino, Switzerland

Xu Cao, PhD Department of Orthopaedic Surgery, The Johns Hopkins University, Baltimore, MD, USA

Ryan Churchill, MD Medstar Georgetown University Hospital, Department of Orthopaedics, Washington, DC, USA

Lukas Clerc, MD Division of Orthopaedic and Traumatology, Department of Surgery, Geneva University Hospitals, Faculty of Medicine, University of Geneva, Geneva, Switzerland

Luca Deabate, MD Servizio di ortopedia, Ospedale Regionale di Lugano, Ticino, Switzerland

Filippo Del Grande, MD Clinica di Radiologia EOC, Istituto di Imaging della Svizzera Italiana, Ente Ospedaliero Cantonale, Ticino, Switzerland

Ajit Deshmukh, MD Department of Orthopaedic Surgery, New York University, New York, NY, USA

Christopher Got, MD Brown University, Warren Alpert Medical School, Providence, RI, USA

Andrew P. Harris, MD Warren Alpert Medical School of Brown University, Providence, RI, USA

Erik A. Hasenboehler, MD Department of Orthopaedic Surgery, Adult Trauma Service, The Johns Hopkins Medical Institution, Baltimore, MD, USA

Curtis M. Henn, MD Medstar Georgetown University Hospital, Department of Orthopaedics, Washington, DC, USA

Stefanie Hirsiger, MD Division of Orthopaedic and Traumatology, Department of Surgery, Geneva University Hospitals, Faculty of Medicine, University of Geneva, Geneva, Switzerland

Nigel N. Hsu, MD Department of Orthopaedic Surgery, Johns Hopkins University, Baltimore, MD, USA

Eric Huish, DO Stanislaus Orthopaedics & Sports Medicine Clinic, Modesto, CA, USA

Richard Iorio, MD Brigham and Women's Hospital, Member of the Faculty, Harvard Medical School, Boston, MA, USA

Michael W. Kessler, MD Medstar Georgetown University Hospital, Department of Orthopaedics, Washington, DC, USA

Kelvin Y. Kim, MD Department of Orthopaedic Surgery, UNLV School of Medicine, Las Vegas, NV, USA

Thomas J. Kim, MD Brown University, Warren Alpert Medical School, Providence, RI, USA

William J. Long, MD, FRCSC ISK Institute, Department of Orthopaedic Surgery, NYU Langone Medical Center, Hospital for Joint Diseases, New York, NY, USA

Hermes H. Miozzari, MD Division of Orthopaedic and Traumatology, Department of Surgery, Geneva University Hospitals, Faculty of Medicine, University of Geneva, Geneva, Switzerland

Kevin O'Malley, MD Medstar Georgetown University Hospital, Department of Orthopaedics, Washington, DC, USA

Karthikeyan Ponnusamy, MD Pinnacle Orthopaedics, Canton, GA, USA

Lew Schon, MD Department of Orthopaedic Surgery, Mercy Medical Center, Baltimore, MD, USA

Babar Shafiq, MD Department of Orthopaedic Surgery, The Johns Hopkins Medical Institutions, Baltimore, MD, USA

Uma Srikumaran, MD, MBA The Johns Hopkins University, Division of Shoulder and Elbow Surgery, Columbia, MD, USA

Sophia A. Strike, MD Johns Hopkins University School of Medicine, Baltimore, MD, USA

Eric W. Tan, MD Department of Orthopaedic Surgery, Keck School of Medicine of USC, Los Angeles, CA, USA

Chandrashekhar J. Thakkar, MS (Ortho) Joints Masters Institute, Mumbai, Maharashtra, India

Breach Candy Hospital, Mumbai, Maharashtra, India

Lilavati Hospital, Mumbai, Maharashtra, India

Hinduja Hospital, Mumbai, Maharashtra, India

Savyasachi C. Thakkar, MD Hip & Knee Reconstruction Surgery, Johns Hopkins Department of Orthopaedic Surgery, Columbia, MD, USA

Gehua Zhen, MD Department of Orthopaedic Surgery, The Johns Hopkins University, Baltimore, MD, USA

中文版序言

随着新理念、新技术和新方法的不断引入，骨关节炎的治疗取得了长足的进步，但还有很多问题尚未得到有效解决。创伤是造成骨关节炎的重要危险因素，在关节损伤20年后，约有50%的患者会发展为创伤后关节炎。并且和原发性关节炎不同，创伤后关节炎更多影响的是相对年轻、活跃的人群。疾病造成的后果不论对患者个人、患者家庭还是社会，都是巨大的负担，需要引起足够重视。避免损伤是创伤后关节炎的最佳预防措施。因此，一旦患者受到损伤，接诊医师的适当处理就成为预防的关键。不论是创伤骨科医师、关节外科医师还是运动医学专科医师，他们都可能是预防创伤后关节炎的重要屏障。创伤后关节炎的治疗相比于原发性关节炎更加复杂，需要多个学科间的通力合作。

本书分为3部分，共13章。第1部分主要介绍了创伤后关节炎的基础研究回顾、创伤后关节炎的影像学检查，以及髋、膝关节创伤后关节炎的经济学影响。第2部分和第3部分则分别介绍了上肢各关节和下肢各关节创伤后关节炎的具体诊治方法及结果，其中包含了大量病例，内容丰富，对临床诊断和治疗有很大的参考价值。本书不仅适用于创伤骨科、关节外科和运动医学科专科医师，对处于规范化培训阶段的骨科医师，也会有很大帮助。

本书由浙江大学医学院附属第二医院的熊炎、冉季升和吴立东三位医师主译。三位医师长期致力于关节与运动损伤修复的研究，积累了丰富的临床经验。此外，来自浙江大学医学院附属第二医院运动医学、关节外科、创伤骨科、足踝、手外科等不同亚专科的一线临床医师也参与了本书的翻译工作，他们均具有相应的基础研究及临床研究背景。相信这些译者的参与能够保证本书的翻译质量，从而为广大读者更好地了解创伤后关节炎诊治的最新进展提供桥梁。

陈晓东

中文版前言

骨关节炎是最常见的关节退行性疾病，其在我国及全世界范围内都是重要的公共健康问题，可造成巨大的家庭和社会负担。目前，骨关节炎的发病机制尚未完全明确，除年龄、肥胖等公认的危险因素外，创伤也被认为是骨关节炎较为确定的病因，创伤后关节炎约占所有骨关节炎的12%。

创伤后关节炎可发生于全身各个关节，并且由于先前的外伤及经过多种保守或手术治疗，创伤后关节炎的诊治具有其特殊性和复杂性。遗憾的是，目前尚缺乏较为全面的创伤后关节炎的诊疗指南。因此，当有机会看到萨维亚斯基·C. 塔卡尔和埃里克·A. 哈森博勒主编的《创伤后关节炎：诊断、治疗和结果》一书时，我们有眼前一亮的感觉，并且通读之后，发现本书对我们的临床工作会有较大帮助。通过天津科技翻译出版有限公司的引进，我们有幸将本书翻译为中文版本。本书内容涵盖了创伤后关节炎的基础科学问题、诊断方法，以及各个部位的治疗方法和临床结果。

本书的出版，是许多人共同努力的结果，感谢大家的辛苦付出。同时，尽管各位译者做出了最大努力，并力臻完美，但由于水平所限，疏漏之处在所难免，恳请各位读者、专家和同道批评指正。

前 言

由于寿命的延长以及活动和损伤的增加，创伤后关节炎的发病率和患病率在全球范围内正在增加。骨科医师擅长治疗四肢和关节创伤性损伤。创伤性关节重建需要进行早期解剖固定。遗憾的是，创伤后骨关节炎(PTOA)是一种不可预测的结果，可发生于任何时间，损伤后的表现形式、严重程度和复杂性也各有不同。对于延迟创伤后并发症的处理，需要医师彻底了解解剖学原理，制订细致的手术方案并实施。在这一具有挑战性的患者群体中，治疗时机和PTOA后的具体措施是能否取得优良结果的最关键因素。

本书分为两部分——上肢和下肢，以涵盖不同的主题，同时深入探讨每个关节面临的独特挑战。本书的其他部分涵盖创伤后软骨退行性病变的基础科学研究、优化的可视化专用成像方法、关节炎关节的手术计划，以及PTOA对经济的影响。

我们希望本书的读者能够获得一个全面的框架，从而为其临床决策奠定基础，并了解处理这些具有挑战性损伤的最新技术。本书适用于普通骨科医师和接受过亚专科培训的骨科医师。本书也同样适用于正在接受培训的骨科医师，他们需要全面地了解这门学科，从而完成培训。

如果没有基础科学专家、放射科医师和骨科医师之间的通力协作以及对实例教学的热情，本书将无法完成。我们代表本书编辑和编者，希望读者能乐于阅读本书，并应用治疗PTOA的原则，使患者受益。

Savyasachi C. Thakkar

Erik A. Hasenboehler

致　谢

本书的创作是多位专家共同努力的结果。首先,我们要感谢各位编者,他们花费了大量时间和精力,收集了多种手术病例,突出强调了创伤后关节炎治疗的基本原则。其次，我们要感谢 Meera V. Shanbhag 女士,其为范德堡大学医学预科生,在审阅书稿和整理本书内容方面发挥了自己的才能。

第三，如果没有 Kristopher Spring 先生和 Abha Krishnan 女士的监督和规划,本书将无法完成。他们为我们提供了巨大的动力,使本书得以顺利出版。

最后，我们要感谢我们的家人，他们给予了我们巨大的支持和鼓励,让我们得以投入时间来编写本书。

谨以此书献给我的父母,Heena C. Thakkar 夫人和 C. J. Thakkar 博士,感谢他们的悉心培养和对卓越人生的追求。我还想把本书献给我的妻子 Rashmi S. Thakkar 博士和我的孩子 Sahuri 和 Shaarav,他们为我提供了不懈的支持、爱和耐心。没有他们,就不会有我今天的成就!

Savyasachi C. Thakkar, MD

谨以此书献给我敬爱的父亲 Giorgio Hasenboehler 博士,他多年前因癌症去世了。也将本书献给我的母亲 Elfriede Hasenboehler,她一直支持我,激发了我对医学和外科专业的热情。我还要感谢我的妻子 Ana Torregrosa,感谢她对我的无限支持。最后,感谢我最亲爱的孩子 Nikolas 和 Lukas,希望本书的出版能成为他们致力于教学、学习和献身于职业的范例。

Erik A. Hasenboehler, MD

目　录

第 1 部分

创伤后关节炎的背景和评估

第1章

TGF-β 在创伤后骨关节炎中的作用

Gehua Zhen, Xu Cao

要点

- 骨关节炎是一种影响整个关节的疾病，关节内不同成分之间生物化学和生物力学的相互作用积极参与并促使疾病的发生和进展。
- TGF-β 在骨关节炎的发病机制中起重要作用。TGF-β 活性的时间和空间调节对于维持关节组织稳态至关重要。
- TGF-β 对关节内的不同组织类型有不同的作用，且在不同的时间点也可能产生不同的效应。针对 TGF-β 信号传导的各种组织特异性治疗可能会产生最佳治疗效果。

引言

骨关节炎是最常见的退行性关节疾病。骨关节炎会随着时间的推移自然发生，但在外伤后会迅速进展。极端的运动需求或骨骼、韧带、半月板或关节软骨损伤使患者易患创伤后骨关节炎(PTOA)[1]。手术可重建受损的关节结构，但关节损伤后，骨关节炎的发病率仍然较高。PTOA 约占所有骨关节炎病例的 12%，美国约有 560 万人患有 PTOA[2]。PTOA 的症状与其他类型骨关节炎相似，主要包括关节疼痛、肿胀、僵硬和活动受限。PTOA 的病理特征包括关节软骨退行性病变、骨形成异常和软骨下骨异常血管生成。

防止关节受伤可以最大限度地降低 PTOA 的发生风险。根据骨关节炎管理指南,PTOA 的治疗通常从改变生活方式开始,包括减重、低强度运动和强化关节周围肌肉[2]。镇痛药物和抗炎药物是控制患者症状的主要非手术方法。然而,这些药物会引起胃肠道并发症,且其疗效很快就会减弱。迄今为止,尚无批准的药物、生物疗法或措施来预防骨关节炎的进行性关节破坏。有多种药物被研发以用于治疗与骨关节炎相关的异常病理状态,如硫酸氨基葡萄糖、硫酸软骨素、透明质酸钠和基质金属蛋白酶(MMP)抑制剂,这些药物已在多种临床试验中进行了测试[3]。遗憾的是,这些药物阻止或逆转骨关节炎进展的能力仍然有限。在终末期 PTOA 中,当药物无法有效控制症状时,通常需要手术治疗,如关节镜下清理、关节重建或关节置换术。

新的治疗方法在很大程度上依赖于发病机制研究的新发现。由于对 PTOA 的病理及力学机制仍知之甚少,探索新的生物和药物干预措施进程受到阻碍。目前,美国大多数患者在急性关节损伤后立即接受适当的手术和(或)物理治疗,然而,这些患者中仍有相当大一部分最终发展为 PTOA。手术重建可能无法完全恢复正常的关节运动学,力学环境的改变可能导致继发性软骨退化和关节异常[4]。肥胖、衰老和力线异常等骨关节炎危险因素也会加速关节功能的下降。这些因素直接或间接地改变了创伤后关节的力学环境。这些证据表明,机械应力的慢性改变可能是 PTOA 发作和进展的主要诱因之一。由于骨关节炎会影响整个关节,一种结构生物化学和(或)生物力学特性的变化可能会影响关节其他部分的稳态和完整性。

关节软骨和软骨下骨的功能单位

最近,患者特应性有限元应力分析已被用于测量关节损伤后剩余关节面不协调的软骨应力。然而,引发软骨应力改变的因素不仅限于软骨本身。作为一个功能单元,关节活动涉及多种结构之间的持续相互作用[5]。由于软骨和骨骼之间的物理接触,软骨下骨对关节软骨的力学影响对于维持软骨稳态至关重要。关节软骨可以缓冲负重应力,并防止对软骨下骨的机械损伤,而软骨下骨为上覆的关节软骨提供结构支撑。因此,这两种组织的稳态和完整性依赖于它们之间的生物化学和生物力学相互作用[5]。一项有限元模拟研究表明,软骨下骨体积的轻微扩张或软骨下骨的刚度升高会显著增加上覆关节软骨的机械应力[6]。软骨下骨对力学环境的变化反应迅速,在骨关节炎的早期阶段就可以检测到其结构变化。当软骨下骨提供稳定机械支撑的能力受损时,关节软骨的应力分布也会相应改变。软骨下骨对关节软骨的生物力学影响会被转化为影响软骨稳态的生物化学信号[7]。因此,探索软骨下骨如何对异常环境做出反应及其如何影响软骨稳态，对于理解 PTOA 的发病机制至关重要。

为了在循环中保持适当的钙、磷水平并重塑正常活动中发生的微损伤，成人骨骼在被称为骨骼重塑的过程中不断被吸收和形成。为了给上覆的软骨提供稳定的支撑，与长骨骨小梁相比，正常软骨下骨的转换率保持在较低水平。然而，发生骨关节炎时，软骨下骨的骨转换率显著提高[8]。正常骨重塑生理过程的破坏、成骨细胞系与破骨细胞系功能的改变，会导致低矿化的异常骨形成。骨关节炎软骨下骨中的新骨形成表明，新骨不是在骨表面的吸收陷窝中形成，而是在骨髓腔中形成，与原始骨小梁无适当的连接。了解非耦合的骨吸收和形成机制，对于制订有效措施来缓解软骨下骨异常和随之而来的软骨退化至关重要。在骨关节炎环境，特别是在适应新的力学环境期间，软骨下骨被高度活化的破骨细胞破坏。因此，高水平的活性转化生长因子-β(TGF-β)从相对隔离的骨基质中被释放出来，在骨关节炎的发病和进展过程中引发连续的病理事件[6]。

TGF-β

TGF-β 是一种细胞因子，属于 TGF-Ⓡ超家族，其成员在进化中高度保留并参与了大量生物学过程[9]。TGF-β 是该超家族的四个主要亚家族之一，其存在三种异构体：TGF-β1、TGF-β2 和 TGF-β3。这些异构体具有不同的组织特异性表达谱，但使用相同的受体信号系统[10]。在分泌时，成熟的 TGF-β 同源二聚体与潜伏相关肽(LAP)非共价连接，LAP 掩盖其受体结合域并使其失活[11]。由 LAP 和 TGF-β 形成的小潜伏复合物进一步与细胞外基质中的潜在 TGF-β 结合蛋白相互作用并形成大潜伏复合物。尽管 TGF-β 的合成很广泛，但激活仅限于 TGF-β 从潜伏复合物释放的位点。TGF-Ⓡ激活的时空调节对于这种细胞因子的适当功能至关重要，沉积在细胞外基质中的大量潜伏 TGF-Ⓡ确保在必要时可以获得足够的用于激活的 TGF-β。TGF-β 激活机制具有组织特异性和细胞环境依赖性[12]。例如，据报道，酶介导的蛋白水解切割是 TGF-β 在肿瘤或转移中被激活的主要途径，而肺纤维化是由整合素介导的 TGF-β 过度激活诱导的。根据细胞环境或环境刺激不同，TGF-β 可以被多种机制激活，或从一种机制切换到另一种机制[11]。

TGF-β 信号通路主要通过两种相关的跨膜丝氨酸/苏氨酸激酶受体——TGF-βⅠ型和 TGF-βⅡ型受体(TβR-Ⅰ和 TβR-Ⅱ)的异聚复合物介导。TβR-Ⅰ也被称为激活素受体样激酶(ALK)。TGF-β 的二聚体配体与 TβR-Ⅰ和 TβR-Ⅱ

的细胞外结构域结合，诱导受体靠近。与 TβR-Ⅱ的配体特异性不同，TβR-Ⅰ可以被 TβR-Ⅱ磷酸化，这决定了下游信号通路的特异性[13]。Smad2 和 Smad3 是 ALK5 的底物，而 ALK1 磷酸化 Smad1、Smad5 和 Smad8。在被受体磷酸化后，受磷酸化受体调节的 Smad 与通用调控因子 Smad4 形成复合物，并转移到细胞核，在那里，它们与其他转录因子(辅因子)相互作用以调节基因转录。除 Smad 依赖的经典途径外，TGF-β 还通过非 Smad 依赖或非经典途径发出信号。肿瘤坏死因子受体相关因子 4(TRAF4)、TRAF6、p38 丝裂原活化蛋白激酶(p38 MAPK)、TGF-β 活化激酶 1 (TAK1，也被称为 MAP3K7)、Ras 同源基因家族、磷酸肌醇 3-激酶(PI3K)、蛋白激酶 B、细胞外信号调节激酶(ERK)、JUN N-末端激酶(JNK)和核因子-κB(NF-κB)都被报道介导 TGF-β 信号传导途径[14]。

TGF-β 在骨关节炎软骨下骨中的作用

TGF-β 激活过程的时空调节是 TGF-β 正常发挥功能的先决条件。此外，TGF-β 的作用受 TGF-β 受体的表达水平、活性以及下游因子的影响。当 TGF-β 信号被上调或下调时，受影响器官中的组织稳态就会失衡。在各种免疫疾病、癌症、心脏病、糖尿病、Camurati-Engelmann 病、马方综合征、Loeys-Dietz 综合征、帕金森病和获得性免疫缺陷综合征中，都可以观察到异常的 TGF-β 信号传导[15]。TGF-β 的过早激活和随之而来的软骨下骨病理改变会加剧骨关节炎的发生和进展。在生理条件下，基质中的 TGF-β 在组织损伤或重塑过程中被激活并释放到间质空间或腔内。附近组织中的干细胞或祖细胞会被募集到具有最高 TGF-β 浓度的重塑部位[16]。结合其他信号，TGF-β 进一步调节干细胞是否分化或自我更新。通过这种方式，TGF-β 在骨重建过程中充当关键耦合因子，在正常条件下指导间充质干细胞(MSC)的迁移[17]。

关节内损伤极大地改变了关节的力学环境。为适应新的力学环境，破骨细胞的骨吸收显著增加，导致软骨下骨相对狭窄的空间中释放大量活性 TGF-β。由于 TGF-β 的过度释放，从骨吸收部位到骨髓腔的正常 TGF-β 梯度模式被破坏。结果，MSC 或骨祖细胞聚集在骨髓腔中或随机沉积在骨表面，继而导致新骨在不适当的时间和(或)位置重新形成[6]。

TGF-β 还通过直接或间接调节骨髓微环境中的方式来调控干细胞行为。例如，骨形成总是伴随着血管生成，这创造了一个富含 MSC 的环境。TGF-β 可以促进血管生成，提供有利于骨形成的环境，因此有助于骨关节炎软骨下骨的异常骨形成。TGF-β 信号传导在上皮-间充质和内皮-间充质转化中也起着重要作用[18]。在不同环境下,上皮细胞或内皮细胞可以转分化为基质细胞,并参与包括纤维化在内的多种病理情况[19]。因此,异常升高的活性 TGF-β 可能与骨关节炎软骨下骨的低矿化骨形成、骨髓灌注和纤维化增加有关。当转基因小鼠的成骨细胞过早释放活性 TGF-β1 时,膝关节常会早期出现骨关节炎样改变[6]。在这些小鼠中,软骨下骨中异常升高的 TGF-β 会导致异常的骨形成和结构改变,从而导致关节软骨退化[6]。Smad3 的功能获得性突变与人类髋、膝关节骨关节炎的早期发病之间的联系也支持这一观点[20]。事实上,当 MSC 中的 TGF-β 信号通路被阻断时,小鼠 PTOA 模型中骨关节炎的进展可以显著减弱[6]。

TGF-β 在骨关节炎关节软骨中的作用

软骨退化是骨关节炎的另一个主要问题。关节软骨的自我修复能力有限,如果损伤直径>3mm,软骨损伤较少愈合[21]。TGF-β 在软骨中的作用与其在软骨下骨中的作用不同。例如,软骨细胞中的 TβR-Ⅱ或 Smad3 基因缺失导致动物模型中骨关节炎的早期发作,软骨细胞不足和软骨细胞基质蛋白合成减少就证明了这一点[22]。多项体外研究证实了 TGF-β 在刺激软骨细胞凝聚、促进软骨祖细胞增殖和抑制软骨细胞终末分化方面的作用。这些发现表明 TGF-β 对于维持关节软骨的功能和结构完整性至关重要[23]。软骨细胞外基质中丰富的潜在 TGF-β 储存(约为 300ng/mL)为 TGF-β 活化提供了充足的原材料[24]。在生理条件下,维持软骨生理功能需要极少量的活性 TGF-β。在骨关节炎软骨中,许多参与 TGF-β 活化过程的机制,如 MMP 或整合素发生改变[25],可能导致 TGF-β 活化过度或不足。关节内损伤可能直接或间接通过软骨下骨改变关节软骨中的机械应力分布。软骨下骨响应力学环境变化而不断改变其结构。在结构波动期间,软骨下骨消散机械负荷的能力会发生改变或受损。生理机械刺激对于维持关节软骨的功能和结构完整性必不可少,但异常机械应力(改变强度或频率)可以促进分解代谢并诱导软骨退化[26]。负责将力学信号转化为生化信号的可溶性因子尚不清楚,但有证据表明,TGF-β 在软骨细胞的力学转导途径中发挥重要作用[27]。除 TGF-β 激活途径外,有研究表明剪切力可以从滑液中的 LAP 隔离中释放活性 TGF-β[28]。TβR-Ⅰ特异性抑制剂可以消除剪切应力在刺激关节软骨浅表区蛋白质合成方面的合成代谢作用[29]。这些发现表明,异常的生物力学和生化环境会改变 TGF-β 的活化过程,而 TGF-β 水平过高或不足反过来又会影响软骨细胞的存活和功能。

软骨细胞对 TGF-β 的反应也取决于其受体的表达水平和活性。经典的 TGF-β 信号通路包括Ⅰ型和Ⅱ型受体异聚复合物的形成。下游 Smads 的顺序磷酸化和核转位最终触发靶基因的表达。在各种体内研究(包括手术诱导的 PTOA 动物模型)中，已经发现软骨细胞中的 TGF-β 信号通路失调或 TGF-β 受体的差异表达。TβR-Ⅱ降解和 TβR-Ⅰ表达降低减弱了关节软骨细胞对 TGF-β 的敏感性，导致软骨退化[30]。软骨细胞中 TβR-Ⅰ的表达模式在骨关节炎时发生显著改变,主要的 TβR-Ⅰ受体从 ALK5 转变为 ALK1[31]。这两种途径的 TGF-β 信号对软骨细胞代谢的作用截然相反[32]。TGF-β 信号通路下游通过 ALK5 介导时表现为软骨细胞的合成代谢因子、刺激基质蛋白的产生,而在 ALK1 作为下游信号时会成为分解代谢因子[33]。此外,通过调节受体对配体的敏感性或受体的内化过程,TGF-β 的信号转导途径中还涉及其他几个因素。例如,内皮糖蛋白可以促进 TGF-β 与其受体的结合,并优先募集 ALK1[34]。因此,软骨细胞中内皮糖蛋白的表达升高可能通过使 ALK1/pSmad1/5/8 成为 TGF-β 的主要信号通路来促进分解代谢作用。β 聚糖是内皮糖蛋白的同系物,但其在调节 TGF-β 通路方面具有完全不同的功能。β 聚糖可以促进网格蛋白介导的 TβR-Ⅰ和 TβR-Ⅱ的内吞作用[35],并增加 TβR-Ⅱ对其配体的敏感性[36]。CD109 是另一种已鉴定的 TGF-β 共同受体,其通过促进 TGF-β 受体内化和降解来负向调节 TGF-β 信号传导[37]。因此,在骨关节炎发展过程中,关节软骨中异常的 TGF-β 信号可能通过靶向这些共同受体或调节分子而得到纠正。

TGF-β 在骨关节炎滑膜系统中的作用

作为无血管组织,关节软骨主要由滑膜分泌的滑液滋养。因此,关节软骨容易受到滑膜系统病理变化的影响。骨关节炎被定义为“非炎症性关节炎”,但滑膜增生、巨噬细胞浸润和血管生成是骨关节炎中常见的异常表现[38]。超过 1/3 的有症状骨关节炎患者发生组织学上可识别的滑膜炎。持续性或偶发性滑膜炎与骨关节炎疼痛密切相关。滑膜释放的细胞因子已被认为在骨关节炎的发展中具有病理和临床重要性。值得注意的是,人类和动物研究表明,TGF-β1 的浓度可用作 PTOA 的预后指标。在兔半月板切除模型中，术后早期关节灌洗液中 TGF-β1 的浓度与 PTOA 的严重程度呈正相关[39]。在急性或慢性前交叉韧带(ACL)断裂患者中,滑液 TGF-β 的水平与持续的炎症反应具有一致性，并且其滑液细胞因子谱与发生 PTOA 的风险相关[40]。TGF-β 通常为炎症过程中重要的免疫抑制剂。在小鼠体内敲除 TGF-β1 通常是致命的,因为其会诱导严重的炎症事件。TGF-β 受体在免疫细胞类型中广泛表达，并在免疫调节中具有广泛的作用。在大多数免疫反应中，TGF-β 充当抑制因子。相反,TGF-β 有时通过促进 TH17 谱系细胞的分化发挥促炎作用[41]。发现 TGF-β 可诱导从“攻击”Ⅰ型巨噬细胞向“分泌炎症分子”的Ⅱ型巨噬细胞分化[42,43]。这可能是 TGF-β 增加滑膜细胞中肿瘤坏死因子-α 或白介素(IL)-1β 诱导的 MMP3、IL-6、IL-8,以及巨噬细胞炎症蛋白 1α 表达的机制基础[44]。因此,TGF-β 及其下游信号可能成为骨关节炎滑膜炎的治疗靶点。

调节 TGF-β 活性作为骨关节炎的潜在治疗方式

目前，没有任何药物显示出注册审批所需的疾病修正治疗有效性和临床疗效。在动物研究和临床试验中,控制软骨下骨异常似乎可以延缓骨关节炎的进展。破骨细胞活性和骨转换率增高是骨关节炎中软骨下骨的已知病理特征。因此,已在临床试验中测试了常用抗吸收药物——双膦酸盐治疗骨关节炎的功效[45]。尽管在人体中的结果不如动物骨关节炎模型中的结果令人鼓舞,双膦酸盐类中的一些药物在人体研究中已显示出一定效果。可以想象,当破骨细胞的骨吸收被双膦酸盐抑制时，从骨基质中释放的活性 TGF-β 的水平会显著降低，而异常激活的 TGF-β 信号通路会诱导软骨下骨异常骨形成并促进骨关节炎进展，这至少部分解释了双膦酸盐在治疗骨关节炎中的功效。TGF-β 中和抗体或 TβR 抑制剂可能在抑制软骨下骨中的 TGF-β 信号传导方面具有高特异性，并且在前交叉韧带切断骨关节炎啮齿动物模型中观察到它们具有减轻关节软骨退化的能力[6]。然而,作为一种关键的生长因子,TGF-β 具有广泛的功能活性,如生长抑制、细胞迁移、细胞侵袭、上皮间质转化和免疫调节。而且 TGF-β 在维持关节软骨稳态的作用与软骨下骨不同。因此,全身应用 TβR-Ⅰ抑制剂可能会破坏其他器官的组织稳态,导致不必要的副作用和化学毒性。抑制 TGF-β 信号通路的新方法,特别是在软骨下骨中特异性抑制 TGF-β 信号通路,可以减少潜在副作用,同时保持 TβR-Ⅰ抑制剂的治疗效果。

细胞的功能和行为不仅依赖于细胞本身,还受局部微环境的调节。TGF-β 的异常升高是微环境中驱动骨关节炎软骨下骨病理变化的主要因素之一,如骨祖细胞聚集、新骨形成和骨髓腔中的新血管形成。据报道,许多其他生长因子或细胞因子,如 Wnt、骨形态发生蛋白(BMP)和胰岛素样生长因子也与软骨下骨的异常改变有关[46]。甲状旁腺激素(PTH)在骨代谢和钙稳态中起重要作用。最近,有研究发现PTH可以协调局部因素的信号传导,从而改善骨髓中的微环境[47]。TβR-Ⅱ可与PTHⅠ型受体(PTH1R)形成复合物,PTH与PTH1R的结合可以诱导TβR-Ⅱ/PTH1R复合物的内化,从而下调TGF-β信号通路[47]。众所周知,BMP和Wnt信号可以促进MSC向成骨细胞谱系分化[48]。PTH上调BMP和Wnt信号,因此具有正向调节成骨的能力。此外,在骨形成过程中,血管生成总是与骨生成相结合。PTH已被证实可以减少新形成的血管和骨形成部位之间的距离[49]。因此,通过协调这些成骨因子的作用,PTH可以缓解异常的骨形成,同时在正确的位置刺激正常的骨转换。此外,PTH是软骨发育和稳态维持中公认的合成代谢因子[50]。鉴于其挽救骨关节炎软骨和软骨下骨病理变化的潜在能力,PTH可能被研发为治疗药物。

总结

关节作为一个功能单元,骨关节炎几乎影响其所有结构成分。TGF-β是调节软骨下骨和关节软骨生理更新的关键因素。TGF-β1信号通路失调会导致骨关节炎发生、发展过程中关节稳态的失衡。由于TGF-β的作用可能因关节内的组织类型而异,并且可能在不同的时间点有所不同,针对TGF-β信号通路的差异化和组织特异性治疗可能会产生最佳治疗效果。

(冉季升 译 熊炎 校)

参考文献

1. Maffulli N, Longo UG, Gougoulias N, Caine D, Denaro V. Sport injuries: a review of outcomes. Br Med Bull. 2011;97:47–80. https://doi.org/10.1093/bmb/ldq026.
2. Riordan EA, Little C, Hunter D. Pathogenesis of post-traumatic OA with a view to intervention. Best Pract Res Clin Rheumatol. 2014;28:17–30. https://doi.org/10.1016/j.berh.2014.02.001.
3. Hunter D. Osteoarthritis. Best Pract Res Clin Rheumatol. 2011;25:801–14. https://doi.org/10.1016/j.berh.2011.11.008.
4. Dare D, Rodeo S. Mechanisms of post-traumatic osteoarthritis after ACL injury. Curr Rheumatol Rep. 2014;16:448. https://doi.org/10.1007/s11926-014-0448-1.
5. Lories RJ, Luyten FP. The bone-cartilage unit in osteoarthritis. Nat Rev Rheumatol. 2011;7:43–9. https://doi.org/10.1038/nrrheum.2010.197.
6. Zhen G, et al. Inhibition of TGF-beta signaling in mesenchymal stem cells of subchondral bone attenuates osteoarthritis. Nat Med. 2013;19:704–12. https://doi.org/10.1038/nm.3143.
7. Burr DB. The importance of subchondral bone in osteoarthrosis. Curr Opin Rheumatol. 1998;10:256–62.
8. Goldring SR. Alterations in periarticular bone and cross talk between subchondral bone and articular cartilage in osteoarthritis. Ther Adv Musculoskelet Dis. 2012;4:249–58. https://doi.org/10.1177/1759720X12437353.

9. Massague J. TGF-beta signaling in development and disease. FEBS Lett. 2012;586:1833. https://doi.org/10.1016/j.febslet.2012.05.030.
10. Cupp AS, Kim G, Skinner MK. Expression and action of transforming growth factor beta (TGFbeta1, TGFbeta2, and TGFbeta3) during embryonic rat testis development. Biol Reprod. 1999;60:1304–13.
11. Annes JP, Munger JS, Rifkin DB. Making sense of latent TGFbeta activation. J Cell Sci. 2003;116:217–24.
12. Murphy-Ullrich JE, Poczatek M. Activation of latent TGF-beta by thrombospondin-1: mechanisms and physiology. Cytokine Growth Factor Rev. 2000;11:59–69.
13. Heldin CH, Miyazono K, ten Dijke P. TGF-beta signalling from cell membrane to nucleus through SMAD proteins. Nature. 1997;390:465–71. https://doi.org/10.1038/37284.
14. Zhang YE. Non-Smad pathways in TGF-beta signaling. Cell Res. 2009;19:128–39. https://doi.org/10.1038/cr.2008.328.
15. Blobe GC, Schiemann WP, Lodish HF. Role of transforming growth factor beta in human disease. N Engl J Med. 2000;342:1350–8. https://doi.org/10.1056/NEJM200005043421807.
16. Kalinina NI, Sysoeva VY, Rubina KA, Parfenova YV, Tkachuk VA. Mesenchymal stem cells in tissue growth and repair. Acta Nat. 2011;3:30–7.
17. Tang Y, et al. TGF-beta1-induced migration of bone mesenchymal stem cells couples bone resorption with formation. Nat Med. 2009;15:757–65. https://doi.org/10.1038/nm.1979.
18. Piera-Velazquez S, Li Z, Jimenez SA. Role of endothelial-mesenchymal transition (EndoMT) in the pathogenesis of fibrotic disorders. Am J Pathol. 2011;179:1074–80. https://doi.org/10.1016/j.ajpath.2011.06.001.
19. Stone RC, et al. Epithelial-mesenchymal transition in tissue repair and fibrosis. Cell Tissue Res. 2016;365:495–506. https://doi.org/10.1007/s00441-016-2464-0.
20. Loughlin J. Genetics of osteoarthritis. Curr Opin Rheumatol. 2011;23:479–83. https://doi.org/10.1097/BOR.0b013e3283493ff0.
21. Vinatier C, et al. Cartilage tissue engineering: towards a biomaterial-assisted mesenchymal stem cell therapy. Curr Stem Cell Res Ther. 2009;4:318–29.
22. Shen J, et al. Deletion of the transforming growth factor beta receptor type II gene in articular chondrocytes leads to a progressive osteoarthritis-like phenotype in mice. Arthritis Rheum. 2013;65:3107–19. https://doi.org/10.1002/art.38122.
23. Yang X, et al. TGF-beta/Smad3 signals repress chondrocyte hypertrophic differentiation and are required for maintaining articular cartilage. J Cell Biol. 2001;153:35–46.
24. Morales TI, Joyce ME, Sobel ME, Danielpour D, Roberts AB. Transforming growth factor-beta in calf articular cartilage organ cultures: synthesis and distribution. Arch Biochem Biophys. 1991;288:397–405.
25. Maeda S, Dean DD, Gomez R, Schwartz Z, Boyan BD. The first stage of transforming growth factor beta1 activation is release of the large latent complex from the extracellular matrix of growth plate chondrocytes by matrix vesicle stromelysin-1 (MMP-3). Calcif Tissue Int. 2002;70:54–65. https://doi.org/10.1007/s002230010032.
26. Farquhar T, et al. Swelling and fibronectin accumulation in articular cartilage explants after cyclical impact. J Orthop Res. 1996;14:417–23. https://doi.org/10.1002/jor.1100140312.
27. Hinz B. The extracellular matrix and transforming growth factor-beta1: tale of a strained relationship. Matrix Biol. 2015;47:54–65. https://doi.org/10.1016/j.matbio.2015.05.006.
28. Albro MB, et al. Shearing of synovial fluid activates latent TGF-beta. Osteoarthr Cartil. 2012;20:1374–82. https://doi.org/10.1016/j.joca.2012.07.006.
29. Neu CP, Khalafi A, Komvopoulos K, Schmid TM, Reddi AH. Mechanotransduction of bovine articular cartilage superficial zone protein by transforming growth factor beta signaling. Arthritis Rheum. 2007;56:3706–14. https://doi.org/10.1002/art.23024.
30. Serra R, et al. Expression of a truncated, kinase-defective TGF-beta type II receptor in mouse skeletal tissue promotes terminal chondrocyte differentiation and osteoarthritis. J Cell Biol. 1997;139:541–52.
31. van der Kraan PM, Blaney Davidson EN, van den Berg WB. A role for age-related changes in TGFbeta signaling in aberrant chondrocyte differentiation and osteoarthritis. Arthritis Res Ther. 2010;12:201. https://doi.org/10.1186/ar2896.
32. Goumans MJ, et al. Activin receptor-like kinase (ALK)1 is an antagonistic mediator of lateral TGFbeta/ALK5 signaling. Mol Cell. 2003;12:817–28.

33. van der Kraan PM, Goumans MJ, Blaney Davidson E, ten Dijke P. Age-dependent alteration of TGF-beta signalling in osteoarthritis. Cell Tissue Res. 2012;347:257–65. https://doi.org/10.1007/s00441-011-1194-6.
34. Finnson KW, et al. Endoglin differentially regulates TGF-beta-induced Smad2/3 and Smad1/5 signalling and its expression correlates with extracellular matrix production and cellular differentiation state in human chondrocytes. Osteoarthr Cartil. 2010;18:1518–27. https://doi.org/10.1016/j.joca.2010.09.002.
35. Santander C, Brandan E. Betaglycan induces TGF-beta signaling in a ligand-independent manner, through activation of the p38 pathway. Cell Signal. 2006;18:1482–91. https://doi.org/10.1016/j.cellsig.2005.11.011.
36. Lopez-Casillas F, et al. Structure and expression of the membrane proteoglycan betaglycan, a component of the TGF-beta receptor system. Cell. 1991;67:785–95.
37. Bizet AA, et al. The TGF-beta co-receptor, CD109, promotes internalization and degradation of TGF-beta receptors. Biochim Biophys Acta. 2011;1813:742–53. https://doi.org/10.1016/j.bbamcr.2011.01.028.
38. Mathiessen A, Conaghan PG. Synovitis in osteoarthritis: current understanding with therapeutic implications. Arthritis Res Ther. 2017;19:18. https://doi.org/10.1186/s13075-017-1229-9.
39. Fahlgren A, Andersson B, Messner K. TGF-beta1 as a prognostic factor in the process of early osteoarthrosis in the rabbit knee. Osteoarthr Cartil. 2001;9:195–202. https://doi.org/10.1053/joca.2000.0376.
40. Cameron ML, Fu FH, Paessler HH, Schneider M, Evans CH. Synovial fluid cytokine concentrations as possible prognostic indicators in the ACL-deficient knee. Knee Surg Sports Traumatol Arthrosc. 1994;2:38–44.
41. Yoshimura A, Muto G. TGF-beta function in immune suppression. Curr Top Microbiol Immunol. 2011;350:127–47. https://doi.org/10.1007/82_2010_87.
42. Gong D, et al. TGFbeta signaling plays a critical role in promoting alternative macrophage activation. BMC Immunol. 2012;13:31. https://doi.org/10.1186/1471-2172-13-31.
43. Gordon S. Alternative activation of macrophages. Nat Rev Immunol. 2003;3:23–35. https://doi.org/10.1038/nri978.
44. Rosengren S, Corr M, Boyle DL. Platelet-derived growth factor and transforming growth factor beta synergistically potentiate inflammatory mediator synthesis by fibroblast-like synoviocytes. Arthritis Res Ther. 2010;12:R65. https://doi.org/10.1186/ar2981.
45. Nishii T, Tamura S, Shiomi T, Yoshikawa H, Sugano N. Alendronate treatment for hip osteoarthritis: prospective randomized 2-year trial. Clin Rheumatol. 2013;32:1759–66. https://doi.org/10.1007/s10067-013-2338-8.
46. Iannone F, Lapadula G. The pathophysiology of osteoarthritis. Aging Clin Exp Res. 2003;15:364–72.
47. Qiu T, et al. TGF-beta type II receptor phosphorylates PTH receptor to integrate bone remodelling signalling. Nat Cell Biol. 2010;12:224–34. https://doi.org/10.1038/ncb2022.
48. Lin GL, Hankenson KD. Integration of BMP, Wnt, and notch signaling pathways in osteoblast differentiation. J Cell Biochem. 2011;112:3491–501. https://doi.org/10.1002/jcb.23287.
49. Prisby R, et al. Intermittent PTH(1-84) is osteoanabolic but not osteoangiogenic and relocates bone marrow blood vessels closer to bone-forming sites. J Bone Miner Res. 2011;26:2583–96. https://doi.org/10.1002/jbmr.459.
50. Orth P, et al. Parathyroid hormone [1-34] improves articular cartilage surface architecture and integration and subchondral bone reconstitution in osteochondral defects in vivo. Osteoarthr Cartil. 2013;21:614–24. https://doi.org/10.1016/j.joca.2013.01.008.

第 2 章

创伤后关节炎的影像学检查

Filippo Del Grande, Luca Deabate, Christian Candrian

要点

- 磁场强度会增加信噪比(SNR),并会影响软骨检测和分期。
- T2 成像、dGEMERIC、T1 rho 和钠成像是先进的 MRI 技术,可对软骨进行生化评估。
- 骨髓水肿(也被称为骨髓病变)常见于 OA 患者,主要出现于机械负荷区域。

引言

骨关节炎（OA）是一种在美国人群中发病迅速增加的疾病，其发病数已从1995 年的 2100 万增加到 2007 年的 2700 万[1]。人口老龄化、男性、超重和遗传倾向是该病的主要一般风险因素[2]。除这些一般风险因素外,其他局部生物力学条件,如创伤后关节不稳定和(或)对线不良也是 OA 的原因[2]。据估计,创伤后病因约占下肢 OA 的 12%[3]。

原发 OA 常见的影像学表现,如软骨下骨硬化、骨赘、关节间隙变窄和软骨下骨囊肿等与 PTOA 相似[3]。传统 X 线检查、CT 成像和 MRI 是目前临床实践中可用于评估 OA 的影像学方式。PTOA 和特发性 OA 之间的主要区别在于关节位置。踝关节、肩关节和肘关节会受累于 PTOA，但它们通常不是原发性 OA 的典型部位(图 2.1 和图 2.2)。例如,不到 2%的髋关节 OA 是创伤后所致,而大约 80%的踝关节 OA 是 PTOA[3]。

本章的目的是熟悉临床实践中用于评估 PTOA 的最常见影像学检查方法,如

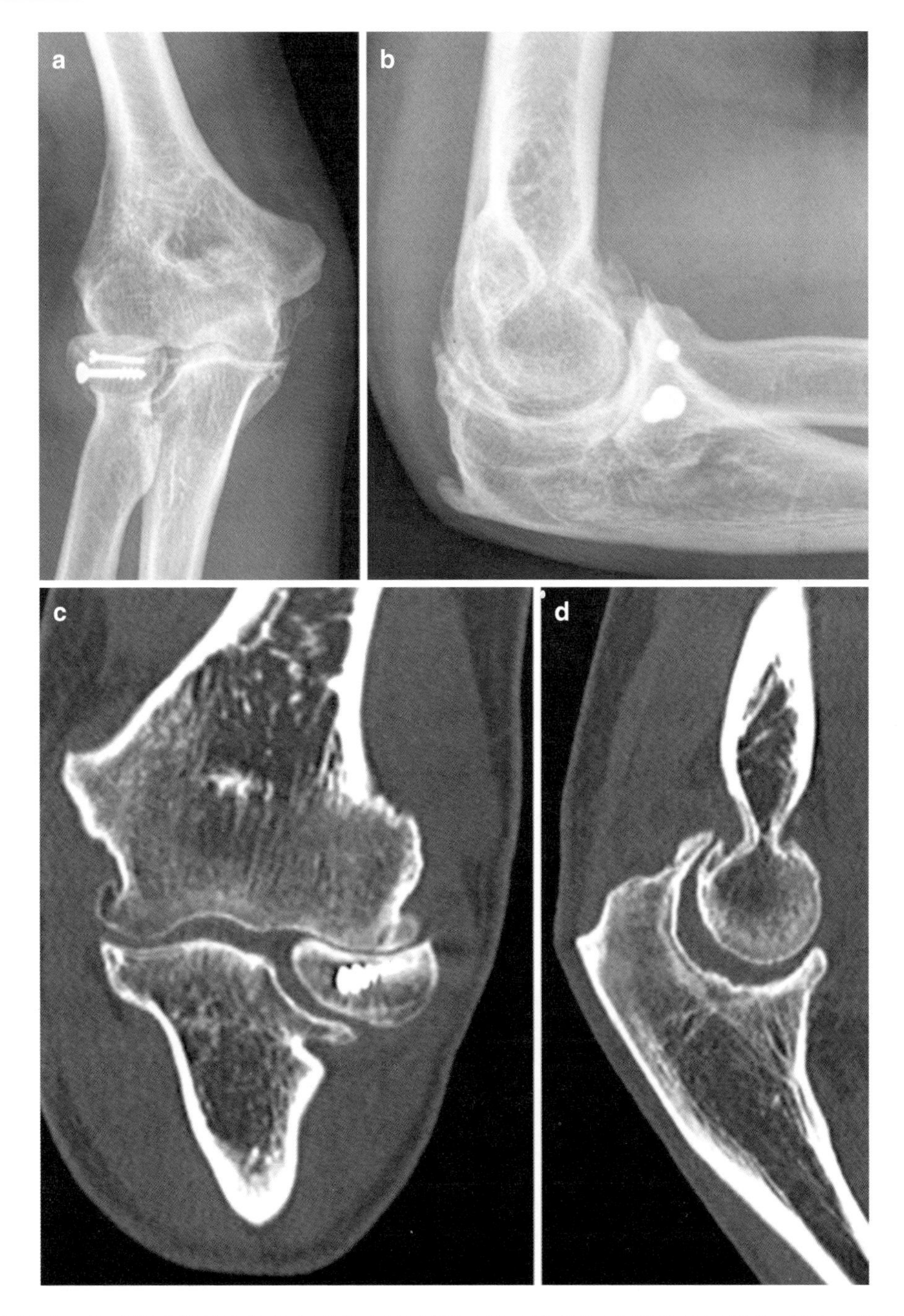

图 2.1　60 岁患者桡骨头骨折内固定术后肘部(a)前后位和(b)侧位常规 X 线片,以及(c)冠状位和(d)矢状位 CT MPR 重建。患者发生肘关节 PTOA,这是原发性 OA 的非典型部位。X 线片和 CT 显示肱尺骨和肱桡关节 OA。尺骨鹰嘴骨赘导致伸肘受限。

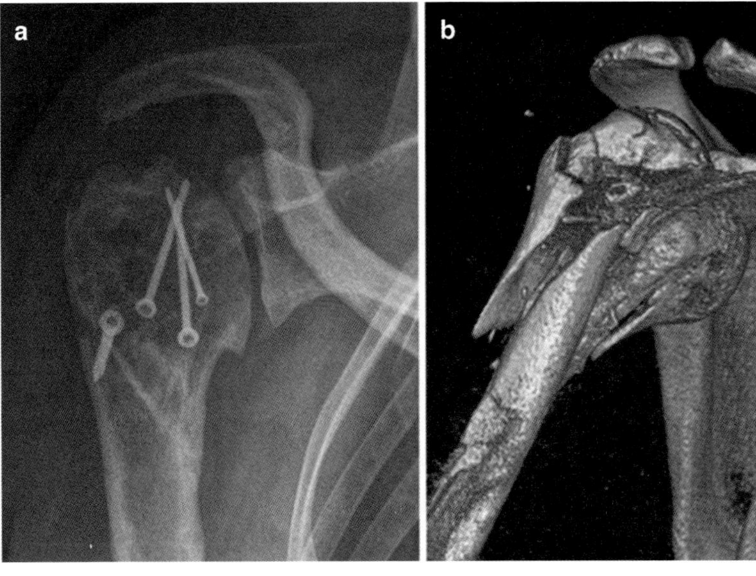
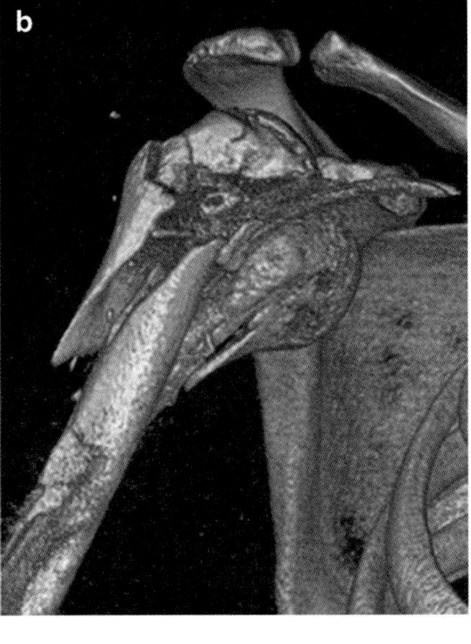

图 2.2 25岁患者肩关节(a)前后位X线片和(b)3D重建。3D重建(b)显示移位的粉碎性肱骨骨折。两年后,患者出现了PTOA(a)。(扫码看彩图)

常规X线检查和MRI,并回顾它们的诊断性能、可靠性,以及影像学表现与疼痛的相关性。由于PTOA影像学表现的文献稀缺,本章将回顾OA影像学成像的一般原则,并在可能的情况下重点讨论PTOA。

常规X线检查

常规X线检查(CR)是在临床实践中评估OA最经济且应用最广泛的影像学方法。CR不仅可以检测OA的形态变化,还可以通过测量关节间隙变窄(JSN)来评估疾病进展(图2.3)[4,5]。延缓JSN进展是美国食品药品管理局(FDA)批准的用于证明药物在OA Ⅲ期试验中有效性的官方标准[4,5]。

JSN是一个复杂的过程,取决于不同关节的解剖结构。例如,在膝关节中,JSN过程涉及软骨丢失、半月板变性和(或)半月板外凸[6]。

在临床实践中,放射科医师不使用评分系统来报告OA。Kellgren和Lawrence(K-L)是最著名的评估OA的半定量分级系统,最初是为膝关节前后位X线片制订的[7]。共分为5期K-L评分系统,根据四种常规影像学表现对OA进行分期:骨赘的形成、JSN、软骨下硬化的存在和程度以及骨骼畸形(图2.4)[7,8]。K-L 0级表示无OA,K-L 1级表示可疑OA,K-L 2级表示轻度OA,K-L 3级表示中度OA,K-L

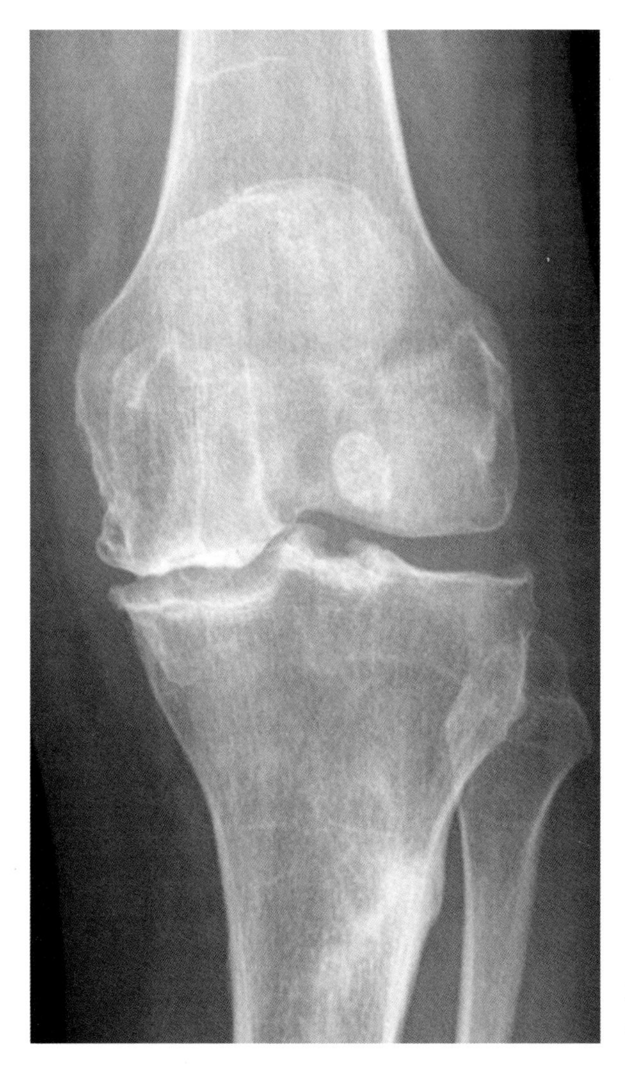

图 2.3　伴有骨赘、软骨下硬化和 JSN 的膝关节内侧 OA 的前后位 CR。

4 级表示严重 OA。K-L 评分系统有助于增加放射科医师和临床医师之间的沟通，但其也有一些明显的局限性，阻碍了其在临床实践和研究方案中的应用。K-L 分级系统的主要不足之一是将大多数患者分组为中度 OA(3 级)[4]。此外，K-L 方法的解释变异性高，观察者间一致性较差[9]。阅片经验和培训对报告可靠性起着重要作用。现场阅片和专家集中式阅片之间也存在差异，这突出了在研究项目中使用集中式阅片的重要性[10]。

CR 的主要缺点是缺乏敏感性[8,11]和可靠性[9]。在临床实践中，标准前后位和侧位观通常已足够，很少要求额外的特殊投影。额外的特殊投影在膝关节 MRI 中的作用在文献中存在争议。在关节镜确认为Ⅱ级股胫软骨软化症的患者中，45°屈曲

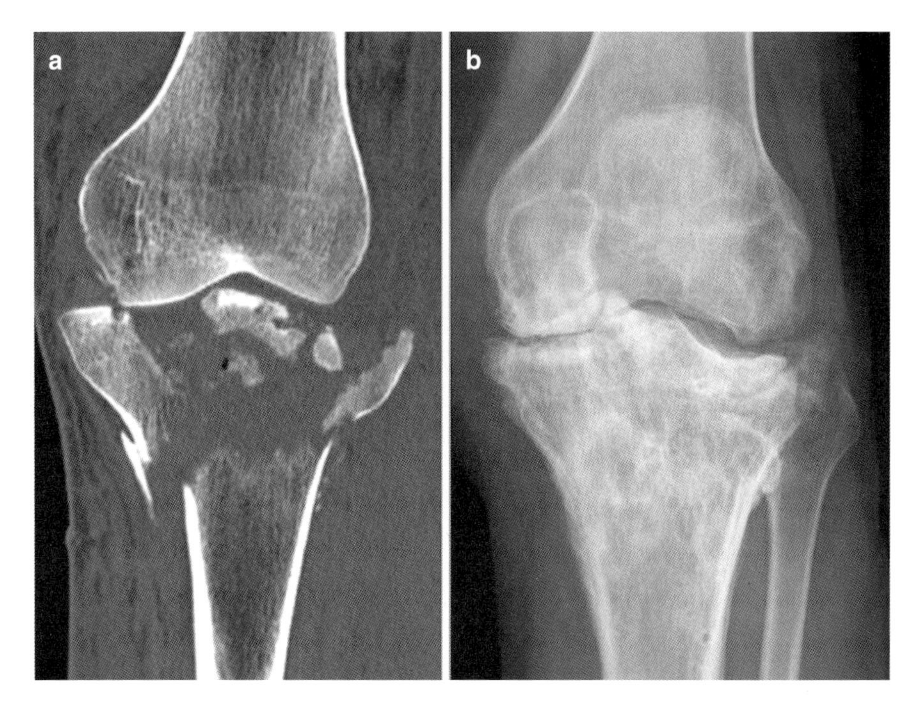

图 2.4 (a)一例36岁男性患者胫骨近端粉碎性移位骨折的膝关节冠状位CT MPR图像。(b)6年后的前后位CR显示严重的膝关节内侧OA(K-L 4级)。

后前位和站立前后位片均对检测OA不敏感[11]。然而,最近的一项系统评估得出结论,45°屈曲后前位片比站立前后位片检测股胫OA更敏感,尤其是在患有晚期OA的患者中[8]。这两项研究显示出相互矛盾的结果,这可能是由于与荟萃分析相比,第一项研究主要为相对年轻的人群(平均年龄38岁)和轻度股胫OA。

据我们所知,迄今为止,只有两项研究关注PTOA影像学检查的可靠性[12,13]。K-L评分系统是可靠的,并且与踝关节OA患者在踝关节骨折切开复位内固定术后数年的临床症状相关。此外,增加距骨倾斜角(改良的K-L量表)可以更好地区分临床结果[13]。

为了评估创伤后踝关节OA分级系统的可靠性,Cleassen及其同事分析了三种不同的方法:Van Dick法、Takakura法和K-L法。共有118名骨科医师和住院医师在患者双踝或三踝骨折后对128张踝关节X线片进行了分级。作者发现Van Dick法的评估者间一致性一般,而Takakura和K-L分类系统的评估者间一致性较低。根据研究结果,作者提醒医师:在临床实践中使用这些分类时应警惕[12]。

MRI

MRI 具有高软组织对比度,可显示整个关节结构,即骨骼、滑膜、韧带、关节囊,主要是软骨[5,14,15]。此外,MRI 可以评估软骨的形态和组成[16]。

对形态软骨评估的研究表明,由于技术因素不同,结果存在较大异质性。据报道,MRI 检测早期软骨病变的敏感性为 0~86%,检测晚期软骨病变的敏感性为 47%~98%[17]。

在这些技术因素中,较高的磁场强度会增加 SNR,并会影响软骨检测和分级。Masi 及其同事证明,与 1.5T MRI 相比,3.0T MRI 对猪模型中软骨病变的检测具有更高的准确性和更好的软骨病变分级能力[18]。Kijowski 等在两组不同的研究人群中,比较了 3.0T MRI、1.5T MRI 与关节镜检查对膝关节软骨病变的检测能力。作者得出的结论是,与 1.5T MRI 相比,3.0T MRI 显示出更高的特异性和更高的准确度,但无更高的敏感性[19]。Wong 等发现与 1.5T MRI 相比,3.0T MRI 诊断病变的敏感性和准确性有轻度但有统计学显著性意义的提高。此外作者发现,3.0T MRI 对软骨病变进行分级时具有更好的分级和更高的信心[20]。

T2 成像、dGEMRIC、T1 rho 和钠成像是先进的 MRI 技术,可对软骨进行生化评估[16]。详细描述用于软骨评估的组合 MRI 技术已远超出本章范围。唯一值得一提的是,这些组合技术在临床实践中较少使用,这主要是由于采集时间长以及需要使用特殊的脉冲序列和(或)专用硬件[16]。

OA 疼痛与影像学表现之间的相关性

OA 疼痛和影像学表现之间的关联是研究人员、放射科医师和临床医师面临的最大挑战之一。透明软骨无血管、无神经,因此不会成为疼痛来源[21]。疼痛传递可能是涉及其他关节结构的更复杂和间接机制的结果[21]。据推测,疼痛可能继发于软骨下骨伤害感受器的暴露、血管充血所致的骨内压力增加和(或)可导致滑膜炎的软骨损伤[21]。

髋关节 OA 的患病率研究表明,影像学发现与疼痛之间的相关性较低。在 Framingham OA 研究(一项基于社区的患病率研究)中,有症状和无症状受试者接受了髋关节 X 线检查,其中近 1/5 受试者显示出髋关节 OA 的 CR 特征,但只有不到 5%的受试者有症状[22]。

另一项基于人群的观察性研究也发现了 CR 对 OA 的低敏感性,以及 OA 的

MRI结果与疼痛的低相关性[23]。在该研究中,710例无膝关节OA证据(K-L 0级)的患者接受了膝关节MRI。作者评估了MRI表现提示OA的患病率情况，如骨赘、软骨损伤、骨髓病变、滑膜炎、软骨下囊肿、半月板病变和骨磨损。该研究发现了一些有趣的临床现象。首先,89%的受试者具有与OA相关的MRI特征。其次,97%的有症状受试者和88%的无症状受试者至少具有一种OA的MRI特征。根据该研究,OA的MRI特征在无症状受试者中非常普遍,不应用作OA的诊断工具。MRI的作用是排除其他与OA相似的病理性改变,如软骨下骨折、骨坏死和不全骨折[23]。

疼痛与影像学表现之间的相关性较低,但一些影像学表现,如骨髓水肿、滑膜炎/积液和骨磨损,可以预测OA患者的疼痛。

骨髓水肿(也被称为骨髓病变)通常存在于OA患者中,主要出现于机械负荷区域(图2.5)[24]。骨髓水肿被认为是OA患者强烈疼痛的来源[25-27],并可以预测OA的进展[24]。有趣的是,MRI上骨髓水肿的波动与疼痛波动相关[28]。在组织学上,OA患者的骨髓水肿是纤维化、出血和小梁骨折的混合物,而水肿只是一小部分[29,30]。骨磨损是OA的常见骨组织特征性表现,和骨髓水肿一并在引起疼痛方面发挥重要作用[27]。最后,一些研究强调了滑膜炎/关节积液与膝关节疼痛相关[26,27,31,32]。

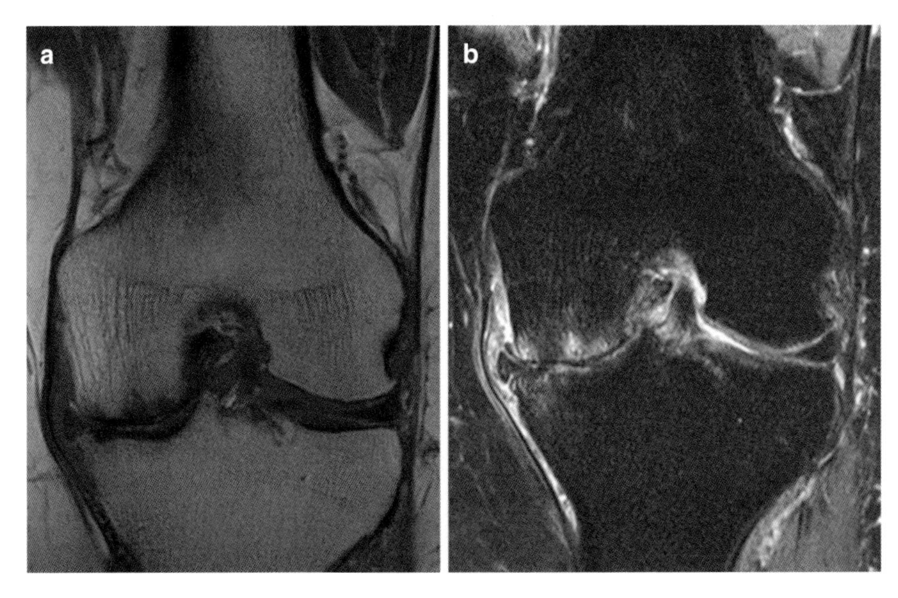

图2.5 一例71岁女性疼痛性OA患者的冠状位T1加权序列(a)和T2加权序列(b)。注意膝关节内侧间室产生的骨赘、半月板半脱位和弥漫性软骨丢失。T2加权序列显示内侧髁和内侧胫骨平台的骨髓水肿。

(冉季升 译 熊炎 校)

参考文献

1. Lawrence RC, Felson DT, Helmick CG, Arnold LM, Choi H, Deyo RA, et al. Estimates of the prevalence of arthritis and other rheumatic conditions in the United States. Part II. Arthritis Rheum. 2008;58(1):26–35.
2. Suri P, Morgenroth DC, Hunter DJ. Epidemiology of osteoarthritis and associated comorbidities. PM R. 2012;4(5 Suppl):S10–9.
3. Brown TD, Johnston RC, Saltzman CL, Marsh JL, Buckwalter JA. Posttraumatic osteoarthritis: a first estimate of incidence, prevalence, and burden of disease. J Orthop Trauma. 2006;20(10):739–44.
4. Guermazi A, Hayashi D, Eckstein F, Hunter DJ, Duryea J, Roemer FW. Imaging of osteoarthritis. Rheum Dis Clin N Am. 2013;39(1):67–105.
5. Roemer FW, Eckstein F, Hayashi D, Guermazi A. The role of imaging in osteoarthritis. Best Pract Res Clin Rheumatol. 2014;28(1):31–60.
6. Hunter DJ, Zhang YQ, Tu X, Lavalley M, Niu JB, Amin S, et al. Change in joint space width: hyaline articular cartilage loss or alteration in meniscus? Arthritis Rheum. 2006;54(8):2488–95.
7. Kellgren JH, Lawrence JS. Radiological assessment of osteo-arthrosis. Ann Rheum Dis. 1957;16(4):494–502.
8. Duncan ST, Khazzam MS, Burnham JM, Spindler KP, Dunn WR, Wright RW. Sensitivity of standing radiographs to detect knee arthritis: a systematic review of Level I studies. Arthroscopy. 2015;31(2):321–8.
9. Vilalta C, Nunez M, Segur JM, Domingo A, Carbonell JA, Macule F. Knee osteoarthritis: interpretation variability of radiological signs. Clin Rheumatol. 2004;23(6):501–4.
10. Guermazi A, Hunter DJ, Li L, Benichou O, Eckstein F, Kwoh CK, et al. Different thresholds for detecting osteophytes and joint space narrowing exist between the site investigators and the centralized reader in a multicenter knee osteoarthritis study–data from the osteoarthritis initiative. Skelet Radiol. 2012;41(2):179–86.
11. Wright RW, Boyce RH, Michener T, Shyr Y, McCarty EC, Spindler KP. Radiographs are not useful in detecting arthroscopically confirmed mild chondral damage. Clin Orthop Relat Res. 2006;442:245–51.
12. Claessen FM, Meijer DT, van den Bekerom MP, Gevers Deynoot BD, Mallee WH, Doornberg JN, et al. Reliability of classification for post-traumatic ankle osteoarthritis. Knee Surg Sports Traumatol Arthrosc. 2016;24(4):1332–7.
13. Holzer N, Salvo D, Marijnissen AC, Vincken KL, Ahmad AC, Serra E, et al. Radiographic evaluation of posttraumatic osteoarthritis of the ankle: the Kellgren-Lawrence scale is reliable and correlates with clinical symptoms. Osteoarthr Cartil. 2015;23(3):363–9.
14. Hayashi D, Guermazi A, Crema MD, Roemer FW. Imaging in osteoarthritis: what have we learned and where are we going? Minerva Med. 2011;102(1):15–32.
15. Wenham CY, Grainger AJ, Conaghan PG. The role of imaging modalities in the diagnosis, differential diagnosis and clinical assessment of peripheral joint osteoarthritis. Osteoarthr Cartil. 2014;22(10):1692–702.
16. Crema MD, Roemer FW, Marra MD, Burstein D, Gold GE, Eckstein F, et al. Articular cartilage in the knee: current MR imaging techniques and applications in clinical practice and research. Radiographics. 2011;31(1):37–61.
17. Quatman CE, Hettrich CM, Schmitt LC, Spindler KP. The clinical utility and diagnostic performance of magnetic resonance imaging for identification of early and advanced knee osteoarthritis: a systematic review. Am J Sports Med. 2011;39(7):1557–68.
18. Masi JN, Sell CA, Phan C, Han E, Newitt D, Steinbach L, et al. Cartilage MR imaging at 3.0 versus that at 1.5 T: preliminary results in a porcine model. Radiology. 2005;236(1):140–50.
19. Kijowski R, Blankenbaker DG, Davis KW, Shinki K, Kaplan LD, De Smet AA. Comparison of 1.5- and 3.0-T MR imaging for evaluating the articular cartilage of the knee joint. Radiology. 2009;250(3):839–48.
20. Wong S, Steinbach L, Zhao J, Stehling C, Ma CB, Link TM. Comparative study of imaging at

3.0 T versus 1.5 T of the knee. Skelet Radiol. 2009;38(8):761–9.
21. Hunter DJ, Guermazi A, Roemer F, Zhang Y, Neogi T. Structural correlates of pain in joints with osteoarthritis. Osteoarthr Cartil. 2013;21(9):1170–8.
22. Kim C, Linsenmeyer KD, Vlad SC, Guermazi A, Clancy MM, Niu J, et al. Prevalence of radiographic and symptomatic hip osteoarthritis in an urban United States community: the Framingham osteoarthritis study. Arthritis Rheum (Hoboken, NJ). 2014;66(11):3013–7.
23. Guermazi A, Niu J, Hayashi D, Roemer FW, Englund M, Neogi T, et al. Prevalence of abnormalities in knees detected by MRI in adults without knee osteoarthritis: population based observational study (Framingham Osteoarthritis Study). BMJ (Clinical Research ed). 2012;345:e5339.
24. Felson DT, McLaughlin S, Goggins J, LaValley MP, Gale ME, Totterman S, et al. Bone marrow edema and its relation to progression of knee osteoarthritis. Ann Intern Med. 2003;139(5 Pt 1):330–6.
25. Felson DT, Chaisson CE, Hill CL, Totterman SM, Gale ME, Skinner KM, et al. The association of bone marrow lesions with pain in knee osteoarthritis. Ann Intern Med. 2001;134(7):541–9.
26. Lo GH, McAlindon TE, Niu J, Zhang Y, Beals C, Dabrowski C, et al. Bone marrow lesions and joint effusion are strongly and independently associated with weight-bearing pain in knee osteoarthritis: data from the osteoarthritis initiative. Osteoarthr Cartil. 2009;17(12):1562–9.
27. Torres L, Dunlop DD, Peterfy C, Guermazi A, Prasad P, Hayes KW, et al. The relationship between specific tissue lesions and pain severity in persons with knee osteoarthritis. Osteoarthr Cartil. 2006;14(10):1033–40.
28. Zhang Y, Nevitt M, Niu J, Lewis C, Torner J, Guermazi A, et al. Fluctuation of knee pain and changes in bone marrow lesions, effusions, and synovitis on magnetic resonance imaging. Arthritis Rheum. 2011;63(3):691–9.
29. Bergman AG, Willen HK, Lindstrand AL, Pettersson HT. Osteoarthritis of the knee: correlation of subchondral MR signal abnormalities with histopathologic and radiographic features. Skelet Radiol. 1994;23(6):445–8.
30. Zanetti M, Bruder E, Romero J, Hodler J. Bone marrow edema pattern in osteoarthritic knees: correlation between MR imaging and histologic findings. Radiology. 2000;215(3):835–40.
31. Baker K, Grainger A, Niu J, Clancy M, Guermazi A, Crema M, et al. Relation of synovitis to knee pain using contrast-enhanced MRIs. Ann Rheum Dis. 2010;69(10):1779–83.
32. Hill CL, Gale DG, Chaisson CE, Skinner K, Kazis L, Gale ME, et al. Knee effusions, popliteal cysts, and synovial thickening: association with knee pain in osteoarthritis. J Rheumatol. 2001;28(6):1330–7.

第 3 章

髋、膝关节创伤后关节炎的经济学影响

Richard Iorio, Kelvin Y. Kim, Afshin A. Anoushiravani, William J. Long

要点

- 了解患者的人口特征和创伤模式,以及髋、膝关节创伤后关节炎的治疗是如何引起经济负担的。
- 评估髋、膝关节创伤后关节炎相关的直接和间接经济负担。

引言

在全美有 2700 万患者被诊断为退行性关节疾病(DJD)[1]。OA 患者因关节表面退行性变,会出现关节僵硬、疼痛或关节不稳定等症状。如果 OA 发生在急性创伤之后,这种 OA 亚类被称为创伤后骨关节炎(PTOA)。下肢 PTOA 约占整体 OA 的 12%,其中髋关节和膝关节的 PTOA 占比分别为 0.5%和 6.3%[2]。

在最初损伤后,OA 有两种可能的发生机制。一种是创伤引起的关节面直接损伤,随后出现持续炎症反应引起关节退行性病变[3]。另一种是由于损伤后未充分治疗,导致关节不稳定或不协调,进一步诱发关节面慢性炎症。PTOA 和原发性 OA 的病理生理机制相似,但 PTOA 是由急性创伤引起的[4]。

考虑到 PTOA 与急性创伤之间的关联,通常出现 PTOA 的患者群体比原发性 OA 的患者群体更年轻、更活跃[5]。有下肢关节外伤史的患者平均比无外伤史的患者年轻 10 岁[6]。已有很多研究关注如何更好地处理 PTOA,但超过 40%的有明显膝关节周围软组织损伤的患者将发展为有症状的 OA[3]。

已有大量资源被用于研究OA的治疗。美国医疗保健研究与质量局(AHRQ)将OA列为美国5种花费最高的疾病之一[7]。然而,评估包含PTOA在内的继发性OA的经济影响和经济负担的文献却很少。最近的文献表明,尤其令人担忧的是管理PTOA相关的直接经济负担远远大于管理原发性OA患者[8]。此外,随着越来越多的人参与到高危险性活动中,PTOA的发病率预计将会增加。鉴于这种增长趋势,PTOA给医疗系统带来了巨大的经济负担。因此,本章的目的是阐明PTOA的临床和经济学意义。重点是与PTOA相关的直接、间接和长期经济成本。最后,我们将提出可能的解决方案,以改善这一现状并减轻所有参与者的经济负担。

膝关节PTOA

膝关节PTOA占OA总患病率的6.3%[2]。诊断为膝关节PTOA的患者更活跃,比原发性OA患者平均年轻10岁[2]。过去有明确膝关节外伤史的患者有超过5倍的可能发展为PTOA[9]。具体来说,膝关节韧带损伤和半月板损伤与10~20年内发生的50%的膝关节PTOA相关[10]。鉴于PTOA的快速进展过程和年轻活跃人群经常受到这种疾病的影响,在三四十岁时因这一疾病导致生活大受影响的情况并不少见。

与膝关节PTOA相关的膝关节损伤类型

ACL损伤

ACL损伤与膝关节PTOA密切相关,约25%的膝关节PTOA与ACL损伤相关[11]。有研究表明,13%~39%的单纯ACL损伤患者和21%~48%的多韧带损伤患者将在损伤后的10年内出现有症状的PTOA[12,13]。根据损伤的严重程度,ACL和半月板损伤后的软骨损伤均可进展为PTOA,无论这些ACL损伤或半月板损伤是否在受伤后得到修复。即使是在那些重建了ACL的患者中,仍约有50%会在14年内出现OA(图3.1)[14]。

半月板损伤

半月板损伤是膝关节退行性病变的另一常见病因,23%的PTOA由半月板损伤引起[11]。Swenson等[15]观察到,半月板损伤后首次OA的症状出现在损伤后10年,平均年龄约为50岁。研究人员还发现,PTOA的发生时间与患者受伤时的年

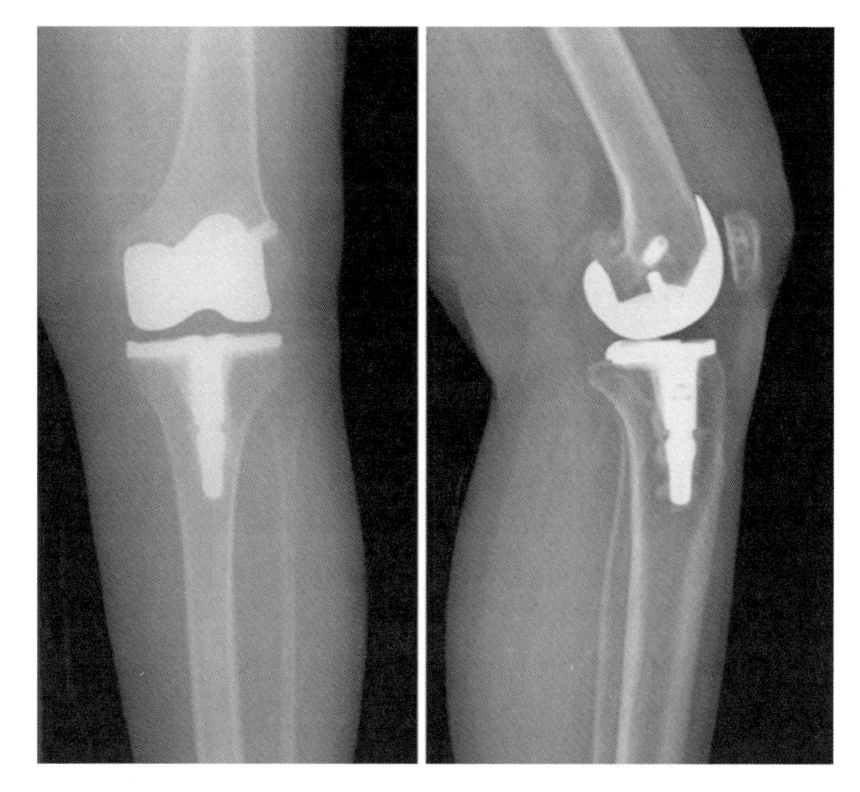

图 3.1 ACL 重建术后患者最终进行了全膝关节置换术。

龄具有相关性。对于 17~30 岁时发生单纯半月板损伤的患者,PTOA 通常出现在受伤 15 年后。而受伤时年龄在 30 岁以上的患者,在半月板损伤的 5 年后即会出现明显的退行性变化[15]。Badlani 等[16]的一项研究比较了半月板损伤后 2 年内发生和未发生 PTOA 患者的半月板损伤特征,发现复杂撕裂、半月板外凸、超过半月板径向宽度 1/3 的撕裂,以及损伤超过半月板纵向长度 1/3 的患者中 PTOA 更常见。

关节内骨折

累及关节面的骨折患者发生 PTOA 的风险较高(图 3.3)。研究表明,多达 31%的关节内骨折患者会出现膝关节 PTOA,这主要与骨折位置相关[17]。在 Honkone 的一项研究中[18],44%有胫骨平台骨折病史的患者在手术后 7.6 年内出现了关节炎。Honkone 及其同事证实有胫骨平台骨折病史的患者关节炎的患病率高,但损伤机制和严重程度往往是 PTOA 的最佳预后指标。高负荷损伤更有可能对周围软骨结构造成直接损伤,而关节可能更容易受到较低暴力的损伤[19,20]。

膝关节 PTOA 的处理

一级预防

实施一级预防策略主要是防止初始损伤的发生，这被认为是预防 PTOA 的最有效手段。针对 ACL 撕裂的预防，神经肌肉训练、有氧训练、阻力训练和肌肉增强训练均已被证明可以增强膝关节周围软组织，降低韧带损伤的发病率[21]。最近的文献报道，当采用适当的运动方案后，ACL 断裂的风险可降低 70%[22]。与 PTOA 的一级预防相关的费用是合理的，采用这些预防疗法的锻炼计划估计每节花费 50~400 美元(1 美元≈6.35 元)，每周可能需要花费 3h。考虑到 ACL 重建的高昂成本(38 121~88 538 美元)[23]，一级预防在高危患者中尤其重要。

二级预防

二级预防措施适用于已经遭受膝关节损伤的患者。二级预防的目的是防止膝关节损伤的恶化。在过去的 25 年中，关于恢复关节稳定性和关节面平整的手术技术有所提高，但多达 50%的遭受严重膝关节损伤的患者需要手术干预，并会继续发展为 OA[24]。在大多数患者中，关节镜下软组织修复、ACL 重建和半月板部分切除术是目前的标准治疗方法，但文献尚未证明这些干预措施可有效降低 PTOA 的发病率(图 3.1)[25]。

同样，自体软骨细胞移植(ACI)、微骨折术和软骨成形术给患者带来的益处亦尚不明确。Knutsen 等评估了有症状的软骨缺损患者在 ACI 和微骨折修复术后 5 年[26]和 15 年[27]的结果，报道手术失败率分别高达 43%和 33%。此外，该研究还表明，33%的患者在接受 ACI 和微骨折修复后，在术后 5 年出现 OA，超过 50%的患者在术后 15 年时出现 OA。考虑到这些相似的长期疗效，让医患双方了解与这些治疗方式相关的直接和间接花费很重要，因为这些花费之间可能有较大差异。

三级预防

当一级和二级预防措施均失败且 PTOA 已经发生时，可以选择替代治疗来延缓 OA 的进展。在更年轻、更具活力的患者中，临床医师面临一个艰巨的任务，即制订一种旨在使疼痛最小化、改善功能并延迟全膝关节置换术(TKA)的治疗策略。这种方法需要一系列以患者为中心的策略，重点在于分层干预。无论患者的年龄如何，都应首先实施最微创的治疗方法。这些干预措施包括减重、矫形器、膝关节支具和物理治疗。适当的体育锻炼已被证明可以缓解疼痛，尤其是与力量训练和有氧活动相结合时。通常与一线治疗结合使用的药物治疗方法包括口服镇痛药和关节内透明质酸(HA)或皮质醇注射。非手术干预已被证明可以暂时缓解症状,但它们不会对基础关节疾病的逆转产生任何影响。

当非手术治疗失败需要手术时,则有多种手术方式可供选择。TKA已被证明可以有效减轻膝关节疼痛,改善关节功能(图3.1)。TKA非常有效,但由于解剖异常、骨缺损、关节不稳定、关节挛缩、软组织损伤及内固定残留等原因,PTOA患者的TKA手术存在较大挑战[28,29]。与原发性OA患者相比,这些问题可能导致较高的并发症发生率、较长的住院时间、更高的再入院率和更差的膝关节功能[8,30]。

另一种手术方式是截骨术,其通常用于更年轻(<50岁)、活跃,有明显骨性对线异常的患者。截骨术已被证明可延迟TKA并改善疼痛和功能评分[31],但随着疾病进展,手术所带来的益处会逐渐消失。长期研究表明,截骨术10年失败率为24.6%[32]。

对于有局灶软骨缺损的患者,可考虑行骨软骨移植术。该手术几乎只用于年轻患者中,并且不同的文献中结果各异。一项平均随访时间为58个月的系统性回顾研究显示,其总体失败率为18%,65%的患者在随访期间膝关节关节炎几乎无影像学进展[33]。

为了获得更好的效果,医疗保健提供者必须强调一级和二级预防。三级预防往往需要进行代价高昂的手术,手术也许可延缓病程进展,但其往往无法取得最满意的结果。因此,医疗保健提供者应继续研究机械性损伤和关节退行性变化之间的病理生理关系。此外,还需要结构化的方案来处理PTOA,因为这些患者在其一生中通常需要多次手术干预,而每次手术干预都有独立的并发症和费用支出。

髋关节PTOA

髋关节PTOA的发病率明显低于膝关节[2],但也必须考虑其临床和经济方面的影响。与膝关节不同的是,从创伤事件到髋关节PTOA发生之间的时间间隔稍长,患者群体一般年龄更大。有研究表明,在髋关节创伤事件后发生髋关节PTOA的患者中,出现症状的患者中位年龄为66岁,大约在伤后13年发生[34]。此外,该研究报道称,髋关节创伤史可使发生髋关节OA的风险增加4.3倍。导致髋关节PTOA的原因很多,但常见的包括关节不协调和骨折,或髋关节脱位导致的关节表面破坏等。

与髋关节 PTOA 相关的髋关节损伤类型

髋部/髋臼骨折

髋关节骨折可使患者易于发生继发性髋关节炎，这主要是由于内固定失败，其次是由于转子间和转子下骨折。导致 PTOA 的具体机制包括高能量骨折形式、关节面损伤和损伤后骨不连。此外，创伤性血管损伤或骨折内固定植入引起的缺血性坏死也可能导致髋关节 PTOA 的发生(图 3.2)[35]。

髋臼骨折与其他类型的髋关节骨折相比较为罕见，但多达 1/4 的髋臼骨折患者将发展为 PTOA[36]。髋臼骨折的发生以双峰形式分布于老年人和年轻男性。这两类不同人群的损伤机制差异较大。老年患者更容易在低能量损伤后发生髋臼骨折，而年轻人通常在高能量损伤后出现髋臼骨折[37]。遗憾的是，髋臼骨折主要发生在老年人中，在过去的 25 年里，由于老年人仍是美国增长最快的人群，髋臼骨折的发病率也大幅增加(图 3.3)[38]。

髋关节脱位和股骨头坏死

髋关节后脱位约占所有创伤性髋关节脱位的 90%[39]，几乎所有创伤都是由车

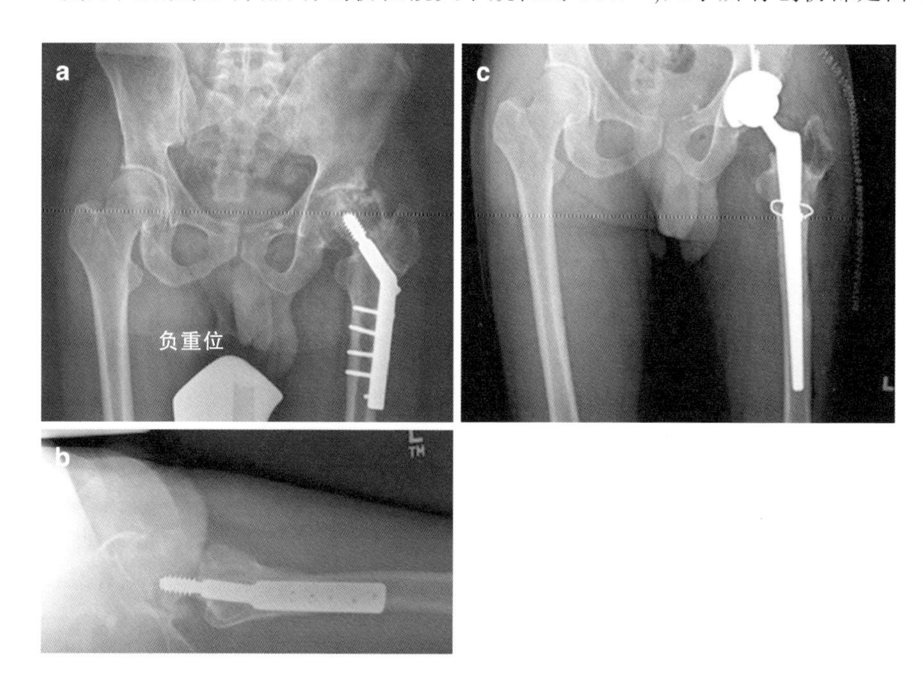

图 3.2 使用髋关节动力髋螺钉系统治疗转子间骨折后出现继发性缺血性骨坏死的前后位(a)和侧位(b)X 线片。拆除内固定后，使用组配式股骨干固定柄进行了全髋关节置换术(c)。

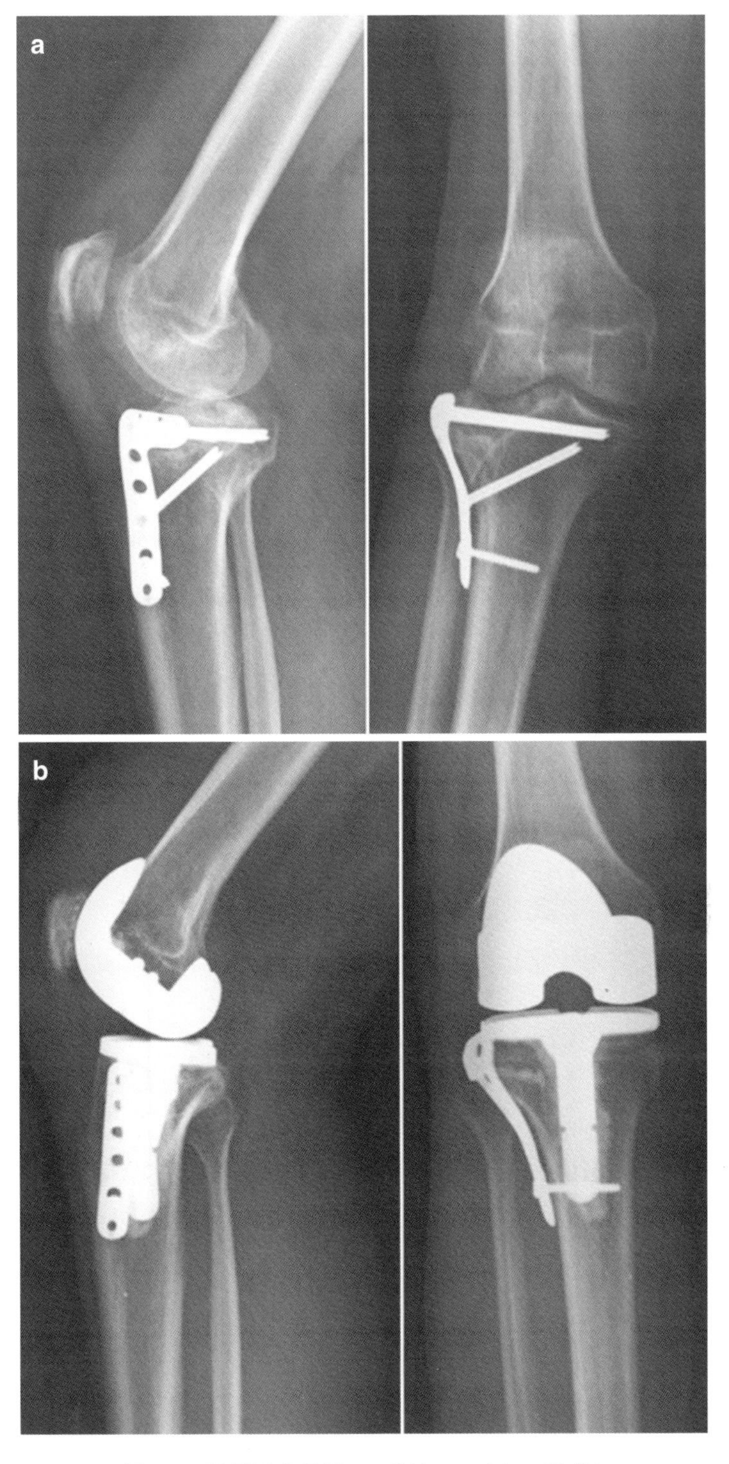

图 3.3 胫骨平台骨折(a)后行 TKA(b)。(待续)

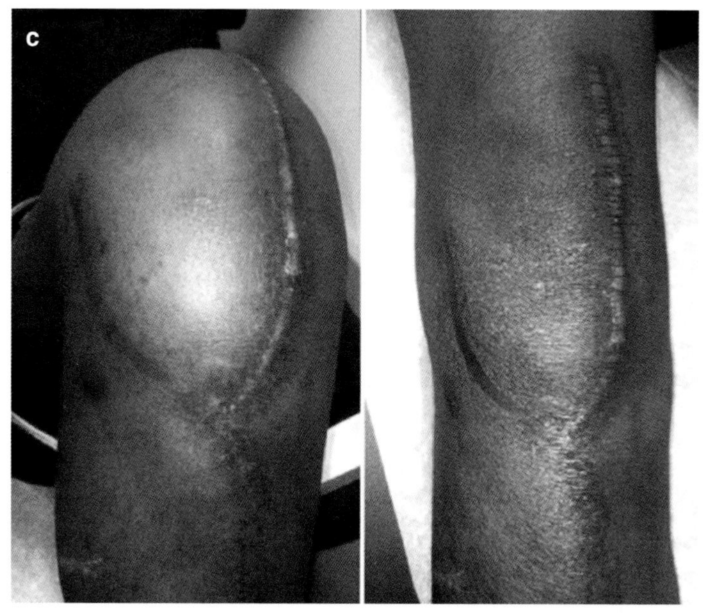

图3.3(续) 复杂的手术切口(c)。(扫码看彩图)

祸造成的。考虑到这两个事件之间的强关联性,年轻男性(16~40岁)最易受累[40]。脱位引起关节不协调和不稳定,会导致关节慢性炎症和关节面损伤,最终发展为PTOA。此外,髋关节脱位也可能导致髋臼骨折和股骨头坏死。髋关节后脱位后髋关节PTOA的总发病率为19%~55%,脱位的严重程度与未来发生PTOA的可能性直接相关[41]。

髋关节PTOA的处理

一级预防

考虑到髋关节PTOA的发生机制,预防髋关节损伤比膝关节困难一些。一系列措施已被证明可以有效预防髋臼骨折和髋关节脱位,包括安全的驾驶行为和严格的老年人跌倒预防措施。在预防老年人跌倒时,应由医务工作者调查原因,检查药物,指导老年人进行力量和平衡锻炼,并定期对老年人进行视力检查。此外,很多疾病使患者容易发生股骨头坏死,进而导致髋关节PTOA。因此,部分高危患者将受益于有医师指导的一级预防措施。

二级预防

一旦发生髋关节损伤,可以采取一些二级预防措施,以防止进展为PTOA。髋臼骨折后,充分的解剖复位对于降低PTOA风险至关重要。但需要强调的是,实现解剖复位并不能完全避免PTOA的发生[42,43]。在处理髋关节脱位时,及时复位可以改善预后并降低如股骨头坏死之类的并发症风险。相关文献支持损伤后尽早或至少在12h内复位髋关节[41]。

三级预防

如果一级和二级预防均失效,则最终可能需要行全髋关节置换术(THA)。首先,许多髋关节PTOA的非手术治疗策略和膝关节相同。一旦髋关节PTOA进展且无法再通过非手术治疗得到有效缓解,则可能需要更有创的干预措施,包括THA来处理(图3.2)。接受这些干预的患者通常比原发性OA接受THA的患者年轻。年轻患者需要行翻修手术的可能性更高,但在过去的30年里,人工假体的耐久性显著提高,使得年轻患者的THA成为可接受的选择。虽然有了这些进步,用THA处理PTOA相比于普通THA临床结果相对较差[44]。因此,应与患者充分沟通,告知患者髋关节PTOA行THA时可能有更长的手术时间、更高的并发症发病率,以及早期失败和翻修手术的可能性。在极少数情况下,当髋关节关节炎非常严重,尝试THA失败时,可能需要进行髋关节融合术或关节切除成形术。研究表明,此类患者的关节功能受限,但这些手术可有效控制髋关节疼痛。然而,由于术后关节近端和远端的压力,关节融合术容易引起同侧膝关节疼痛和腰痛。其他需要考虑的问题包括不可预测的关节融合成功率、重返工作的可能性和患者满意度,所有这些都应在手术前进行充分沟通[45]。

PTOA的相关费用

人们一直在努力研究原发性OA的经济影响,以及如何用最小的成本获得更好的管理。然而,由于缺乏PTOA的大规模流行病学研究,这已经被证明是建立有效的经济模型来评估PTOA对美国医疗保健系统经济影响的主要障碍。这两类疾病有许多相似之处,但PTOA影响的是更年轻、更活跃的群体,通常需要多次手术干预。因此,PTOA患者有更高的直接和间接医疗费用也就不足为奇了。此外,这些患者中有许多人并没有保险,这使得疾病的管理进一步复杂化。众所周知,OA是所有疾病中致残的主要病因之一,但由于该病有多种治疗方式可供选择,使得

OA 的治疗费用难以估计。Kotlarz 及其同事在最近的一份报告中利用医疗费用小组调查(MEPS)的数据,估计美国医疗保健系统每年为治疗 OA 花费为 1855 亿美元,其中,1494 亿美元给了保险公司[46]。该报告还发现,女性 OA 患者的花费占近 2/3(1180 亿美元),进一步表明了诊断为 OA 的患者之间存在一定的性别差异。

关于 PTOA 经济影响的文献有限,但最近的一些研究就相关直接花费提出了一些看法。Brown 及其同事[2]首次利用基于州的模型来估计国家层面与 PTOA 相关的患病率和疾病经济负担。数据证实,6.8%的 OA 患者是髋、膝关节的 PTOA,分别占 0.5%和 6.3%。根据这些报告中的患病率,与髋、膝关节 PTOA 相关的总直接花费约为每年 9 亿美元和 117 亿美元(图 3.4)。在 Chin 等的另一项研究中[47],对接受初次 THA 的患者与髋部骨折内固定失败再翻修为 THA 的患者进行了比较。与初次 THA 相比,翻修性质的 THA 总住院费用增加了 26%,值得注意的是,这还不包括常见的术后并发症处理和出院后的人工关节翻修手术费用。尽管缺乏比较 PTOA 术后疗效和经济支出的文献,现有证据表明,与 OA 相比,PTOA 患者的患病经济负担更高。

与 PTOA 相关的间接疾病负担更令人担忧,因为与 PTOA 相关的间接花费可

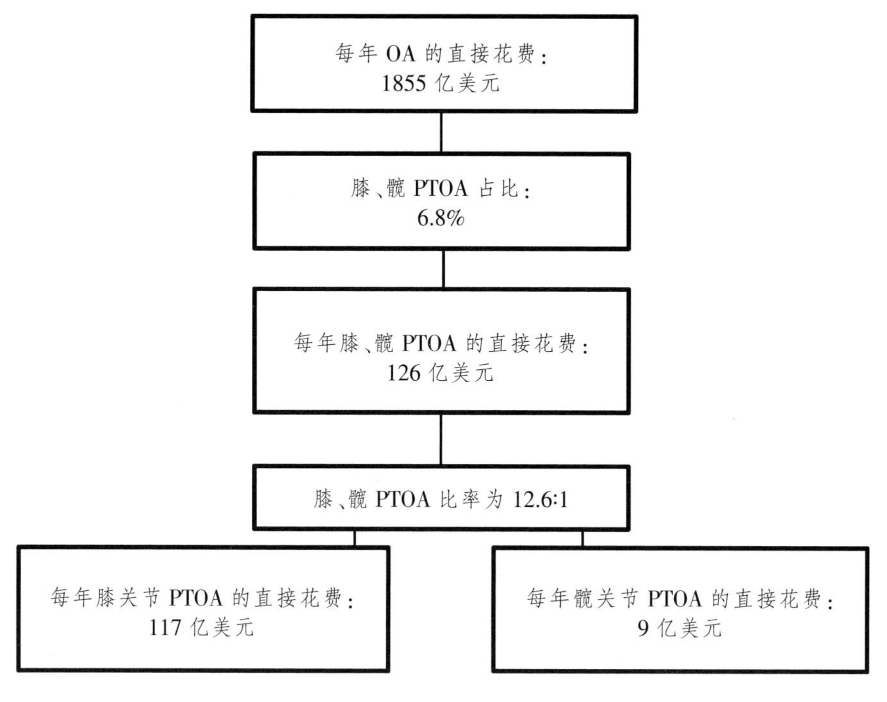

图 3.4 膝、髋关节 PTOA 的总直接花费。

能是直接花费的3倍[48]。考虑到这一人群更年轻、更活跃,经常需要多次手术干预(如ACLR、关节镜检查、骨折内固定、关节置换),PTOA对经济和个人生活质量的影响明显大于OA。此外,许多PTOA患者处于黄金工作年龄,缺勤率较高,整体工作损失比高龄患者更高[49],在多次治疗中经常需要申请残疾津贴。因此,尽管很难计算由受伤造成的与工作相关的经济损失,髋、膝关节PTOA的间接成本在美国每年可能超过353亿美元,远远超过PTOA的直接成本(图3.5)。

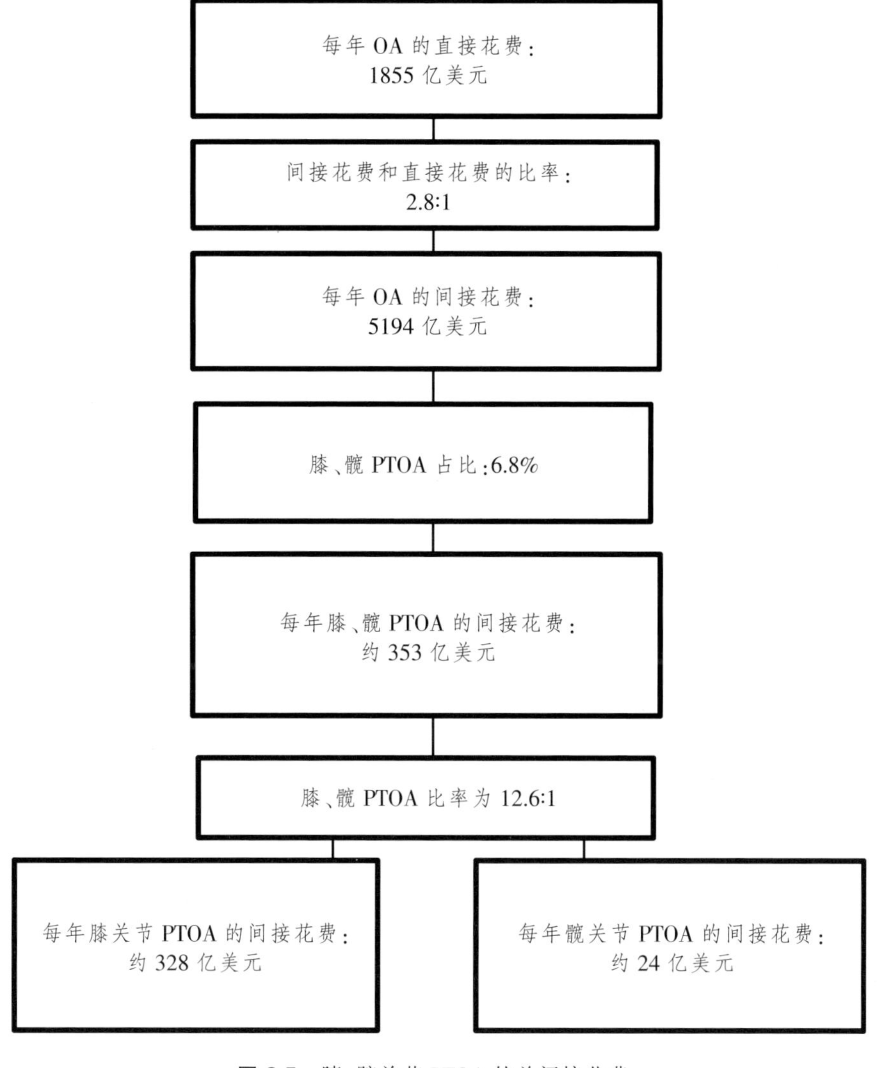

图3.5 膝、髋关节PTOA的总间接花费。

推荐

被诊断为PTOA和原发性OA的患者往往表现出相似的症状,然而,两种疾病的损伤机制存在显著差异。对于PTOA患者,急性损伤后,逐渐出现关节退行性改变,而原发性OA患者主要是非特异性磨损和炎症导致软骨丢失。鉴于损伤机制和治疗目标不同,医务工作者通过指定的处理途径(ICP)来治疗PTOA至关重要,其目的是提供高质量的医疗服务,同时尽量减少相关经济与资源开支。

我们的综述回顾表明,目前尚缺乏PTOA处理相关的临床效果和经济支出的文献报道。这一部分是由于国际疾病分类第9版(ICD-9)的编码限制,无法区分原发性OA和继发性OA。所幸截至2015年10月,ICD-10已成功实施,使临床医师能够更特异地确定手术适应证。如果ICD-10代码实施,未来的研究者可能会将临床和账单信息联系起来,以更好地阐明OA患者的资源利用趋势。但仅使用ICD-10代码是不够的,因为如果要使用这些诊断代码来评估PTOA等复杂疾病过程相关的流行病学和经济负担,那么仍存在以下几个问题:

首先,ICD-10编码系统使用了近7万个诊断代码。因此,医务工作者必须熟悉其执业范围内的诊断代码。医疗保健提供商还需要避免使用少数非特定的诊断代码来避免“钻系统的空子”。为了确保能更有效地使用诊断代码,医务工作者需要参与ICD-10编码系统的相关课程,以更好地了解这套系统的优点和局限性。此外,根据《平价医疗法案》(ACA)的授权,医疗组织及其提供商应准确记录并报告临床指标,否则将会导致罚款和扣留相关款项。因此,我们建议医疗机构定期审计已经分配的诊断代码,提高整个机构的依从性,同时提高收集到的数据的质量。

最后,ICD-10代码与CPT和医疗保险严重程度诊断相关组(MS-DRG)的核对至关重要,以便根据术前适应证来区分关节置换术。类似于翻修性质的THA和人工关节翻修手术的疾病特异性程序代码可使研究人员更好地了解PTOA特有的临床疗效和疾病负担。如果没有适当的编码方法,几乎不可能在宏观层面上区分手术适应证,从而会导致许多临床问题未能得到解决。此外,适当的编码方法将使调查人员能够回顾性地评估所提供的治疗的价值,并确保治疗符合组织标准。这种方法还将确保医疗保健组织因所提供的服务得到适当的补偿。

总结

髋、膝关节的PTOA是一种会使人工作能力减弱的疾病，通常影响更年轻、更活跃的个体。目前估计有580万人患有髋、膝关节PTOA，每年直接和间接花费近489亿美元。随着美国人继续高活动量的生活方式，患PTOA的人数预计将稳步增加，直接和间接支出将增加数十亿美元。因此，更重要的是，医务工作者应建议改进诊断和程序代码，以便能够适当监测并客观评估PTOA。通过这种方法，医务工作者将得到所需的资源，来更好地治疗PTOA患者。一旦精细粒度编码工具被开发并用于这些复杂的患者，客观评估PTOA的全部经济影响将成为可能。

（马驰原 译 吴立东 校）

参考文献

1. Lawrence RC, et al. Estimates of the prevalence of arthritis and other rheumatic conditions in the United States. Part II. Arthritis Rheum. 2008;58(1):26–35.
2. Brown TD, Johnston RC, Saltzman CL, Marsh JL, Buckwalter JA. Posttraumatic osteoarthritis: a first estimate of incidence, prevalence, and burden of disease. J Orthop Trauma. 2006;20(10):739–44.
3. Anderson DD, et al. Post-traumatic osteoarthritis: improved understanding and opportunities for early intervention. J Orthop Res. 2011;29(6):802–9.
4. Buckwalter JA, Brown TD. Joint injury, repair, and remodeling: roles in post-traumatic osteoarthritis. Clin Orthop Relat Res. 2004;423:7–16.
5. Stiebel M, Miller LE, Block JE. Post-traumatic knee osteoarthritis in the young patient: therapeutic dilemmas and emerging technologies. Open Access J Sport Med. 2014;5:73–9.
6. Saltzman CL, et al. Epidemiology of ankle arthritis: report of a consecutive series of 639 patients from a tertiary orthopaedic center. Iowa Orthop J. 2005;25:44–6.
7. Soni A. Top 10 most costly conditions among men and women, 2008: estimates for the U.S. civilian noninstitutionalized adult population, age 18 and older. 2011. 2011.
8. Kester BS, Minhas SV, Vigdorchik JM, Schwarzkopf R. Total knee arthroplasty for posttraumatic osteoarthritis: is it time for a new classification? J Arthroplasty. 2016;31(8):1649–1653.e1.
9. Gelber AC, Hochberg MC, Mead LA, Wang N-YY, Wigley FM, Klag MJ. Joint injury in young adults and risk for subsequent knee and hip osteoarthritis. Ann Intern Med. 2000;133(5):321.
10. Lohmander LS, Englund PM, Dahl LL, Roos EM. The long-term consequence of anterior cruciate ligament and meniscus injuries: osteoarthritis. Am J Sports Med. 2007;35(10):1756–69.
11. Swenson DM, Collins CL, Best TM, Flanigan DC, Fields SK, Comstock RD. Epidemiology of knee injuries among U.S. high school athletes, 2005/2006–2010/2011. Med Sci Sports Exerc. 2013;45(3):462–9.
12. Lebel B, Hulet C, Galaud B, Burdin G, Locker B, Vielpeau C. Arthroscopic reconstruction of the anterior cruciate ligament using bone-patellar tendon-bone autograft: a minimum 10-year follow-up. Am J Sports Med. 2008;36(7):1275–82.
13. Kraus VB, et al. Call for standardized definitions of osteoarthritis and risk stratification for clinical trials and clinical use. Osteoarthr Cartil. 2015;23(8):1233–41.
14. Barenius B, Ponzer S, Shalabi A, Bujak R, Norlén L, Eriksson K. Increased risk of osteoarthritis after anterior cruciate ligament reconstruction: a 14-year follow-up study of a randomized

controlled trial. Am J Sports Med. 2014;42(5):1049–57.
15. Roos H, Adalberth T, Dahlberg L, Lohmander LS. Osteoarthritis of the knee after injury to the anterior cruciate ligament or meniscus: the influence of time and age. Osteoarthr Cartil. 1995;3(4):261–7.
16. Badlani JT, Borrero C, Golla S, Harner CD, Irrgang JJ. The effects of meniscus injury on the development of knee osteoarthritis: data from the osteoarthritis initiative. Am J Sports Med. 2013;41(6):1238–44.
17. Rademakers MV, Kerkhoffs GMMJ, Sierevelt IN, Raaymakers ELFB, Marti RK. Operative treatment of 109 Tibial plateau fractures: five- to 27-year follow-up results. J Orthop Trauma. 2007;21(1):5–10.
18. Honkonen SE. Degenerative arthritis after tibial plateau fractures. J Orthop Trauma. 1995;9(4):273–7.
19. Fithian DC, et al. Prospective trial of a treatment algorithm for the management of the anterior cruciate ligament-injured knee. Am J Sports Med. 2005;33(3):335–46.
20. Racine J, Aaron RK. Post-traumatic osteoarthritis after ACL injury. R I Med J (2013). 2014;97(11):25–8.
21. Mandelbaum BR, et al. Effectiveness of a neuromuscular and proprioceptive training program in preventing anterior cruciate ligament injuries in female athletes: 2-year follow-up. Am J Sports Med. 2005;33(7):1003–10.
22. Grindstaff TL, Hammill RR, Tuzson AE, Hertel J. Neuromuscular control training programs and noncontact anterior cruciate ligament injury rates in female athletes: a numbers-needed-to-treat analysis. J Athl Train. 2006;41(4):450–6.
23. Mather RC, et al. Societal and economic impact of anterior cruciate ligament tears. J Bone Joint Surg Am. 2013;95(19):1751–9.
24. Buckwalter JA, Felson DT. Post-traumatic arthritis: definitions and burden of disease. In: Post-traumatic arthritis. Boston: Springer US; 2015. p. 7–15.
25. Riordan EA, Little C, Hunter D. Pathogenesis of post-traumatic OA with a view to intervention. Best Pract Res Clin Rheumatol. 2014;28(1):17–30.
26. Knutsen G, et al. A randomized trial comparing autologous chondrocyte implantation with microfracture. Findings at five years. J Bone Joint Surg Am. 2007;89(10):2105–12.
27. Knutsen G, et al. A randomized multicenter trial comparing autologous chondrocyte implantation with microfracture. J Bone Jt Surg. 2016;98(16):1332–9.
28. Shearer DW, Chow V, Bozic KJ, Liu J, Ries MD. The predictors of outcome in total knee arthroplasty for post-traumatic arthritis. Knee. 2013;20(6):432–6.
29. Georgiadis GM, Skakun FWC. Total knee arthroplasty with retained tibial implants: the role of minimally invasive hardware removal. Am J Orthop. 2016;45(7):E481.
30. Lunebourg A, Parratte S, Gay A, Ollivier M, Garcia-Parra K, Argenson J-N. Lower function, quality of life, and survival rate after total knee arthroplasty for posttraumatic arthritis than for primary arthritis. Acta Orthop. 2015;86(2):189–94.
31. Lustig S, et al. Post-traumatic knee osteoarthritis treated by osteotomy only. Orthop Traumatol Surg Res. 2010;96(8):856–60.
32. Virolainen P, Aro HT. High tibial osteotomy for the treatment of osteoarthritis of the knee: a review of the literature and a meta-analysis of follow-up studies. Arch Orthop Trauma Surg. 2004;124(4):258–61.
33. Chahal J, et al. Outcomes of osteochondral allograft transplantation in the knee. Arthroscopy. 2013;29(3):575–88.
34. Cooper C, et al. Individual risk factors for hip osteoarthritis: obesity, hip injury, and physical activity. Am J Epidemiol. 1998;147(6):516–22.
35. Haidukewych GJ, Rothwell WS, Jacofsky DJ, Torchia ME, Berry DJ. Operative treatment of femoral neck fractures in patients between the ages of fifteen and fifty years. J Bone Jt Surg. 2004;86(8):1711–6.
36. Giannoudis PV, Grotz MRW, Papakostidis C, Dinopoulos H. Operative treatment of displaced fractures of the acetabulum. A meta-analysis. J Bone Joint Surg Br. 2005;87(1):2–9.
37. Mears DC. Surgical treatment of acetabular fractures in elderly patients with osteoporotic bone. J Am Acad Orthop Surg. 1999;7(2):128–41.
38. Butterwick D, et al. Acetabular fractures in the elderly: evaluation and management. J Bone Joint Surg Am. 2015;97(9):758–68.

39. Sowers M, Lachance L, Hochberg M, Jamadar D. Radiographically defined osteoarthritis of the hand and knee in young and middle-aged African American and Caucasian women. Osteoarthr Cartil. 2000;8(2):69–77.
40. Epstein HC. Traumatic dislocations of the hip. Clin Orthop Relat Res. 1973;92:116–42.
41. Kellam P, Ostrum RF. Systematic review and meta-analysis of avascular necrosis and post-traumatic arthritis after traumatic hip dislocation. J Orthop Trauma. 2016;30(1):10–6.
42. Tannast M, Najibi S, Matta JM. Two to twenty-year survivorship of the hip in 810 patients with operatively treated acetabular fractures. J Bone Joint Surg Am. 2012;94(17):1559–67.
43. Meena UK, Tripathy SK, Sen RK, Aggarwal S, Behera P. Predictors of postoperative outcome for acetabular fractures. Orthop Traumatol Surg Res. 2013;99(8):929–35.
44. Srivastav S, Mittal V, Agarwal S. Total hip arthroplasty following failed fixation of proximal hip fractures. Indian J Orthop. 2008;42(3):279–86.
45. Jain S, Giannoudis PV. Arthrodesis of the hip and conversion to total hip arthroplasty: a systematic review. J Arthroplast. 2013;28(9):1596–602.
46. Kotlarz H, Gunnarsson CL, Fang H, Rizzo JA. Insurer and out-of-pocket costs of osteoarthritis in the US: evidence from national survey data. Arthritis Rheum. 2009;60(12):3546–53.
47. Chin G, Wright DJ, Snir N, Schwarzkopf R. Primary vs conversion total hip arthroplasty: a cost analysis. J Arthroplast. 2016;31(2):362–7.
48. Praemer A, Furner S, Rice DP. American Academy of Orthopaedic Surgeons. Musculoskeletal conditions in the United States. American Academy of Orthopaedic Surgeons: Rosemont; 1999.
49. Dibonaventure MD, Gupta S, Mcdonald M, Sadosky A, Pettitt D, Silverman S. Impact of self-rated osteoarthritis in an employed population: cross-sectional analysis of data from the national health and wellness survey. Heal Qual Life Outcomes. 2012;10:30.

第 2 部分

上肢创伤后关节炎

第 4 章

创伤后盂肱关节炎

Uma Srikumaran, Eric Huish

要点

- 肱骨近端骨折、盂肱关节不稳定和直接软骨损伤都是创伤后盂肱关节炎的病因。
- 多种损伤模式和以往的治疗干预可能会改变盂肱关节的解剖结构，制订手术计划时必须考虑到这些因素。
- 全肩关节置换术、反肩关节置换术和半肩关节置换术均可用于创伤后盂肱关节炎的治疗，这些治疗方案各有优缺点。
- 对经过合适选择的患者，非关节置换术对于创伤后盂肱关节炎的治疗可能有短暂的益处。

引言

多种损伤均可引起创伤后肩关节炎。骨折、脱位、孤立的软骨损伤或肩袖病变都可能与其相关。与其他关节病一样，创伤后肩关节炎临床表现多样，可以是轻微不适，也可以是伴有疼痛、僵硬和无法进行日常生活的严重残疾。合适的治疗方案应基于以下情况：初始损伤、既往治疗、疾病严重程度和患者因素，包括年龄、活动水平、惯用手和目标。

病因

骨折

多种创伤可导致盂肱关节的关节炎改变。肱骨近端骨折是最常见的原因，一项研究显示近 2/3 的肱骨近端三部分或四部分骨折患者可发展为 PTOA[50]。这可能是由于受伤当时关节直接受损、关节内不平整畸形愈合、螺钉切割或骨坏死(图 4.1)。不同文献报道的骨坏死率不一。一项系统性回顾显示，各类肱骨近端骨折的非手术治疗后骨坏死的发病率为 2%[25]。然而，在这篇综述中，近 50%的病例是一部分非移位骨折。三部分和四部分骨折的骨坏死率为 14%。另一篇系统回顾报道肱骨近端骨折采用切开复位和锁定钢板治疗，骨坏死率为 7.9%[48]。该分析排除了两部分骨折患者，但未给出基于骨折分类的相应坏死率。其他研究发现切开复位和内固定后骨坏死的发病率更高，其中一项研究报道高达 35%[19]。Gerber 研究了创伤后骨坏死的意义，表明和健康对照组相比，所有肱骨近端骨折后发生骨坏死的患者都有一定程度的功能障碍。骨折畸形愈合明显影响主观评价结果、疼痛、前屈和 Constant 评分，导致更差的结果[20]。

另一个与切开复位和内固定相关的并发症是螺钉切割，文献报道，其总体发病率达 23%，而在 60 岁以上患者中，其发病率高达 43%[48,36]。在肱骨近端骨折畸形愈合的患者中，67%的患者出现关节不协调[3]。在这项研究中，未通过关节置换术或肩关节融合术纠正关节不协调的患者临床结果均不满意。螺钉穿出和关节不

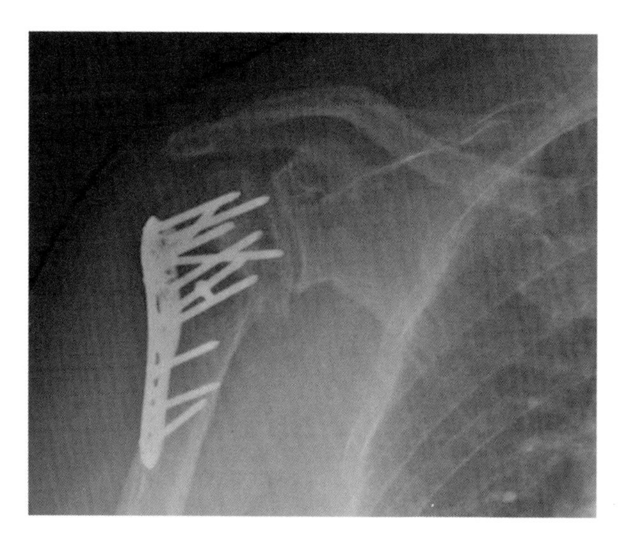

图 4.1　肱骨近端骨折切开复位内固定后的肩关节前后位片，显示肱骨头坏死和塌陷，合并螺钉突出。

协调都可能改变残余的正常软骨应力，导致 PTOA。此外，肩关节力学改变或肱骨结节畸形愈合也可导致肩袖损伤和随后的关节病。

肱骨近端骨折常被认为与创伤后盂肱关节炎有关，然而肩胛盂骨折较少被提及，因为后者不常见，其只占肩胛骨骨折的 10%，且只有 10%的肩胛盂骨折有明显移位。Goss 推荐 5mm 移位作为肩胛盂骨折治疗的相对指征，10mm 移位作为手术治疗的绝对指征[21]。对关节面移位台阶>4mm 的骨折进行手术治疗显示了良好的结果，DASH 评分、SF-36、疼痛，以及恢复到伤前的活动水平均令人满意[1]。另一项研究发现，手术治疗后随访 10 年，Constant 评分的中位数是 94%[42]。尽管关节内的关节盂骨折的治疗效果良好，且对关节面移位的耐受性较高，识别这些损伤仍然很重要，因为关节盂形态的改变可能会影响手术治疗效果。

关节不稳定

肩关节脱位是 PTOA 的另一个潜在原因(图 4.2)。文献报道的脱位后关节病的发病率各不相同。一项随访 10 年的研究显示，有 11%的患者存在轻度关节病，9%发展为中度至重度关节病[23]。另一项研究表明，既往肩关节不稳定的患者接受手术前关节炎发病率为 9.2%[6]。此外，该研究还显示，在术前无关节炎的情况下，19.7%的患者在术后发生关节炎，目前尚不清楚是由之前受伤还是由手术所致。作者发现，发生第一次脱位时的年龄越大，复发脱位的次数越多，随着术后随访时

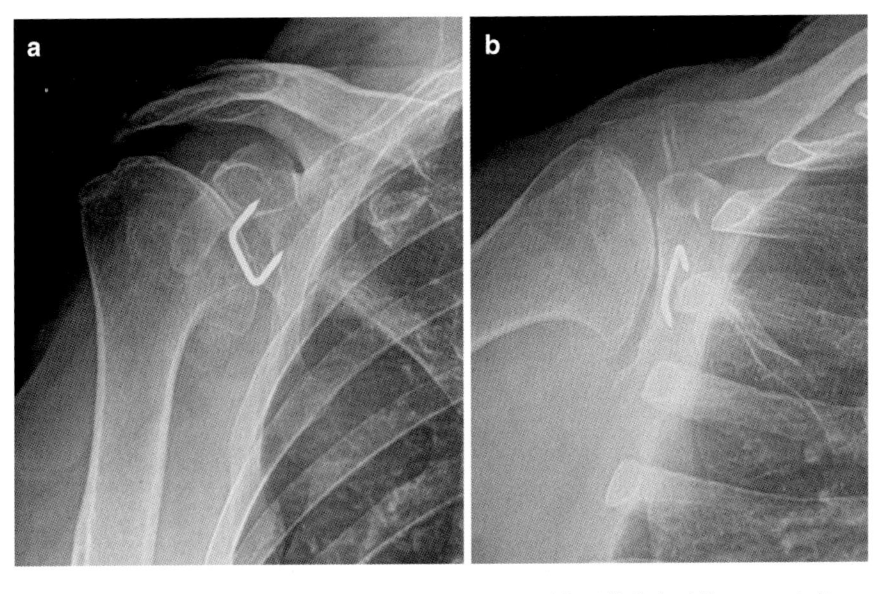

图 4.2 肩关节前后位片和腋位片显示一例肩关节脱位及修补术后的 PTOA 患者。

间的增加，关节炎的发病率也相应上升。此外，外旋减少也与关节炎的进展有关，然而，目前尚不清楚这是关节炎的原因还是结果。

关节囊缝合术关节病用于描述由关节囊过紧所致的关节炎。Matsoukis 对有关节不稳定病史并接受关节置换术的患者进行了临床效果评估分析，发现既往接受过不稳定手术治疗的患者和未接受过手术治疗的患者之间无任何显著差异。这一发现表明脱位性关节病和关节囊过紧所致的关节病，关节置换术后结果类似[33]。

其他原因

PTOA 的其他原因包括孤立的软骨或骨软骨损伤。由剪切力引起的孤立软骨损伤很少见，但已有报道[41]，骨软骨缺损与之类似[13]。肩袖撕裂引起的关节病在退行性病例中更常见，创伤性肩袖撕裂如果被忽视，也可发展为关节病。更有可能的是，创伤后关节的力学和解剖结构的改变可导致肩袖退行性病变。与退变性病例一样，这种类型的关节病很难处理，因为缺乏肩袖功能限制了治疗方案的选择。

治疗

制订创伤后盂肱关节炎的治疗方案时涉及多种因素。外科医师应评估疾病的严重程度、初始损伤、既往治疗、患者年龄和患者的功能要求。

非手术治疗

所有创伤后盂肱关节炎的初始治疗均应包括一系列非手术治疗，可以包括物理治疗、活动调整、药物治疗或注射。皮质类固醇和黏弹性补充剂(HA)均可考虑，但使用肩部黏弹性补充剂是超适应证的。美国骨科医师学会在关于治疗盂肱关节炎的指南中，对物理治疗、药物治疗和皮质类固醇注射的疗效尚无定论。此外，支持黏弹性补充剂的证据有限[26]。只有在尝试了这些治疗方法之后，才能考虑在精心挑选的患者中进行手术治疗。如果患者要求低且合并多种基础疾病，最佳方案可能是持续观察。

术前评估

手术干预之前要进行全面的检查准备。应拍摄标准 X 线片来评估关节间隙、关节炎变化和其他异常情况，包括先前骨折的畸形愈合或不愈合以及残留的内固定。可能需要进一步的 CT 或 MRI 来评估关节盂形态、肩袖完整性或其他软组织异常。初始损伤或既往干预可能均会导致神经损伤,因此应注意进行神经系统检查。一旦怀疑存在这种情况,就需要进行彻底的神经系统检查、肌电图和神经传导检测。

任何先前进行过手术的肩关节均需要排除感染,明确疼痛和功能障碍的来源。在接受肩关节翻修手术的患者中,细菌培养的阳性率较高[24]。痤疮丙酸杆菌经常在这些病例中被发现,但除非对这种惰性生物体进行长时间的培养,否则其可能会被遗漏。术前实验室检测,包括 WBC、ESR、CRP,以及术中冰冻切片对惰性细菌感染的敏感性不高[49]。最近,滑膜细胞因子被认为是假体周围感染的预测因子[17],其可能有助于提高检测准确性。如果发现感染,应妥善处理。

术前计划应包括对先前切口/入路的评估, 以及确定可能需要移除的任何内固定。如何选择合适的手术方案是有争议的,应根据患者的个体情况而定。

关节置换术

全肩关节置换术

通常选择关节置换术来治疗创伤后盂肱关节炎。在这些病例中,识别由既往损伤或手术引起的解剖结构变化非常重要。骨折畸形愈合可能会改变肱骨头和肱骨干两者之间的关系,使肱骨柄的放置变得困难。可能的解决方案包括使用短柄假体(图 4.3)或无柄假体。肱骨结节畸形愈合也会造成困难,因为关节假体的组件无法解决肱骨结节问题,无法纠正结节的畸形愈合,可能导致撞击和功能障碍。如果畸形愈合严重,可进行截骨术。而研究表明,需要接受结节截骨术的病例往往效果不佳[5]。关节盂退行性病变或骨折也可能增加关节置换术的难度。确保足够的固定以及合适的假体倾角至关重要。关节盂垫块已被用于治疗关节盂后方磨损,最近有报道其用于关节盂前方补充,这可能对那些由骨性 Bankart 损伤导致的前方不稳定的病例有所帮助[28]。软组织改变也必须妥善处理。Green 报道,在既往因肩关节不稳定行修复的患者中,在接受关节置换时,有 65%的病例需要肩胛下肌延长和前关节囊松解。18%的患者需要关节盂植骨,1 例患者需行关节盂成形术[22]。

半肩关节置换术

半肩关节置换术有时用作急性创伤骨折的治疗, 也可用于治疗损伤后遗症,包括关节炎。由于肱骨头坏死和畸形愈合通常仅限于肱骨侧,半肩关节置换术可用于替换受累及的关节表面。然而,与治疗其他情况相比,用于治疗骨折后遗症的

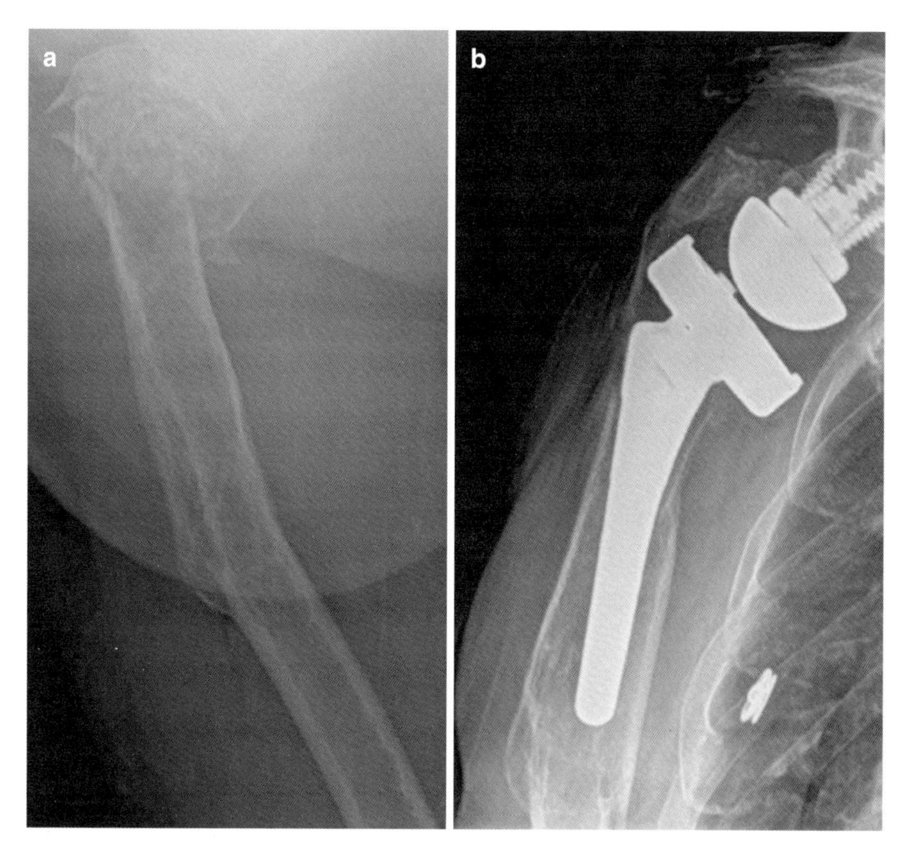

图 4.3 应用短柄行反肩关节置换术治疗肱骨畸形愈合及 PTOA 的术前、术后 X 线片。

半肩置换术其假体的生存率最低，并发症发病率最高[18]。此外，研究表明，当专门用于治疗创伤后肱骨头骨坏死时，全肩关节置换术后的疼痛评分、满意度、假体生存率和再次手术率都优于半肩关节置换术[44]。专门针对 55 岁以下患者的研究发现，全肩关节置换术在假体生存率、疼痛、关节活动度和患者满意度等方面均优于半肩关节置换术[2]。另有报道表明，在 50 岁以下患者中，全肩置换在假体生存率和满意度方面显示出类似的优势[15]。一般认为，鉴于对假体使用周期内出现肩关节盂松动和假体失效的考虑，一些外科医师试图避免对年轻患者进行全肩关节置换术[37]。然而，全肩关节置换术后 15 年假体生存率的增加，可以减少我们对这方面的顾虑[44]。

由于半肩关节置换术存在预后不良的可能，同时希望在年轻患者中避免使用肩胛盂假体，这促使人们寻找更加优越的技术。“肩胛盂磨锉成形”是其中一项技术。其在半肩关节置换时不使用肩胛盂假体，而只是进行肩胛盂的磨锉。然而，这项技术并不常用,并且具有陡峭学习曲线[32]。另一种半肩置换的改良方法是进行生物表面修复。多种材料,包括半月板和脱细胞基质已被用于生物表面修复。一些研究报道了成功的结果[31],但这种方法的早期失败率较高[39,47],且这一操作不是常规方法。其他改良半肩关节置换术领域包括使用高温石墨假体[8]。这一材料在其他关节中已经获得成功,但尚缺乏其在肩关节中的应用研究。

因此,半肩关节置换术与全肩关节置换术的选择仍存在争议,尤其是对于年轻患者。

肱骨表面置换

半肩关节置换术的另一种替代方案是肱骨表面置换。不处理关节盂,目的是保持尽可能多的骨量,以防止在翻修时可能出现的问题。其在肱骨近端骨折后遗症中的应用已有报道,获得了良好的效果[30,38]。然而,随着无柄肱骨假体的问世,这些已不再是唯一的保存骨量的选择了。

反肩关节置换术

如果肩袖缺损,在三角肌功能正常和骨量充足的情况下,可以考虑行反肩关节置换术。反肩置换术用于处理骨折后遗症的临床结果有所改善,但比用于急性骨折治疗的临床结果差[10,14]。因此,先前有骨折手术史的患者比最初接受非手术治疗的患者预后更差[10]。

反肩关节置换术也被用于半肩关节置换术后盂肱关节炎进展或肩袖失效导致失败的病例的翻修,效果良好[29]。然而,这些结果不如初始适应证的结果。

反肩关节置换术最初适用于老年患者,然而,在无其他合适选择的情况下,其也是年轻患者的一种选择。关于60岁以下患者反肩关节置换术的临床疗效的报道较少。目前的文献表明,反肩关节置换术早期效果良好,但随访时间有限,且成功率和患者满意度均低于以往针对老年人群的研究[35,45]。对年轻患者行这项手术必须十分谨慎,其长期结果尚未有广泛报道,而中期结果显示在术后5~15年内,有15%的失败率,25%的再手术率和38%的并发症发病率[16]。

替代选择

如果由患者年龄、关节盂骨量不足、无功能肩袖或其他原因导致不适合行反肩关节置换术,肩袖撕裂半肩关节置换术是一种替代方法。在最严重的病例中,当肩袖和三角肌均无功能或存在显著的臂丛神经损伤时,可考虑盂肱关节融合。这会导致与正常肩关节相比，关节功能受到显著损害，但在适当选择的患者中，保留的肩胛胸壁关节运动可能允许使用仍存在的手/肘功能[11]。

非关节置换手术

在年轻患者中，非关节置换术对治疗创伤后盂肱关节炎更具吸引力。一项研究表明，平均随访 28 个月，关节镜清理术使得 88%的Ⅳ级盂肱关节软骨病变患者疼痛和功能获得改善[7]。超过 $2cm^2$ 的损伤与失败和疼痛复发有关，术后 47 个月结果表明：微骨折术可以改善疼痛评分、美国肩肘外科医师评分和恢复工作/活动能力[34]。然而，如果以需要额外的手术为失败标准，这项研究的失败率为 19%。最大的改善见于孤立的肱骨病变。失败与较大的缺损有关。骨软骨自体移植仅有 Scheibel 报道过 2 例，结果表明可改善 Constant 评分，并通过 MRI 和二期关节镜检查发现其获得良好的骨软骨整合[43]。本研究所有患者最新随访均发现存在关节炎表现，包括既往的关节炎恶化者。

同种异体骨软骨移植物已被报道作为一种替代方案，可避免自体移植所引起的供区不适[27]。一例病例报道显示自体软骨细胞移植术后 1 年有效，但由于肱骨头软骨本身较薄，这种治疗导致局部软骨过度生长和机械性损伤[9,40]。青少年同种异体软骨和软骨下磷酸钙注射尚未见文献报道，但它们可能是今后研究的一个领域。

关节盂的生物表面修复是一种替代方案，但未被广泛使用，失败率高达 28%[12]。也就是说，这些治疗方法均未表现出对关节炎疼痛的长期缓解作用，因此，对于因年龄、医疗条件或其他原因而不适合行人工关节置换的患者，这些方法可能只是一种临时解决方案。

并发症

术后僵硬是盂肱关节 PTOA 手术的常见并发症。因此，应注意在手术时充分松解软组织，并强调术后进行物理治疗。非关节置换术或半肩关节置换术后，关节炎可能继续进展。假体失效也是可能的，一项全面的综述分析了由于各种原因行肩关节置换术的临床结果，关节盂假体失败率为 5.3%，肱骨假体失败率为 1.1%[4]。目前的许多植入物缺乏长期研究，随着时间推移，假体生存率的数据可能会发生改变。其他并发症包括关节不稳定，发病率为 4.9%；假体周围骨折，发病率为 1.8%；神经损伤，发病率为 0.8%[4]。最令人担忧的是感染，据报道同一医疗机构内初次肩关节置换术的感染率为 0.76%，翻修手术后感染率为 3.15%[46]。在选择合适的患者和确定合适的治疗方案时，必须考虑这些风险。

总结

盂肱关节PTOA的治疗方案与其病因一样多种多样。只有在非手术治疗失败和术前全面的检查后，才考虑手术治疗。人工肩关节置换术对于老年或低需求患者是一种被广泛接受的治疗方法，但其被用于年轻、活跃患者的治疗时仍存在争议。在这一患者群体中，应在充分沟通治疗目标和预期结果后，采取个体化手术方案。手术干预后可有明显的改善，但由于并发症较多，往往无法达到最初预期的效果。对于这些具有挑战性的病例，新兴的植入物和技术有可能改善治疗效果。

（陈炜平 译 吴立东 校）

参考文献

1. Anavian J, Gauger EM, Schroder LK, Wijdicks CA, Cole PA. Surgical and functional outcomes after operative management of complex and displaced intra-articular glenoid fractures. J Bone Joint Surg Am. 2012;94(7):645–53. This level IV study examined 33 displaced glenoid fractures with >4mm step off treated surgically. The mean DASH score was 10.8 with 87% of patients pain free and 90% of patients returning to pre-injury level of activity at 27 months follow up.
2. Bartelt R, Sperling JW, Schleck CD, Cofield RH. Shoulder arthroplasty in patients aged fifty-five years or younger with osteoarthritis. J Shoulder Elbow Surg. 2011;20(1):123–30. This level IV study reviewed 46 TSA and 20 Hemiarthroplasties in patients age 55 and under. 10 year survival was 92% for TSA and 72% for hemi with less pain, greater forward elevation, and higher satisfaction in the TSA group.
3. Beredjiklian PK, Iannotti JP, Norris TR, Williams GR. Operative treatment of malunion of a fracture of the proximal aspect of the humerus. J Bone Joint Surg Am. 1998;80(10):1484–97.
4. Bohsali KI, Wirth MA, Rockwood CA Jr. Complications of total shoulder arthroplasty. J Bone Joint Surg Am. 2006;88(10):2279–92.
5. Boileau P, Trojani C, Walch G, Krishnan SG, Romeo A, et al. Shoulder arthroplasty for the treatment of the sequelae of fractures of the proximal humerus. J Shoulder Elb Surg. 2001;10(4):299–308.
6. Buscayret F, Edwards TB, Szabo I, Adeleine P, Coudane H, et al. Glenohumeral arthrosis in anterior instability before and after surgical treatment: incidence and contributing factors. Am J Sports Med. 2004;32(5):1165–72.
7. Cameron BD, Galatz LM, Ramsey ML, Williams GR, Iannotti JP. Non-prosthetic management of grade IV osteochondral lesions of the glenohumeral joint. J Shoulder Elb Surg. 2002;11(1):25–32.
8. Carpenter SR, Urits I, Murthi AM. Porous metals and alternate bearing surfaces in shoulder arthroplasty. Curr Rev Musculoskelet Med. 2016;9(1):59–66. This study discussed the use of trabecular metal, highly cross-linked polyethylene and pyrocarbon as new materials being used in shoulder arthroplasty.
9. Chong PY, Srikumaran U, Kuye IO, Warner JJ. Glenohumeral arthritis in the young patient. J Shoulder Elbow Surg. 2011;20(2 Suppl):S30–40. This review article discusses glenohumeral osteoarthritis in young patients as well as management strategies both operative and

non-operative.
10. Cicak N, Klobucar H, Medancic N. Reverse shoulder arthroplasty in acute fractures provides better results than in revision procedures for fracture sequelae. Int Orthop. 2015;39(2):343–8. This study evaluated 37 patients undergoing reverse shoulder arthroplasty for acute fracture or sequelae of fracture. Post-op range of motion was highest in the acute fracture group followed by non-operatively treated fracture sequelae group and finally the previously operated group. Constant score was higher in the group without prior surgery.
11. Cofield RH, Briggs BT. Glenohumeral arthrodesis operative and long-term functional results. J Bone Joint Surg Am. 1979;61(5):668–77.
12. de Beer JF, Bhatia DN, van Rooyen KS, Du Toit DF. Arthroscopic debridement and biological resurfacing of the glenoid in glenohumeral arthritis. Knee Surg Sports Traumatol Arthrosc. 2010;18(12):1767–73.
13. Debeer P, Brys P. Osteochondritis dissecans of the humeral head: clinical and radiological findings. Acta Orthop Belg. 2005;71(4):484–8.
14. Dezfuli B, King JJ, Farmer KW, Struk AM, Wright TW. Outcomes of reverse total shoulder arthroplasty as primary versus revision procedure for proximal humerus fractures. J Shoulder Elbow Surg. 2016;25(7):1133–7. This level III study looked at 49 RSA performed for acute fracture, fracture sequelae, failed hemiarthroplasty, and failed ORIF. At 32 months SPADI, UCLA score, ASES score and Constant score were better in the primary surgery group than the revision surgery group.
15. Eichinger JK, Miller LR, Hartshorn T, Li X, Warner JJ, et al. Evaluation of satisfaction and durability after hemiarthroplasty and total shoulder arthroplasty in a cohort of patients aged 50 years or younger: an analysis of discordance of patient satisfaction and implant survival. J Shoulder Elbow Surg. 2016;25(5):772–80. This level III study examined implant survival and patient satisfaction for hemiarthroplasty and total shoulder arthroplasty in patients 50 and younger. Implant survival was 95% for TSA and 89 for hemi with patient satisfaction 95% VS 71.6% respectively.
16. Ek ET, Neukom L, Catanzaro S, Gerber C. Reverse total shoulder arthroplasty for massive irreparable rotator cuff tears in patients younger than 65 years old: results after five to fifteen years. J Shoulder Elbow Surg. 2013;22(9):1199–208. This level IV study evaluated 40 RSA in patients under 65 with 5–15 year follow up. SSV, forward elevation, pain, and strength all improved but complication rate was 37.5% and failure was 15%.
17. Frangiamore SJ, Saleh A, Grosso MJ, Farias Kovac M, Zhang X, et al. Neer Award 2015: Analysis of cytokine profiles in the diagnosis of periprosthetic joint infections of the shoulder. J Shoulder Elbow Surg. 2016;26(2):186–96. This level III study analyzed the levels of 9 cytokines in synovial fluid in patients with shoulder arthroplasty who were divided into infected and non-infected groups. While many were elevated in the infection cases, a combination of IL-6, TNF-α, and IL-2 showed a sensitivity of 0.80 and specificity of 0.93 for infection.
18. Gadea F, Alami G, Pape G, Boileau P, Favard L. Shoulder hemiarthroplasty: outcomes and long-term survival analysis according to etiology. Orthop Traumatol Surg Res. 2012;98(6):659–65. This level IV study reviewed 272 hemiarthroplasties performed for fracture sequelae, primary OA, cuff tear arthropathy, AVN, RA and other causes with a mean 10 years follow up. Survival in the fracture sequelae group was the lowest of any group at 76.8%.
19. Gerber C, Werner CM, Vienne P. Internal fixation of complex fractures of the proximal humerus. J Bone Joint Surg Br. 2004;86(6):848–55.
20. Gerber C, Hersche O, Berberat C. The clinical relevance of posttraumatic avascular necrosis of the humeral head. J Shoulder Elb Surg. 1998;7(6):586–90.
21. Goss TP. Scapular fractures and dislocations: diagnosis and treatment. J Am Acad Orthop Surg. 1995;3(1):22–33.
22. Green A, Norris TR. Shoulder arthroplasty for advanced glenohumeral arthritis after anterior instability repair. J Shoulder Elb Surg. 2001;10(6):539–45.
23. Hovelius L, Olofsson A, Sandström B, Augustini BG, Krantz L, et al. Nonoperative treatment of primary anterior shoulder dislocation in patients forty years of age and younger a prospective twenty-five-year follow-up. J Bone Joint Surg Am. 2008;90(5):945–52.
24. Itamura JM, Beckett M. Infection rates and frozen sections in revision shoulder and elbow

surgery holding cultures 21 days. J Shoulder Elbow Surg. 2013;22:e30–1. This abstract from the ASES 2012 closed meeting examined 109 revision shoulder and elbow cases. 57 patients had at least one positive culture, most commonly P. acnes. The average time to positive culture for P. acnes was 12.5 days.

25. Iyengar JJ, Devcic Z, Sproul RC, Feeley BT. Nonoperative treatment of proximal humerus fractures: a systematic review. J Orthop Trauma. 2011;25(10):612–7. This systematic review looked at 12 studies totaling 650 patients with closed treated proximal humerus fractures at 45.7 months follow up. The overall union rate was 98% and the complication rate was 13% with only 2% AVN.
26. Izquierdo R, Voloshin I, Edwards S, Freehill MQ, Stanwood W, et al. American academy of orthopaedic surgeons clinical practice guideline on: the treatment of glenohumeral joint osteoarthritis. J Bone Joint Surg Am. 2011;93(2):203–5. These AAOS clinical practice guidelines were based on a systematic review of the literature and recommendations are made based on the strength of evidence. These recommendations for treating glenohumeral arthritis were adopted by the AAOS board of directors in December 2009.
27. Johnson DL, Warner JJ. Osteochondritis dissecans of the humeral head: treatment with a matched osteochondral allograft. J Shoulder Elb Surg. 1997;6(2):160–3.
28. Lenart BA, Namdari S, Williams GR. Total shoulder arthroplasty with an augmented component for anterior glenoid bone deficiency. J Shoulder Elbow Surg. 2016;25(3):398–405. This level IV study reported on 5 patients undergoing TSA with an anterior glenoid augment for anterior wear, malunited glenoid fracture, or post-traumatic arthritis. At 33.2 months there were no dislocations or revision surgeries and good patient reported outcomes.
29. Levy J, Frankle M, Mighell M, Pupello D. The use of the reverse shoulder prosthesis for the treatment of failed hemiarthroplasty for proximal humeral fracture. J Bone Joint Surg Am. 2007;89(2):292–300.
30. Levy O, Tsvieli O, Merchant J, Young L, Trimarchi A, et al. Surface replacement arthroplasty for glenohumeral arthropathy in patients aged younger than fifty years: results after a minimum ten-year follow-up. J Shoulder Elbow Surg. 2015;24(7):1049–60. This level IV study reported on 54 humeral resurfacings in patients younger than 50 for various indications including fracture sequelae and dislocation arthropathy. 81.6% survival was seen at 10 years but 18.5% were revised. Constant scores postoperatively were higher in patients undergoing concomitant microfracture of the glenoid.
31. Lo EY, Flanagin BA, Burkhead WZ. Biologic resurfacing arthroplasty with acellular human dermal allograft and platelet-rich plasma (PRP) in young patients with glenohumeral arthritis-average of 60 months of at mid-term follow-up. J Shoulder Elbow Surg. 2016;25(7):e199–207. This level IV study reviewed 55 patients who underwent hemiarthroplasty with human dermal matrix allograft glenoid resurfacing. A significant improvement was seen in the SANE score and 81% of patients were satisfied or highly satisfied with the result. 9.1% were revised to TSA.
32. Matsen FA 3rd. The ream and run: not for every patient, every surgeon or every problem. Int Orthop. 2015;39(2):255–61. This paper discusses the basics of the "ream and run" technique and stresses the importance of patient selection and patient compliance with the postoperative regimen.
33. Matsoukis J, Tabib W, Guiffault P, Mandelbaum A, Walch G, et al. Shoulder arthroplasty in patients with a prior anterior shoulder dislocation results of a multicenter study. J Bone Joint Surg Am. 2003;85-A(8):1417–24.
34. Millett PJ, Huffard BH, Horan MP, Hawkins RJ, Steadman JR. Outcomes of full-thickness articular cartilage injuries of the shoulder treated with microfracture. Arthroscopy. 2009;25(8):856–63.
35. Muh SJ, Streit JJ, Wanner JP, Lenarz CJ, Shishani Y, et al. Early follow-up of reverse total shoulder arthroplasty in patients sixty years of age or younger. J Bone Joint Surg Am. 2013;95(20):1877–83. This level IV study evaluated 67 RSA in patients 60 or younger at 36.5 months post op. Forward elevation, external rotation, ASES score and pain scores all improved from preoperative values with 81% of patients satisfied or very satisfied. Forward elevation greater than 100 degrees was the only predictor of satisfaction.
36. Owsley KC, Gorczyca JT. Fracture displacement and screw cutout after open reduction and locked plate fixation of proximal humeral fractures [corrected]. J Bone Joint Surg Am.

2008;90(2):233–40.
37. Papadonikolakis A, Neradilek MB, Matsen FA 3rd. Failure of the glenoid component in anatomic total shoulder arthroplasty: a systematic review of the English-language literature between 2006 and 2012. J Bone Joint Surg Am. 2013;95(24):2205–12. This level IV systematic review showed rates of radiolucent lines, symptomatic loosening, and revision of the glenoid component in 3853 TSA to be 7.3%, 1.2%, and 0.8% respectively.
38. Pape G, Zeifang F, Bruckner T, Raiss P, Rickert M, et al. Humeral surface replacement for the sequelae of fractures of the proximal humerus. J Bone Joint Surg Br. 2010;92(10):1403–9.
39. Puskas GJ, Meyer DC, Lebschi JA, Gerber C. Unacceptable failure of hemiarthroplasty combined with biological glenoid resurfacing in the treatment of glenohumeral arthritis in the young. J Shoulder Elbow Surg. 2015;24(12):1900–7. This level IV study showed revision to TSA after hemiarthroplasty and biologic glenoid resurfacing with Graftjacket, meniscal allograft, and capsular interposition to be occur at rates of 83.3%, 60%, and 66.7% in a small population of 17 patients with only 16 month follow up.
40. Romeo AA, Cole BJ, Mazzocca AD, Fox JA, Freeman KB, et al. Autologous chondrocyte repair of an articular defect in the humeral head. Arthroscopy. 2002;18(8):925–9.
41. Ruckstuhl H, de Bruin ED, Stussi E, Vanwanseele B. Post-traumatic glenohumeral cartilage lesions: a systematic review. BMC Musculoskelet Disord. 2008;9:107.
42. Schandelmaier P, Blauth M, Schneider C, Krettek C. Fractures of the glenoid treated by operation A 5- to 23-year follow-up of 22 cases. J Bone Joint Surg Br. 2002;84(2):173–7.
43. Scheibel M, Bartl C, Magosch P, Lichtenberg S, Habermeyer P. Osteochondral autologous transplantation for the treatment of full-thickness articular cartilage defects of the shoulder. J Bone Joint Surg Br. 2004;86(7):991–7.
44. Schoch BS, Barlow JD, Schleck C, Cofield RH, Sperling JW. Shoulder arthroplasty for post-traumatic osteonecrosis of the humeral head. J Shoulder Elbow Surg. 2016;25(3):406–12. This level III study examined 37 hemiarthroplasties and 46 TSA for post-traumatic osteonecrosis at 8.9 years post op. The TSA group had less pain and higher satisfaction at last follow up. 15 year survival for hemi was 79.5% vs. 83% for TSA.
45. Sershon RA, Van Thiel GS, Lin EC, McGill KC, Cole BJ, et al. Clinical outcomes of reverse total shoulder arthroplasty in patients aged younger than 60 years. J Shoulder Elbow Surg. 2014;23(3):395–400. This level IV study followed 36 RSA performed in patients younger than 60 for 2.8 years. Improvements were seen in ASES score, SST, SANE, and forward elevation. 25% were considered failures due to ASES score below 50.
46. Sperling JW, Kozak TK, Hanssen AD, Cofield RH. Infection after shoulder arthroplasty. Clin Orthop Relat Res. 2001;382:206–16.
47. Strauss EJ, Verma NN, Salata MJ, McGill KC, Klifto C, et al. The high failure rate of biologic resurfacing of the glenoid in young patients with glenohumeral arthritis. J Shoulder Elbow Surg. 2014;23(3):409–19. This level IV study examined 41 patients who underwent biologic glenoid resurfacing with meniscal allograft or human acellular dermal matrix at 2.8 year follow up. Overall failure rate was 51.2%, 45.2% for meniscus and 70% for dermal matrix. Average time to failure was 3.4 years and 2.2 years for meniscus and dermal matrix respectively.
48. Thanasas C, Kontakis G, Angoules A, Limb D, Giannoudis P. Treatment of proximal humerus fractures with locking plates: a systematic review. J Shoulder Elb Surg. 2009;18(6):837–44.
49. Topolski MS, Chin PY, Sperling JW, Cofield RH. Revision shoulder arthroplasty with positive intraoperative cultures: the value of preoperative studies and intraoperative histology. J Shoulder Elb Surg. 2006;15(4):402–6.
50. Zyto K, Kronberg M, Broström LA. Shoulder function after displaced fractures of the proximal humerus. J Shoulder Elb Surg. 1995;4(5):331–6.

第 5 章

肘关节创伤后关节炎

Kevin O'Malley, Ryan Churchill, Curtis M. Henn, Michael W. Kessler

要点

- 肘关节外伤后发生PTOA的风险较高。
- CT关节造影是评估关节内异常的一种较好方式。
- 关节内注射糖皮质激素对该人群无效。
- 在保守治疗失败的情况下,有几种手术方式可供选择。

引言

肘关节PTOA相对比较常见, 据报道, 肘关节骨折后发生PTOA的风险为44%[1]。早在1868年,Bigelow[2]已做出如下描述:"没有一种损伤像肘关节创伤那样经常引起患者的不满,且可能经常引起诉讼。"根据Jupiter 1985年提出的原则,肘关节骨折的治疗策略从以往的非手术治疗为主逐渐发展到目前的手术治疗[3]。这些骨折的治疗很复杂,需要了解各种非手术和手术治疗方式,以及可能的并发症,如畸形愈合、骨不连、关节僵硬、缺血性坏死、异位骨化和PTOA。在本章,我们将概述创伤后肘关节关节炎的诊断和手术治疗,并通过实例,以进一步阐述治疗方案选择和技术。

肘关节骨折占成人骨折的6%。其中,有1/3涉及肱骨远端,1/3~1/2涉及桡骨近端,其余部分涉及尺骨近端。这类骨折呈现双峰年龄分布,年轻男性和老年女性发病率较高[4]。

肘部PTOA是初始创伤、对创伤的生物学反应,以及关节紊乱和不稳定导致的关节应力分布改变等多因素作用的结果[1]。

目前,针对肘关节PTOA的发病机制进行分析的文献较少。从现有文献来看,累及肱骨远端的关节内骨折的PTOA发病率最高[5-7]。Guitton等在超过10年的随访过程中,研究了139例肘关节骨折并接受手术治疗的患者的X线片结果。他们发现损伤机制、年龄、性别、随访时间、职业和是否优势侧肢体等因素与影像学检查显示的关节内病变无明显关联。然而,肱骨远端双柱骨折、肱骨小头和肘关节脱位的患者更易发生存在明显影像学表现的创伤后关节病[6]。有趣的是,影像学检查所见PTOA占很高的比例(Doornberg等发现为80%),但功能评分似乎并不相关。相反,疼痛程度、屈伸范围和是否优势侧肢体似乎对肘关节功能评分最有预测价值[7,8]。值得注意的是,Doornberg对30例肱骨远端关节内骨折患者随访12年后发现,无一例患者因骨折及后续并发症而接受全肘关节置换术(TEA)。只有一例患者因有症状的PTOA接受了关节融合术[7]。

桡骨头和桡骨颈骨折也表现出同样的特点,即影像学退行性改变与肘部疼痛症状之间的相关性较小[9]。Burkhart对17例桡骨近端骨折患者进行了平均8.8年的随访,发现17例患者中有12例出现肱尺关节PTOA的影像学表现。相同的是,影像学显示的关节病变与肘关节功能评分[Mayo肘关节功能评分(MEPS)和上肢功能障碍评定量表(DASH)]或疼痛之间无相关性[10]。

尺骨近端骨折的长期随访结果有限。Rochet等报道了18例尺骨近端骨折患者,发现6例符合Broberg和Morrey分级1级的肘关节骨性关节炎。与其他类型的肘关节骨折相比,鹰嘴骨折的PTOA发病率相对较低(20%或更低),其中关节面移位>2mm是最重要的危险因素[11,12]。

肘关节PTOA的分级通常采用Broberg和Morrey(BM)分类方法,分为3级:1级,关节间隙轻微狭窄伴少量骨赘形成;2级,关节间隙中度狭窄,中度骨赘形成;3级,严重的退行性改变并伴有严重的关节破坏[13]。另一种常用分级是Hasting和Rettig(HR)分级,其和BM分级一样也分为3级,且与BM分级无明显差异[14]。最后,Morrey分级可用于描述肱骨远端骨缺损,可能对术前计划有用[15]。

创伤后肘关节僵硬与肘关节PTOA密切相关。肘关节僵硬的具体内容超出了本章范围,但在处理复杂的肘关节创伤后关节病时,对创伤后肘关节僵硬有基本的了解很重要。我们对创伤后肘关节僵硬的认识日益增加,目前已经明确僵硬的肘关节存在炎性细胞因子和肌成纤维细胞浸润增加[16]。肘关节僵硬通常存在两种病理过程:由软组织和关节外病变引起的外源性僵硬,以及继发于关节内病变的内源性僵硬[17]。重要的是要注意肘关节的功能性活动范围,通常定义为30°~130°的屈伸活动和50°~50°的前后旋转活动[18]。通常需要在手术后的6个月内恢复其功能性活动范围,6个月后肘关节活动范围恢复较困难[19]。

病史和体格检查

肘关节PTOA的手术计划始于全面的病史和体格检查。病史应包括初始的损伤机制、初始的损伤类型(骨折和不稳定)、既往手术史和非手术治疗史(尤其是针对尺神经的处理),以及既往感染或软组织手术史。在体格检查时,应详细采集肘关节疼痛和关节僵硬的具体表现。例如,贯穿整个活动范围的疼痛表明弥漫性关节炎改变,而在活动范围末端出现的疼痛表明存在骨赘或软组织撞击[20]。静息痛需要进行更广泛的鉴别诊断,包括感染、神经根型颈椎病、软组织疾病和反射性交感神经营养不良[21]。此外,还必须考虑患者的治疗预期和生活方式等因素,因为与久坐不动的办公室工作人员相比,体力劳动者的功能需求和预期显然不同。

体格检查应包括对整个肢体的彻底检查,以评估此前进行的骨折手术和软组织覆盖手术的切口,同时要评估鱼际肌(明确手部内在肌是否存在萎缩)。神经系统评估应包括上肢感觉功能评估和运动功能评估,特别是尺神经炎相关体征的评估。在进行患者的肘关节运动范围评估时,应关注疼痛位点及肘关节侧副韧带的稳定性。

影像学评估旨在全面了解关节炎的程度、是否存在游离体、目前的内植物及骨量。肘关节正侧位X线片是首先考虑的标准检查。如果患者存在腕关节疼痛,则应拍摄前臂全长和腕关节X线片,以评估潜在的Essex-Lopresti病变。CT通常在需要进一步评估时使用,并且在评估肘关节僵硬的骨性因素方面比X线检查更有效[22]。CT关节造影术已被证明可以更好地评估关节内异常,如骨软骨游离体、增生性滑膜和骨赘[23]。三维(3D)CT尚不是这些患者的术前计划常规检查,但其对存在较大骨赘和游离体并拟行关节镜或开放清理等手术的患者非常有帮助。其他诊断性检查可酌情考虑,包括对神经病变或卡压综合征患者进行肌电图评估等。

治疗

非手术治疗

肘关节PTOA的保守治疗通常仅限于轻度关节病变或对肘关节功能要求较低的患者。应考虑改变生活习惯、应用非甾体抗炎药(NSAID)并采取物理治疗,重点是保持运动范围并减少导致疼痛的活动。可以考虑关节内注射糖皮质激素,但无证据表明其对该患者群有效。有研究表明,黏弹性补充剂和HA关节腔注射3个月后可以获得轻微的短期疼痛缓解和活动改善。然而,在这种治疗方式6个月后未发现任何改善,这表明其长期疗效并不理想[24]。

手术治疗

如果非手术治疗未能取得理想效果,则有以下几种手术方式可供选择:关节镜下或开放肘关节清理术、肘关节间置成形术、肘关节部分置换术(如肱骨远端半关节置换术或桡骨头置换术)、TEA和肘关节融合术。Sears及其同事[15]描述了一种为肘关节PTOA选择适当手术方式的策略。对于在肘关节活动范围终末端出现疼痛的患者,他们推荐关节镜或开放关节清理术,并进行必要的尺神经转位。对于在整个活动范围内都伴随疼痛的患者,如果关节炎病变局限于肱桡关节或肱骨远端,可考虑应用肘关节部分置换术进行治疗。对存在全关节骨关节炎的患者,可使用肘关节间置成形术或TEA治疗。由于TEA后对上肢承重的要求限制在10磅(1磅≈0.45kg)以内,对于已经接受清理或重建手术但效果并不理想,且存在上肢力量诉求的年轻患者,可进行肘关节融合术。

关节清理术

关节清理术适用于轻中度关节炎,伴有运动范围末端疼痛的患者,开放或镜下进行均可[25-34]。开放关节清理术通常适用于术前屈曲挛缩>90°、术前存在尺神经病变或尺神经肌电图异常、需要拆除内固定物或关节镜下清理困难的患者[25,34]。开放式手术包括Outerbridge-Kashiwagi肱尺关节成形术、Morrey肱尺关节清理成形术和外侧Column术。在Outerbridge-Kashiwagi手术中,患者处于侧卧位,患肢自由下垂。沿肘后正中线做皮肤切口,并将肱三头肌纵行切开以显露肘关节后间室,去除骨赘和游离体,并对关节腔进行清理。然后使用钻头在鹰嘴窝中央开窗,有限地显露部分肘关节前间室,并去除前间室内的游离体及冠状突周围的骨赘。如果患者术前屈曲挛缩>90°且屈曲角度<90°,则应松解肘关节内侧副韧带(MUCL)后束,并考虑行尺神经前置术。如果患者术前有尺神经病变或尺神经肌电图异常,则应进行尺神经松解和转位术[15,25]。外侧Column术式入路包括利用肘关节外侧入路进行前后间室清理及关节成形,并在手术过程中小心保护外侧副韧带。如果有明显的术前屈曲挛缩或尺神经病变,需另行内侧切口,以处理MUCL的后束和尺神经[25,35]。

关节镜下肘关节清理术已显示出良好的效果，其可以更好地保护软组织，并可使患者更快地恢复活动[26-33,36]。既往外伤或手术导致的尺神经和桡神经解剖结构异常是肘关节镜检查的相对禁忌证。此外，在严重关节炎病例中，由于难以进入关节，行关节镜清理术可能存在困难。在这种情况下，如果进行关节镜检查，应考虑先行开放手术探查并保护神经。Savoie 和 O'Brien[34]报道了一种较为全面的关节镜手术方式。首先，患者可处于俯卧位或侧卧位(图 5.1a)。可使用非无菌或无菌止血带。触诊并标记尺神经的走行(图 5.1b)。使用 18 号针头将 20~30mL 生理盐水自软点入路或后正中入路注入肘关节，使关节腔扩张。接下来，在内上髁上方 2cm、前方 2cm 处标记前内侧入路的位置。仅切开皮肤，并使用带有钝头穿刺锥的 4mm 关节镜套管进入关节。此操作有时可能难以进入关节腔，需要使用止血钳来打开关节囊。然后使用腰穿针定位后，在直视下建立前外侧入口。前外侧入路的位置通常在外上髁前方 2~3cm，桡骨小头的最上方(图 5.2)。然后以一定的顺序逐步探查关节腔以明确诊断，然后去除前间室中所有游离体、骨赘和炎性滑膜。如果肱桡关节面病变严重，可通过软点入口进行桡骨头切除术。在进入后隔室之前，可在鹰嘴窝处开窗。其他术式包括关节镜联合开放手术，在前间室进行关节镜清创术，然后进行小切口肘关节后间室清创术。对于较为严重的肘关节病变，特别是在肘关节前间室的内外侧病变均需要手术处理的情况下，这样的术式可能更为有效。

在鹰嘴尖端近端 3cm 处建立后中央入口，作为最初的观察入口。后外侧入路位于三头肌腱外侧缘，与后中央入口处于同一水平面。一旦这些入路完成后，即可行肘关节后间室清理，如摘除游离体，并进行滑膜切除。检查肘关节内侧沟和外侧沟，明确是否存在可能产生症状的游离体和滑膜皱襞。最后切除鹰嘴尖，如有必要，可松解前方关节囊。如果患者术前有尺神经病变症状，可进行尺神经原位松解。术后允许患者立即进行全角度活动，且无负重限制。

最近的文献发现，在经过适当筛选的轻到中度关节炎患者中，这种手术方式总体上效果良好[25-33,36]。DeGreef 等的报道显示，在一组平均年龄为 50 岁的患者中，关节镜下清理术后的肘关节活动范围(ROM)从 94°增加到 123°，疼痛评分显著下降，梅奥肘关节功能指数(MEPI)平均为 34 分[37]。这样的结果在最近的许多文献报道中得到了认同[25-33,36]。Galle 及其同事回顾了 46 例接受关节镜下肘关节清理术的患者，患者平均年龄为 48 岁。他们发现 ROM 显著增加(最终 ROM 为 12°~135°)，疼痛减轻，MEPS 从术前的 57 分增加到术后的 88 分。并且，这些患者未发生任何并发症[28]。最后，Lim 等研究了与关节镜下肘关节清理术后结果相关的术前因素。他们通过多变量分析发现，术前活动度是影响术后肘关节功能和活动度的

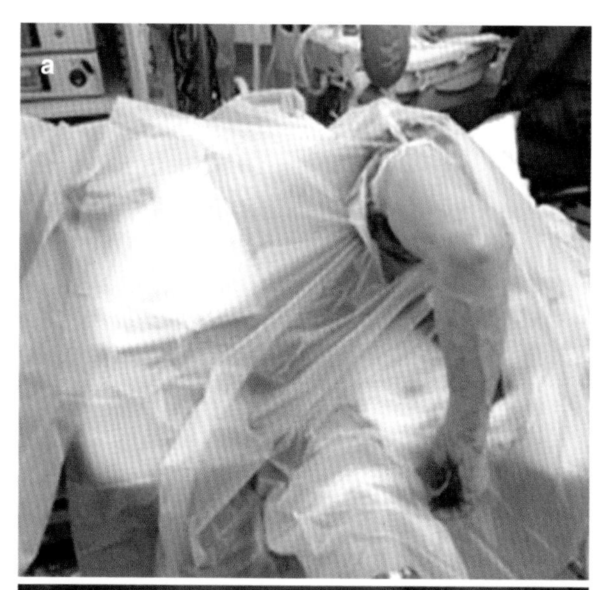

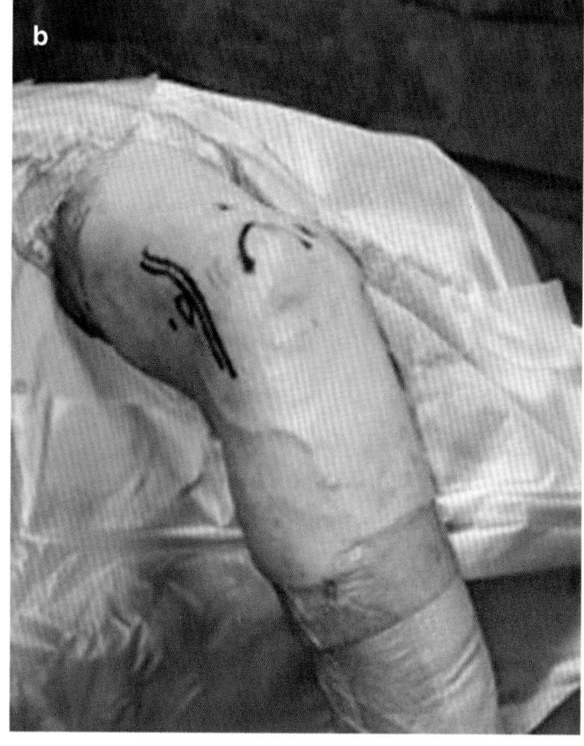

图 5.1　(a)肘关节镜术前准备，患者处于侧卧位。(b)展示了内侧入口的定位标志，包括尺神经和肱骨内上髁。

主要因素，通过进一步分析发现，术前功能弧>80°是术后功能和活动度得以明显改善的临界值[30]。

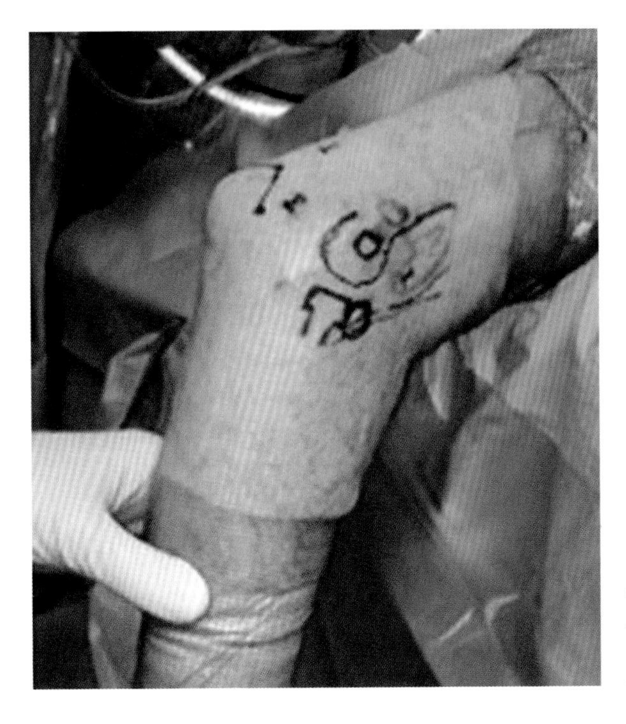

图 5.2 于肘关节外侧标记骨性结构，以便于定位入口，图中显示了前外侧、后中央和后外侧入口的位置。

关节间置成形术

大多数肘关节 PTOA 的患者往往较为年轻，且有较高的功能需求，这些患者可能不愿意接受 TEA 后的关节负重和活动方面的限制，因此，关节间置成形术成为一种极有价值的治疗选择。关节间置成形术的植入物选择包括自体移植物（如肘肌、阔筋膜等）和同种异体移植物（如异体跟腱、阔筋膜、真皮等）[15,25]。该手术的禁忌证包括活动性感染、严重的肘关节不稳定或畸形、骨骺未闭、屈肌力量缺失以及肘关节骨缺损[25,38,39]。

Morrey[40]报道了手术的操作方法。患者取仰卧位或侧卧位，多采用肘后正中入路。分离尺侧腕伸肌和肘肌间的 Kocher 间隙，显露并切开关节囊。于肱骨外上髁松解外侧副韧带（LUCL）和伸肌总腱并标记，继而进行关节囊松解和骨赘的切除。随后对尺骨和肱骨关节面进行打磨，令肱尺关节面相匹配。需要切除适量的骨性结构，留出 2~3mm 的关节间隙，确保关节不会被过度填充。关节面准备完毕后，在肱骨远端钻孔 3~4 处，将移植物包裹于肱骨远端关节面，将缝线穿过预先准备好的钻孔，并以水平褥式缝合方式固定移植物。然后将关节复位，并评估关节 ROM 及是否存在撞击。最后，评估 MUCL 的稳定性，并将 LUCL 和伸肌总腱固定于肱骨外上髁。如果 LUCL 无法修复，则应进行重建。如有必要，可使用铰链式外固定支架,以保护重建后的侧副韧带。术后第 1 天开始关节活动。

对于活跃的年轻患者而言,肘关节间置成形术是改善疼痛和活动范围的一种良好选择,但临床结果往往不如 TEA[25]。Baghdadi 等报道了 39 例使用肘肌进行肘关节间置成形术治疗的结果,平均随访 10 年。这些患者中有 72%获得了好到非常好的治疗效果,MEPS 也得到明显改善。然而, 再手术率和并发症率分别达到 24%和 7%[39]。Cheng 和 Morrey 报道了 13 例使用阔筋膜进行肘关节间置成形术的临床结果。他们发现,平均随访 30 个月时,62%的患者获得了好到非常好的治疗效果,但其中 6 例患者出现了 8 种并发症,4 例患者在术后不得不接受 TEA[41]。此外,Larsen 和 Morrey 报道了 38 例使用同种异体跟腱进行肘关节间置成形术的结果,患者平均年龄为 39 岁。他们发现,在平均 6 年的随访中,活动范围(51°~97°)和 MEPS 有显著改善。29%的患者疗效欠佳,且其中 18%需要翻修手术,但所有患者中有 88%愿意再次接受此类手术。因此,作者得出结论,对于患有严重关节炎、活动受限且不存在肘关节不稳定的年轻患者,肘关节间置成形术是一种有效的挽救性手术[42]。

肱桡关节置换术和肱骨远端半关节置换术

关于肱桡关节置换术和肱骨远端置换术的文献相对较少。目前,这些术式在美国不具备治疗 OA 的适应证,因此用于治疗肘关节 PTOA 的情况极少[25]。针对肱骨远端置换术的研究主要集中于不可重建的急性肘部骨折的治疗上。这些研究显示了相对较好的结果,但随访时间较短,且患者大多为老年人[43,44]。对于孤立性肱桡关节炎患者,已经有使用肱桡关节置换术进行治疗的报道。Heijink 及其同事报道了 6 例接受肱桡关节置换术治疗的患者,平均随访 50 个月。在这项研究中,患者在 ROM、DASH 评分、MEPS 和疼痛方面都有所改善。总体而言,他们获得了 3 例优秀和 3 例良好的疗效,植入物生存率为 100%。肱桡关节置换术的另一个优势在于可以维持肘关节的外翻和外旋稳定性[45]。这些报道比较有限,因此在这种手术方式成为标准治疗方案之前,还需要进一步扩展其使用指征的研究及更多的文献支持。

TEA

对于大多数其他术式治疗失败的患者,TEA 仍然是最终的手术方案。对于严重的终末期 PTOA 老年患者,其仍然是最有效的肘关节功能重建方法。对于年轻、活跃的肘关节 PTOA 患者,特别是那些存在关节不稳定者,TEA 并不适用,因为这些患者术后机械性磨损概率和需要早期翻修的可能性增加[15,25]。

目前使用的大多数全肘关节假体为半限制性铰链式假体。此外,非铰链式假体也在临床中使用,但需要依赖软组织平衡和植入物匹配来提供稳定性。由于无铰链结构,应力可同时分布在假体和软组织上,因此这类假体的骨水泥界面应力较低。然而,使用这类假体的禁忌证是无法取得软组织平衡,因此不适用于大多数PTOA患者[25]。

操作步骤

在TEA中,患者常取仰卧位或侧卧位,并常规使用无菌止血带。该术式可采用多种手术入路。早期的Bryan和Morrey入路需要在术中将肱三头肌腱止点离断,并将软组织瓣从内向外翻开以显露关节。这种方法常导致患者术后肱三头肌功能不全。因此,近年来保留肱三头肌的方法日渐普及,即不切断肱三头肌腱,而在其内侧或外侧通过软组织间隙显露关节并完成假体置入。在显露关节并进行充分的软组织松解后,即可对肱骨远端和尺骨近端进行截骨和髓腔准备,包括切除鹰嘴和冠状突的尖端。此外,尺骨近端通常需要使用磨钻和骨锉处理,直至能顺利置入假体试模。置入假体试模后,应立即评估骨性撞击存在的位置,并切除任何导致撞击的骨组织。同时,如果关节病变已经累及肱桡关节,可以小心地切除桡骨头,避免损伤走行于桡骨头前方的骨间后神经。试模顺利置入并切除撞击部位的骨组织后,可使用C臂机透视来确认试模的位置是否理想。最后,对于术前有尺神经症状的患者,应考虑行尺神经前置。在术后第1天,允许不限制范围的活动,患肢前3个月内负重不能超过1磅,终身不能超过10磅。

近年来,针对在年轻患者中应用TEA治疗肘关节PTOA的研究不断见诸报道。Schoch等最近对11例50岁以下接受TEA的患者进行了回顾性研究,平均随访3.2年。他们发现疼痛评分、MEPS、DASH评分和ROM均得到改善。这些结果令人鼓舞,但他们观察到,患者中有82%出现了术后并发症,同时有6例患者(54%)出现了机械性假体松动,因此他们建议在年轻患者中开展TEA时要尤其谨慎[46]。这些结果与一些关于类似的机械性失败和松动并发症的早期报道相符[47-52]。

从已经发表的报道来看,在年轻患者群体中,TEA的并发症发病率较高,但成功的TEA确实可以改善功能并减轻疼痛。Park等报道了23例因肘关节PTOA接受TEA的患者,患者平均年龄不足40岁,术后平均随访10.8年。作者发现疼痛评分显著降低,MEPS增加,活动范围从37.8°增加到120.6°。此外,8年和15年的假体生存率分别为95%和89%[53]。Welsink等对TEA进行了全适应证的系统回顾,纳入了70篇文献,包含了使用三种不同假体的9379例TEA,所有文献的平均随访时间为81个月。他们发现改良Coonrad-Morrey假体的7年生存率为87.2%,平均ROM为30°~129°,较术前明显改善。同时,总体并发症发病率为11%~38%,其中假体松动是最常见的并发症(7%)[54]。此外,在Prkic等对TEA失败原因的系统回顾中发现,无菌性假体松动是TEA翻修的最常见原因,在翻修病例中占38%[55]。

肘关节融合术

时至今日,肘关节融合术仍然只适用于少数特殊患者,包括单侧肘关节重度PTOA,无法接受TEA所要求的负重限制,且也不适合做肘关节间置成形术的患者。从以往的报道来看,患者对肘关节融合术的满意度不高,因为肘关节融合术对上肢功能造成的负面影响,无法完全由相邻关节代偿[25]。

关节融合主要依靠跨关节加压的方式来实现,常用方法包括预弯钢板、Ilizarov环形外固定支架、加压螺钉和交叉大块植骨[25,56,57]。肘关节通常在屈曲90°位融合,但对于在特定岗位工作或需要使用肘关节和前臂进行转运的下肢疾病的患者,可以考虑在30°~45°位进行关节融合术。如果使用可调铰链式肘关节外固定架,患者可有机会反复尝试不同角度,以确定最适合他们的融合角度[40]。

结论

我们对肘关节PTOA的研究和理解正在不断深入。肘关节PTOA的发展机制中存在多种因素的复杂相互作用,包括初始创伤、创伤后生物学反应,以及应力分布随时间的变化等[1]。影像学所见的肘关节PTOA相对比较常见,尤其是肱骨远端关节内骨折患者。然而,需要仔细辨别患者的症状,明确患者的治疗预期。因为许多存在影像学改变的患者几乎无临床症状,而手术治疗可能会导致严重的并发症,并极大地改变患者的生活方式[7]。肘关节炎的保守治疗方式包括调整生活方式、NSAID和物理治疗。几乎无证据支持关节腔内注射对本病的长期疗效。手术治疗包括关节镜下和开放清理术、关节间置成形术、肘关节部分置换术、TEA和肘关节融合术,每种方式都各有利弊。

(朱苏南 译　熊炎 校)

参考文献

1. Schenker ML, Mauck RL, Ahn J, et al. Pathogenesis and prevention of posttraumatic osteoarthritis after intra-articular fracture. J Am Acad Orthop Surg. 2014;22(1):20–8.
2. Bigelow HJ. Insensibility during surgical operations produced by inhalation. Boston Med Surg J. 1846;35(16):309–17.
3. Kozanek M, Bartonicek J, Chase SM, et al. Treatment of distal humerus fractures in adults: a historical perspective. J Hand Surg Am. 2014;39(12):2481–5.
4. McKee MD. Trauma to the adult elbow and fractures of the distal humerus. Philadelphia: Saunders/Elsevier; 2009.
5. O'Driscoll SW. Elbow arthritis: treatment options. J Am Acad Orthop Surg. 1993;1(2):106–16.
6. Guitton TG, Zurakowski D, van Dijk NC, et al. Incidence and risk factors for the development of radiographic arthrosis after traumatic elbow injuries. J Hand Surg Am. 2010;35(12):1976–80.
7. Doornberg JN, van Duijn PJ, Linzel D, et al. Surgical treatment of intra-articular fractures of the distal part of the humerus. Functional outcome after twelve to thirty years. J Bone Joint Surg Am. 2007;89(7):1524–32.
8. Doornberg JN, Ring D, Fabian LM, et al. Pain dominates measurements of elbow function and health status. J Bone Joint Surg Am. 2005;87(8):1725–31.
9. Herbertsson P, Josefsson PO, Hasserius R, et al. Uncomplicated Mason type-II and III fractures of the radial head and neck in adults. A long-term follow-up study. The Journal of bone and joint surgery American volume 2004;86-a(3):569–74.
10. Burkhart KJ, Mattyasovszky SG, Runkel M, et al. Mid- to long-term results after bipolar radial head arthroplasty. J Shoulder Elb Surg. 2010;19(7):965–72.
11. Eriksson E, Sahlin O, Sandahl U. Late results of conservative and surgical treatment of fracture of the olecranon. Acta Chir Scand. 1957;113(2):153–66.
12. Macko D, Szabo RM. Complications of tension-band wiring of olecranon fractures. J Bone Joint Surg Am. 1985;67(9):1396–401.
13. Broberg MA, Morrey BF. Results of delayed excision of the radial head after fracture. J Bone Joint Surg Am. 1986;68(5):669–74.
14. Amini MH, Sykes JB, Olson ST, et al. Reliability testing of two classification systems for osteoarthritis and post-traumatic arthritis of the elbow. J Shoulder Elb Surg. 2015;24(3):353–7.
15. Sears BW, et al. Posttraumatic elbow osteoarthritis. 5th ed. Philadelphia: Saunders/Elsevier; 2017.
16. Germscheid NM, Hildebrand KA. Regional variation is present in elbow capsules after injury. Clin Orthop Relat Res. 2006;450:219–24.
17. Morrey BF. The posttraumatic stiff elbow. Clin Orthop Relat Res. 2005;431:26–35.
18. Morrey BF, Askew LJ, Chao EY. A biomechanical study of normal functional elbow motion. J Bone Joint Surg Am. 1981;63(6):872–7.
19. Giannicola G, Polimanti D, Bullitta G, et al. Critical time period for recovery of functional range of motion after surgical treatment of complex elbow instability: prospective study on 76 patients. Injury. 2014;45(3):540–5.
20. Chammas M. Post-traumatic osteoarthritis of the elbow. Orthop Traumatol Surg Res. 2014;100(1 Suppl):S15–24.
21. Cheung EV, Adams R, Morrey BF. Primary osteoarthritis of the elbow: current treatment options. J Am Acad Orthop Surg. 2008;16(2):77–87.
22. Zubler V, Saupe N, Jost B, et al. Elbow stiffness: effectiveness of conventional radiography and CT to explain osseous causes. AJR Am J Roentgenol. 2010;194(6):W515–20.
23. Singson RD, Feldman F, Rosenberg ZS. Elbow joint: assessment with double-contrast CT arthrography. Radiology. 1986;160(1):167–73.
24. van Brakel RW, Eygendaal D. Intra-articular injection of hyaluronic acid is not effective for the treatment of post-traumatic osteoarthritis of the elbow. Arthroscopy. 2006;22(11):1199–203.
25. Sears BW, Puskas GJ, Morrey ME, et al. Posttraumatic elbow arthritis in the young adult:

evaluation and management. J Am Acad Orthop Surg. 2012;20(11):704–14.
26. Kroonen LT, Piper SL, Ghatan AC. Arthroscopic management of elbow osteoarthritis. J Hand Surg Am. 2017;42(8):640–50.
27. Kim SJ, Kim JW, Lee SH, et al. Retrospective comparative analysis of elbow arthroscopy used to treat primary osteoarthritis with and without release of the posterior band of the medial collateral ligament. Arthroscopy. 2017;33(8):1506–11.
28. Galle SE, Beck JD, Burchette RJ, et al. Outcomes of elbow arthroscopic Osteocapsular arthroplasty. J Hand Surg Am. 2016;41(2):184–91.
29. Merolla G, Buononato C, Chillemi C, et al. Arthroscopic joint debridement and capsular release in primary and post-traumatic elbow osteoarthritis: a retrospective blinded cohort study with minimum 24-month follow-up. Musculoskelet Surg. 2015;99(Suppl 1):S83–90.
30. Lim TK, Koh KH, Lee HI, et al. Arthroscopic debridement for primary osteoarthritis of the elbow: analysis of preoperative factors affecting outcome. J Shoulder Elb Surg. 2014;23(9):1381–7.
31. Giannicola G, Bullitta G, Polimanti D, et al. Factors affecting choice of open surgical techniques in elbow stiffness. Musculoskelet Surg. 2014;98(Suppl 1):77–85.
32. Adams JE, Wolff LH 3rd, Merten SM, et al. Osteoarthritis of the elbow: results of arthroscopic osteophyte resection and capsulectomy. J Shoulder Elb Surg. 2008;17(1):126–31.
33. Krishnan SG, Harkins DC, Pennington SD, et al. Arthroscopic ulnohumeral arthroplasty for degenerative arthritis of the elbow in patients under fifty years of age. J Shoulder Elb Surg. 2007;16(4):443–8.
34. Savoie FH 3rd, O'Brien MJ, Field LD. Arthroscopy for arthritis of the elbow. 5th ed. Philadelphia: Saunders/Elsevier; 2017.
35. Mansat P, Morrey BF. The column procedure: a limited lateral approach for extrinsic contracture of the elbow. J Bone Joint Surg Am. 1998;80(11):1603–15.
36. MacLean SB, Oni T, Crawford LA, et al. Medium-term results of arthroscopic debridement and capsulectomy for the treatment of elbow osteoarthritis. J Shoulder Elb Surg. 2013;22(5):653–7.
37. DeGreef I, Samorjai N, De Smet L. The Outerbridge-Kashiwagi procedure in elbow arthroscopy. Acta Orthop Belg. 2010;76(4):468–71.
38. Laubscher M, Vochteloo AJ, Smit AA, et al. A retrospective review of a series of interposition arthroplasties of the elbow. Shoulder Elbow. 2014;6(2):129–33.
39. Baghdadi YM, Morrey BF, Sanchez-Sotelo J. Anconeus interposition arthroplasty: mid- to long-term results. Clin Orthop Relat Res. 2014;472(7):2151–61.
40. Morrey BF. The Elbow and Its Disorders. 5th ed. Philadelphia: Saunders/Elsevier; 2017.
41. Cheng SL, Morrey BF. Treatment of the mobile, painful arthritic elbow by distraction interposition arthroplasty. J Bone Joint Surg. 2000;82(2):233–8.
42. Larson AN, Morrey BF. Interposition arthroplasty with an Achilles tendon allograft as a salvage procedure for the elbow. J Bone Joint Surg Am. 2008;90(12):2714–23.
43. Adolfsson L, Nestorson J. The kudo humeral component as primary hemiarthroplasty in distal humeral fractures. J Shoulder Elb Surg. 2012;21(4):451–5.
44. Steinmann SP. Hemiarthroplasty of the ulnohumeral and radiocapitellar joints. Hand Clin. 2011;27(2):229–32.. vi
45. Heijink A, Vanhees M, van den Ende K, et al. Biomechanical considerations in the pathogenesis of osteoarthritis of the elbow. Knee Surg Sports Traumatol Arthrosc. 2016;24(7):2313–8.
46. Schoch B, Wong J, Abboud J, et al. Results of total elbow arthroplasty in patients less than 50 years old. J Hand Surg Am. 2017;42(10):797–802.
47. Schoch BS, Werthel JD, Sanchez-Sotelo J, et al. Total elbow arthroplasty for primary osteoarthritis. J Shoulder Elb Surg. 2017;26(8):1355–9.
48. Lovy AJ, Keswani A, Dowdell J, et al. Outcomes, complications, utilization trends, and risk factors for primary and revision total elbow replacement. J Shoulder Elb Surg. 2016;25(6):1020–6.
49. Perretta D, van Leeuwen WF, Dyer G, et al. Risk factors for reoperation after total elbow arthroplasty. J Shoulder Elb Surg. 2017;26(5):824–9.
50. Zhou H, Orvets ND, Merlin G, et al. Total elbow arthroplasty in the United States: evaluation of cost, patient demographics, and complication rates. Orthop Rev. 2016;8(1):6113.
51. Giannicola G, Scacchi M, Polimanti D, et al. Discovery elbow system: 2- to 5-year results in distal humerus fractures and posttraumatic conditions: a prospective study on 24 patients. J

Hand Surg Am. 2014;39(9):1746–56.
52. Giannicola G, Sacchetti FM, Antonietti G, et al. Radial head, radiocapitellar and total elbow arthroplasties: a review of recent literature. Injury. 2014;45(2):428–36.
53. Park JG, Cho NS, Song JH, et al. Clinical outcomes of semiconstrained total elbow arthroplasty in patients who were forty years of age or younger. J Bone Joint Surg Am. 2015;97(21):1781–91.
54. Welsink CL, Lambers KTA, van Deurzen DFP, et al. Total elbow arthroplasty: a systematic review. JBJS Rev. 2017;5(7):e4.
55. Prkic A, Welsink C, The B, et al. Why does total elbow arthroplasty fail today? A systematic review of recent literature. Arch Orthop Trauma Surg. 2017;137(6):761–9.
56. Kovack TJ, Jacob PB, Mighell MA. Elbow arthrodesis: a novel technique and review of the literature. Orthopedics. 2014;37(5):313–9.
57. Sala F, Catagni M, Pili D, et al. Elbow arthrodesis for post-traumatic sequelae: surgical tactics using the Ilizarov frame. J Shoulder Elb Surg. 2015;24(11):1757–63.

第 6 章

腕关节创伤后关节炎

Sophia A. Strike, Philip E. Blazar

要点

- 当桡腕关节和腕骨间关节炎是由舟月韧带损伤或舟骨不连引起时，可根据退行性改变的可预测模式选择治疗方案。
- 桡腕关节、尺腕关节和桡尺远端关节炎可能是由桡骨远端关节内骨折或桡骨远端畸形愈合引起的。
- 孤立性腕骨间关节炎可发生于较不常见的腕骨及相关韧带损伤。

引言

腕关节结构复杂，包括 8 块腕骨和前臂关节。周围的韧带结构维持着骨组织的正常静态和动态关系。由于骨折、脱位或韧带损伤造成解剖关系的改变，可导致腕关节运动异常，最终导致关节退行性病变。疼痛、不稳定、运动丧失和畸形可能会对功能产生负面影响。据报道，腕关节功能性活动范围为 5°屈曲、30°背伸、10°桡偏和 15°尺偏[1]。根据功能需求和代偿机制不同，每例患者完成日常活动所需的关节活动范围都是独一无二的[2]。创伤性损伤仍然是腕关节炎的常见原因，但在评估这些患者时，必须考虑非创伤性病因，包括炎性关节炎、结晶沉积、血友病和原发性 OA[2]。

腕关节炎的创伤性病因包括腕骨间韧带、桡腕韧带、尺腕韧带或桡尺韧带的单独损伤，或者作为月骨周围损伤的一部分损伤，还有舟骨骨折后骨不连(或畸形愈合)以及桡骨远端骨折畸形愈合[3,4,9]。所有这些损伤均会导致腕关节力学环境异常，随着时间的推移，会导致疼痛和关节退行性变[3-6]。

创伤后关节炎可在手腕大部分结构以可预测的模式发生，本章将对此进行讨论。这使得治疗可以根据退化阶段进行调整。腕关节损伤的自然史在舟状骨不连和桡骨远端骨折畸形愈合等病例中已有描述，但对于腕骨间损伤（如舟骨月骨韧带损伤）则不太清楚[13-15]。关节炎的外科治疗通常以切除或融合相关关节为中心。腕关节结构复杂，需要对其解剖学和运动学有透彻的了解，才能为每例患者选择最合适的治疗方法。

腕关节解剖

腕部骨骼结构的复杂关节与韧带支撑允许多个方向的运动。腕骨间关节、桡腕关节和下尺桡关节联合运动提供了多个方向的运动，包括屈曲/伸展、桡偏/尺偏和旋前/旋后。腕关节周围韧带为这种大范围运动提供了必要的稳定性[7]。骨折或韧带损伤可改变这些关节的正常运动力学，导致异常关节负荷和随后的OA。这可能发生在可预测的模式中，从而允许根据每例患者的关节炎变化阶段进行治疗。了解手腕的特殊解剖结构，对于了解这些退行性改变的模式至关重要。

腕关节和腕骨间关节

腕骨通常分为两排：近排和远排。从桡侧到尺侧，近排由舟状骨、月骨、三角骨和豆状骨组成（图6.1）。这组腕骨也被称为腕关节嵌入节段，因为这些结构无直接的外部韧带连接。近排腕骨的运动完全基于它们与远排腕骨、桡骨和尺骨之间的活动以及韧带的支撑[6]。

腕部韧带包括掌侧和桡腕背侧、尺腕、腕骨间、掌侧腕骨间、近端和远端骨间韧带以及远端尺桡韧带[7]。近端骨间韧带、舟状骨月骨和月骨三角骨韧带提供近排腕骨之间的连接，允许协调运动。这些骨间韧带分别包含近侧、掌侧和背侧结构，舟月骨间韧带（SLIL）的背侧和月骨三角骨间韧带（LTIL）的掌侧部分为各自的关节提供最强的支持[7,9]。这些韧带的损伤导致腕骨内骨骼之间的非典型运动，称为分离型腕关节不稳定（CID）[3,6,8,9]。从桡侧到尺侧，远排腕骨包括大多角骨、小多角骨、头状骨和钩骨（图6.1）。Gelberman回顾了腕骨环的概念，基于舟状骨是近远排之间的稳定连接，而三角骨是腕骨运动的枢轴点，强调了相互连接的动力学重要性[3]。随着腕部向桡侧偏移，远排腕骨向桡侧移动并迫使舟状骨和整个近端腕骨屈曲，以避免直接撞击。舟状骨处于轻微屈曲的位置，正常的影像学舟月骨角度<70°[6]（图6.2）。月骨处于中立位置，因此正常的桡月角为0°（图6.2）。

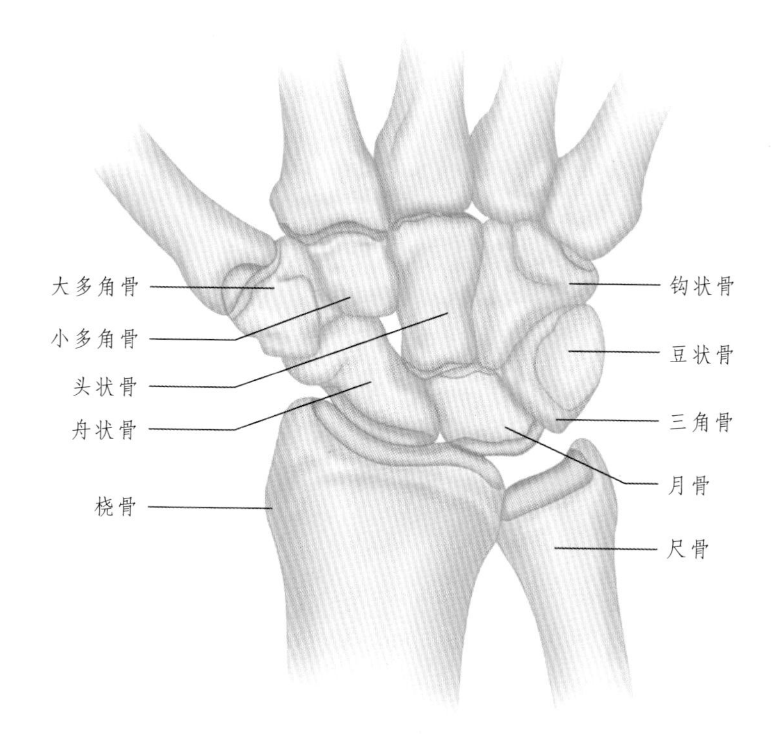

图6.1 腕骨。近排腕骨:舟状骨、月骨、三角骨、豆状骨。远排腕骨:大多角骨、小多角骨、头状骨和钩骨。

远侧桡尺关节

桡骨和尺骨的远端形成远端桡尺关节(DRUJ),与近端桡尺关节相协调,允许前臂旋前和旋后。桡骨的尺切迹提供了与尺骨相关连的凹陷。周围的软组织结构不仅为DRUJ提供稳定性,而且防止尺腕关节撞击。三角纤维软骨复合体(TFCC)由纤维软骨、韧带和关节囊组成,将DRUJ与桡腕关节分开[7]。TFCC包括背侧和掌侧桡尺侧韧带、尺侧腕伸肌腱鞘、尺腕韧带和位于背侧和掌侧韧带之间的三角关节盘[7](图6.3)。

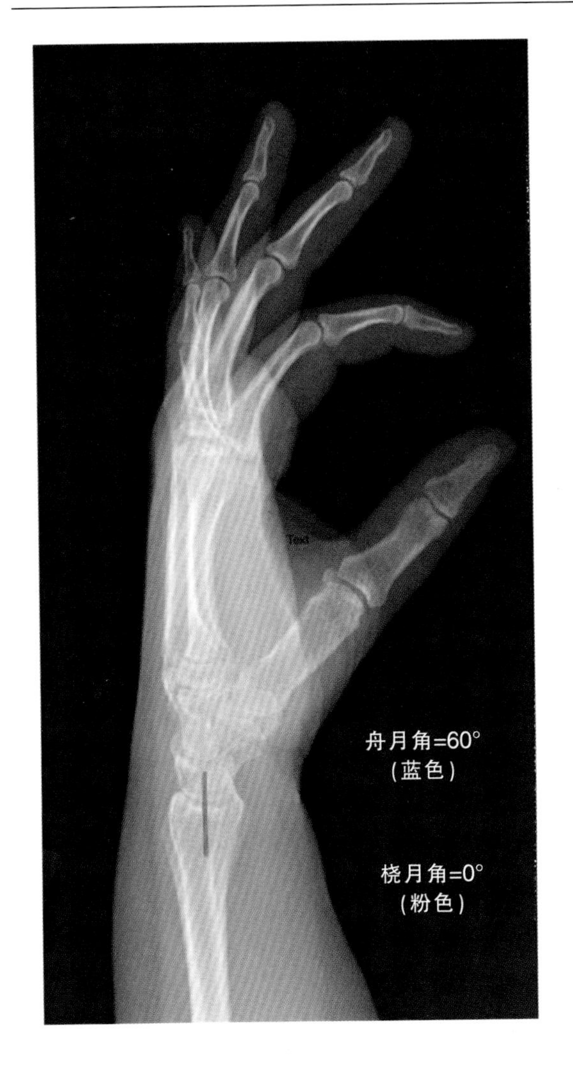

图 6.2 腕关节侧位片显示正常 0°桡月角。

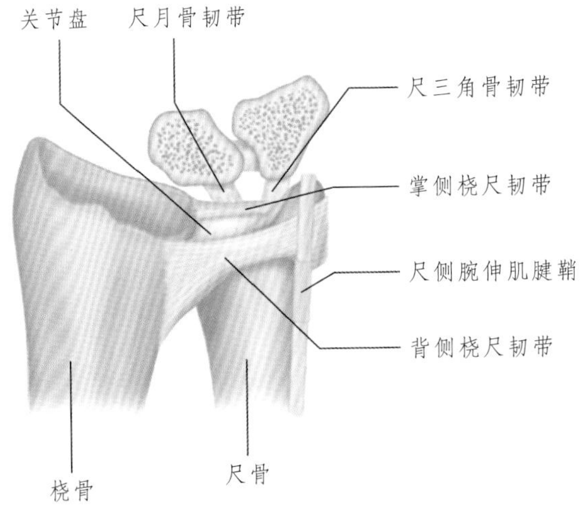

图 6.3 TFCC 结构示意图。

腕关节炎

评估

诊断创伤后腕关节炎需要有外伤史,然而,这往往是很久远或不明确的病史。注射麻醉剂和(或)可的松可能有助于定位疼痛的发生部位,但体格检查中的压痛仍是判断损伤或关节炎位置的重要依据[4]。对整个腕部,包括所有腕骨间关节均应进行系统检查,舟骨月骨间隙、舟骨桡侧缘和舟骨-大-小多角骨(STT)关节是触诊的重要标志,但对整个腕部,包括所有腕骨间关节也均应进行系统检查[5,13]。可能会存在腕背肿胀和(或)关节积液[13]。腕关节背伸和桡偏可能会引起疼痛,因为这会使腕关节的桡侧承受负荷[9]。检查中应包括动态测试,如舟状骨移动试验[5,9]。在本试验中,舟状骨分离可通过舟状骨背侧半脱位,并在腕关节桡偏时掌背压迫舟骨结节引起疼痛来诊断。当腕关节桡偏和(或)局部压力去除时出现舟骨复位,会发生沉闷声[3,9]。在初始评估中,X线检查是必需的,且应仔细阅片,注意腕骨排列改变、关节间隙丢失、骨赘形成、游离体和软骨下硬化或囊性变等变化[3,4,13]。除尺偏握拳位或"舟状骨"位片和45°旋前位片外,还应获得标准后前位片和侧位片[5]。尺骨变异只能在前臂旋转中立位、肘部屈曲90°和肩部外展90°的情况下进行合理评估[5]。与中立位非夹持位相比,夹持铅笔位也可能显示尺骨变异增加。诊断很少需要进一步影像学检查,虽然MRI可能有助于评估关节软骨的状态[4]。

一般来说,腕关节炎的非手术治疗包括使用支具或夹板固定、NSAID(如果耐受)和选择性注射可的松,这些通常只能暂时缓解症状。在进行手术干预之前,应尽可能尝试使用这些措施[4]。外科治疗目标是消除疼痛,改善功能,并尽可能防止进一步损伤[4]。

腕骨间和桡腕关节炎

与正常运动学相反,"腕环"断裂时,腕骨以不协调的方式活动[3]。导致腕环断裂的损伤可能是孤立的腕骨间韧带损伤、与桡骨远端骨折相关的SLIL损伤或与月骨周围不稳定或脱位相关的多处腕骨间韧带损伤[3,9]。当与外在原因相关时,由此产生的畸形称为可接受型腕不稳(CIA)[3,6,9]。如果是慢性损伤,则可导致腕骨间和桡腕关节退行性变。

舟月骨进行性塌陷(SLAC)和舟骨骨不连进行性塌陷(SNAC)

SL韧带损伤的自然病史尚不清楚,但导致腕关节不稳定的慢性SLIL损伤可能最终会导致桡腕关节和腕骨间关节炎[7,13]。在SLIL受损的病理状态下,舟状骨将屈曲,而月骨将变得独立地伸展,导致在侧位片上月骨相对于桡骨背侧成角,称为嵌体背伸不稳定(DISI)[3,5,6,9,13,15](图6.4)。随着病程进展,头状骨也可能向近端移位[5]。无研究证实通过关节镜直视诊断的SL韧带撕裂不可避免地导致关节炎[13]。当退行性改变确实发生时,在影像学中,它们将遵循一种可预测的模式,称为舟月骨进行性塌陷,或SLAC[4,10,11]。Watson和Ballet根据他们对4000幅X线片的回顾分析后对这一现象首次进行了描述,其中210幅表现为退行性腕关节炎,SLAC腕

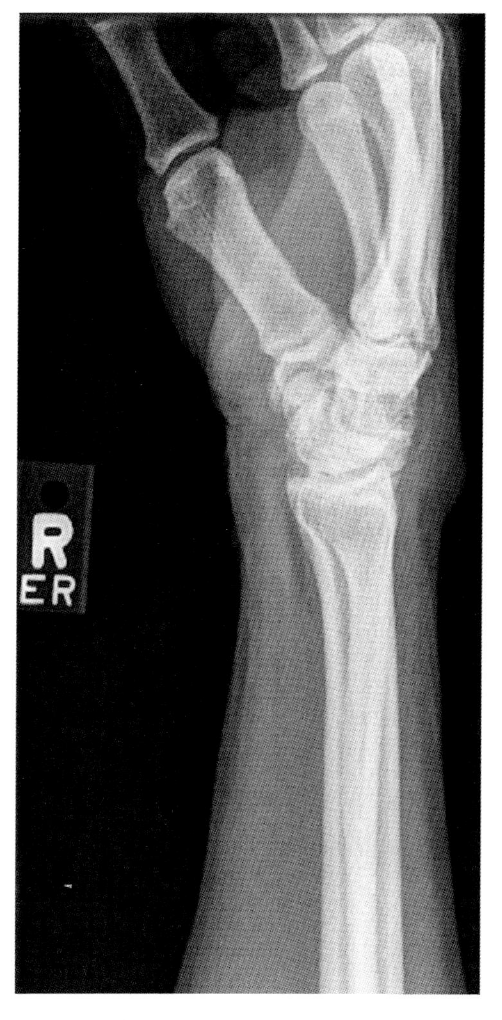

图6.4 侧位片显示DISI畸形。

关节是最常见的形式,约占 57%[10]。最初,在桡骨茎突尖端和舟状骨远端(Ⅰ期)出现变化,随后整个桡骨舟状骨关节受累(Ⅱ期)(图 6.5)。这些具体变化源于当舟状骨持续屈曲时,舟状骨的几何形状与桡骨关节面不一致[5,12]。月头关节是第一个受累的腕中关节(Ⅲ期)(图 6.6),最后期可能包括除桡月关节外剩余的腕关节结构[2,3,5,10-12]。桡月关节免除受累被认为是由于月骨在桡骨远端关节窝的高度适应性[10]。值得注意的是,SLAC 腕型患者可能无症状。此外,必须考虑非创伤性原因,如焦磷酸钙沉积[2,13]。无症状患者的对侧腕关节 X 线片也可能显示存在 SLAC 改变[13]。

不太常见的是,舟骨骨不连可能导致 SNAC 的腕部畸形[12,13](图 6.7)。SNAC 病变类似于 SLAC 腕,其解剖差异在于舟状骨近端通过 SLIL 保持与月骨的附着,因此舟状骨近端与桡骨之间的关节无关节炎[3,5,11,12,15]。20 世纪 80 年代发表了两篇关于舟状骨不愈合自然病程的报道[14,15]。Mack 等评估了 47 例舟状骨骨折,其已知不愈合时间为 5~53 年,并确定了 3 种退行性病变模式。在不愈合的平均 8.2 年中,患者出现孤立性舟状骨硬化和囊性变。到第 17 年时,开始出现桡舟腕关节炎,平均 31.6 年时,整个关节出现关节炎。总的来说,他们得出结论,到 10 年时,所有

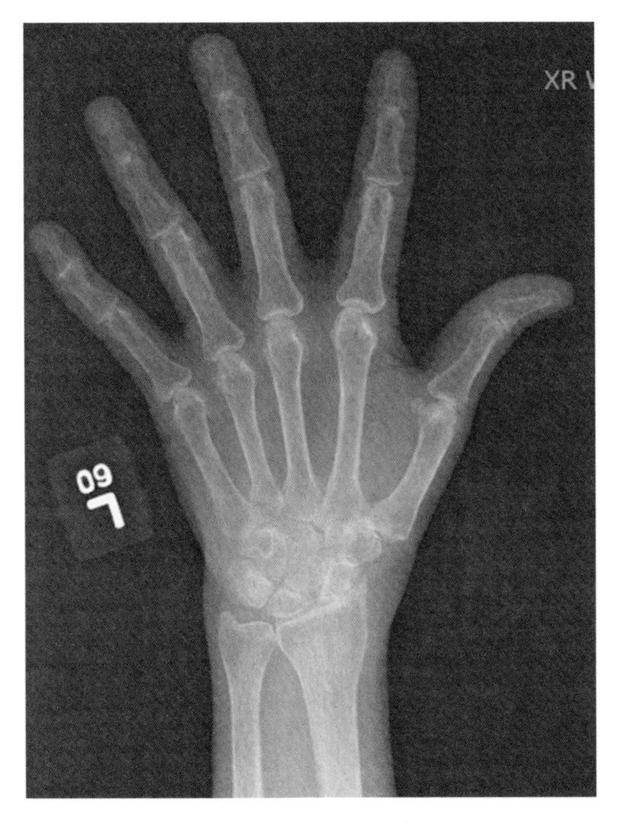

图 6.5 Ⅱ级 SLAC 腕关节的后前位 X 线片。

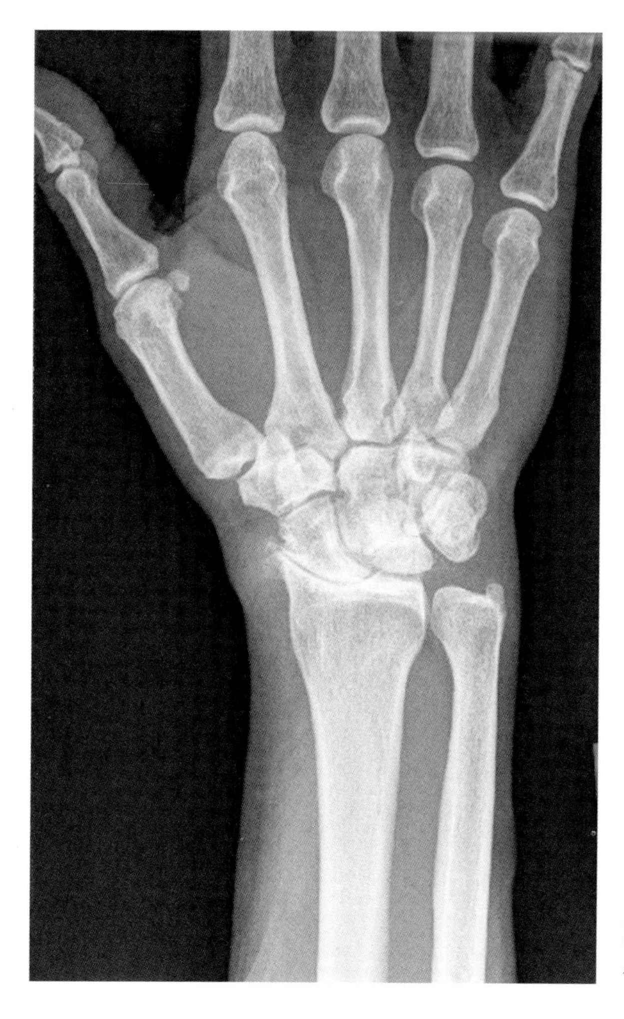

图 6.6　Ⅲ级 SLAC 腕关节的后前位 X 线片。

骨不连都会发生移位、不稳定或出现 OA，到 20 年时，整个腕关节关节炎很常见。Ruby 等回顾了他们的 56 例腕舟骨骨不连的系列病例，发现损伤后 5 年或 5 年以上的 OA 发病率为 97%[15]。这些人群研究表明，舟状骨不愈合的患者，尤其是移位患者可能会发生 OA，因此，即使在无症状的不愈合患者中，也推荐进行内固定治疗，以防止将来的退行性变化。

处理

无长期研究评估非手术治疗对 SLAC/SNAC 畸形的疗效，但非手术治疗仍是初始治疗的主要选择[4,13]。如前所述，对于合适的患者，可以使用支具、局部注射和抗炎药物进行对症治疗。对保守治疗无效或出现严重症状者应考虑手术治疗。

SLAC 和 SNAC 腕部的具体外科治疗要根据不同的受累阶段进行。在发生关

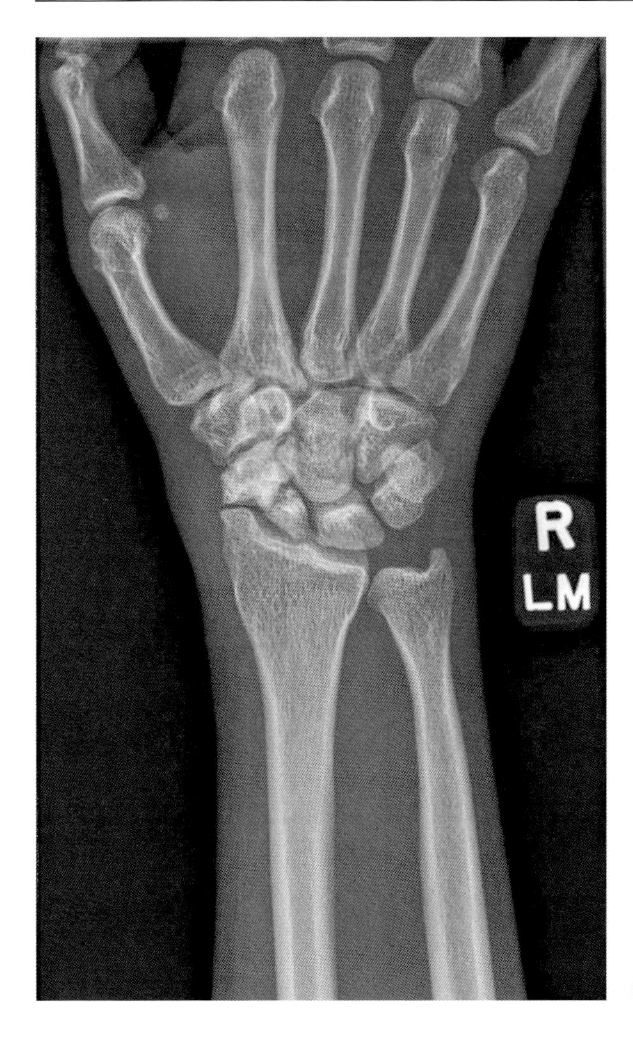

图 6.7　SNAC 腕关节的后前位 X 线片。

节炎改变之前，可直接修复或重建舟状骨月骨韧带，伴或不伴桡骨茎突切除，或治疗舟状骨骨不连，以防终末期关节炎的发展。一旦关节炎发生变化，治疗方案就会发生显著变化[5]。

腕关节镜在治疗中的作用有限，但其可能有助于评估软骨表面，以选择合适的挽救措施。例如，关节镜检查允许直接观察桡头关节，以确定舟状骨切除四角融合术（S4CF）是否比近排腕骨切除术（PRC）更合适，后者在头状骨存在关节炎改变时是禁忌的[2,5]。对于Ⅰ期 SLAC 改变，桡骨茎突切除术可以缓解疼痛，但其并不能抑制关节炎的进展[5]。关键技术点包括保护桡侧感觉神经背支，切除<3mm 的桡腕掌侧韧带，以免诱发腕关节不稳定[2,13]。对于更晚期的关节炎，手术选择包括有限的腕部融合，如 S4CF、舟骨头状骨融合术、舟骨大小多角骨融合术、PRC、腕部去

神经化、全腕关节置换术和全腕关节融合术[2,5,13]。与全腕关节融合术相比，有限的腕关节融合术可通过保护不受关节炎影响的关节来维持腕关节的运动[3]。

单纯切除远端舟状骨可能在舟状骨不愈合后的关节炎治疗中有效[3,5,13,16,17]。Malerich 等对 19 例继发于舟状骨骨不连的桡舟关节炎患者进行了远端舟状骨切除术，其中 13 例患者疼痛缓解。如果存在头状骨关节炎，则不建议采用该手术，但其优点是韧带损伤最小，无须内固定或长时间固定[16]。Ruch 和 Anastasios 报道了 13 例症状性骨不连患者，他们在之前的手术治疗骨不连后再次进行了远端舟状骨切除[17]。在 5 年的随访中，只有两例患者出现轻度活动性疼痛。平均腕关节屈曲和伸展分别增加 23°和 29°。在 6 例患者中，他们注意到桡月角显著增加，说明存在 DISI 畸形，但未发现症状关联性[17]。

S4CF 和 PRC

S4CF 包括完全切除舟状骨，并融合剩余的头状骨、月骨、钩骨和三角骨[13]。或者，舟状骨切除术和三角骨切除术，以及头月、头钩和钩月骨关节的三角融合术同时进行。这两种术式都需要桡月骨关节软骨未受损，因为该关节将保持完整[3,12]。DISI 畸形必须在术中牢固固定之前进行矫正，否则可能会导致桡骨和头状骨背侧撞击[2,3,12]。术中应保留桡舟头韧带和长桡月韧带，以防腕骨尺侧移位[2]。必须强调细致的外科技术，包括融合面的准备、碎片的清除和适当的固定物尺寸[13]。S4CF 的益处包括维持腕关节高度、保留桡月关节且无桡头关节退行性病变风险[3]。不愈合的风险和内固定并发症是这种手术的缺点[12]。融合固定可采用克氏针、门形钉、无头螺钉或钢板。克氏针固定较为经济，但存在针道感染和感觉神经刺激等风险，且需要拆除[3,13]。门形钉和无头螺钉可提供一定加压，但代价是可能发生门形钉背侧撞击，且螺钉放置存在一定的技术难度[3,12]。多项研究表明，圆形钢板固定的骨不连和并发症发病率较高[3,12,13]。Saltzmann 等回顾了 7 项研究，并注意到 S4CF 后的成组不愈合率为 7%[20]。Bain 和 Watts 评估了 35 例 S4CF 患者 1 年、2 年和 10 年的临床结果，并报道 1 年时疼痛评分为 0/10，22%的腕部活动丧失。在 1~10 年之间，疼痛、腕关节功能、患者满意度或腕关节活动度无显著变化，表明结果是可持续的[18]。只有两例患者继续进行腕关节融合术[18]。一些学者主张在舟状骨切除术后单独进行头状骨月骨融合，或不进行三角骨切除，因为结果与四角融合相似[2,13,19,43]。在一组接受舟状骨切除术和单用无头加压螺钉进行头月关节融合术的 12 例患者中，10 例患者恢复了先前的工作活动，术后平均握力为对侧肢体的 81%[19]。手术时间短、融合速度快、保留月骨三角骨关节运动和早期康复是该手术的优点[19]。

PRC包括舟状骨、月骨和三角骨的切除(图6.8)。在头状骨和桡骨之间建立了一个新的关节,这需要在进行该手术之前确保头状骨近端软骨完整,尽管无数据表明需要多少软骨才能成功进行PRC[2,3,12]。未来这个新关节的退化仍然是PRC的风险,尤其是年轻患者,尽管目前尚不清楚这些影像学改变是否始终有症状[3,21]。在PRC环境下,通过骨软骨表面修复或间置成形手术,可以缓解头状骨退化引起的疼痛,但未改善ROM或握力[13]。保留桡舟头韧带对于防止头状骨尺侧移离桡骨是必要的[3]。PRC的益处包括术后无须长时间固定、无骨不连或内植物并发症风险、技术简单、可更大限度地维持手腕运动,以及可以简单地转换为全腕关节融合术或人工关节置换术作为挽救措施[2,3,12,13,21]。

尽管随机对照试验有限[5,44],多项研究对这两种干预措施进行了比较。Mulford等在系统回顾中提醒说,目前的文献缺乏无偏倚的试验,因此必须在此背景下进行解释[21]。在短期随访中,S4CF和PRC两种保留运动的选择在SLAC腕关节的结果上相似[13]。Cohen和Kozin进行了一项队列研究,比较了两个相似的组,每个组在两个不同的机构接受S4CF或PRC。两组之间的疼痛缓解、功能、SF-36评分和

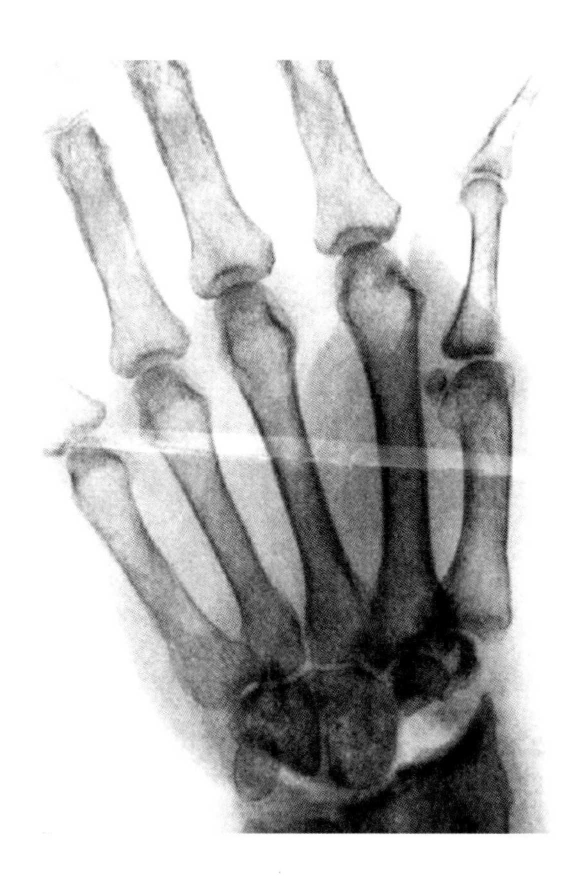

图6.8 PRC后的后前位片。

患者满意度相似。S4CF 组保留了较大的桡偏角[13]。一篇包括 7 项研究的小综述报道了类似的结果,这些研究报道了 PRC 或 4CF 后的短期和中期结果[20]。S4CF 后握力和桡偏更大,而 PRC 后腕关节屈伸活动范围更大[20]。在对 52 项研究的系统回顾中,对接受 PRC 或 S4CF 治疗的 SLAC 或 SNAC 腕关节进行了评估,PRC 治疗后握力平均为 70%,S4CF 治疗后握力平均为 75%。大多数研究表明,两种手术后都会失去运动能力。PRC 后 84%的时间和 S4CF 后 85%的时间主观结果“良好”[21]。两种情况下的握力通常为对侧肢体的 75%~80%,S4CF 后为 40°~60°活动度,PRC 后为 60°活动度[3]。Kiebhafer 建议 PRC 适用于年龄较大和活动较少的患者,S4CF 适用于需求较高或 35 岁以下患者[12]。一般来说,在选择合适的患者中,这两种术式在疼痛缓解、主观评分结果、握力和关节融合转化率方面基本相同[21,45]。最近的一项成本效用分析明确了螺钉固定的 S4CF 和 PRC 是治疗 SLAC/SNAC 腕关节比较经济的治疗方法[46]。S4CF 内固定方法改变了干预的成本效益,据报道,钢板和门形钉固定比加压螺钉固定成本更高[47]。

腕部去神经化

腕部去神经化是治疗腕关节炎相对简单的方法,这种术式可避免使用内植物,并在必要时还可以采取其他补救措施或手术治疗[13]。Weinstein 和 Berger 回顾了 19 例接受 AIN 和 PIN 神经切除术的患者,随访 2.5 年[22],80%的患者表示疼痛减轻,组中只有两例患者后续进行关节融合术,无并发症。总的来说,90%的患者会由于慢性腕痛再次选择去神经治疗[22]。也有 90%的患者对单纯 PIN 神经切除手术感到满意[48]。这些技术操作简单的手术可作为延迟接受最后挽救性手术的临时措施。在欧洲,完全腕部去神经支配是治疗慢性腕部疼痛的一种应用广泛的选择。完全腕部去神经化最初由 Wilhelm 描述,包括切断 PIN、AIN、掌皮神经、桡神经感觉支、尺神经背侧支、前臂外侧皮神经和内侧皮神经,需要在腕部周围做 5 个手术切口[23]。Simon 等回顾性分析了 27 例由一名医师完成的完全腕部去神经术患者。44%的患者疼痛完全缓解,89%的患者疼痛保持稳定,握力保持在对侧手臂的 85%。共发生 6 例并发症,包括 1 例复杂的区域疼痛综合征和 5 例神经瘤,其中 2 例需要再次手术。总体而言,67%的患者非常满意[24]。有学者报道了 30 例平均随访 10 年的完全性腕关节失神经的临床结果,28 例患者疼痛有所改善,22 例在最终随访时维持这种效果。握力为对侧肢体的 82%[25]。在另一项 71 例完全腕去神经化的报道中,22 例腕关节疼痛完全缓解,40 例腕关节疼痛明显改善,9 例患者因疼痛缓解不足需要再次手术[26]。最近报道的一项对 39 个腕关节进行了全手去神经化治疗的研究，平均随访 56 个月，结果发现 79.5%的病例疼痛有所改善，并且有 4 次翻修手术和 4 次并发症[49]。完全腕部去神经支配可以提供并维持足够的疼痛缓解而无须牺牲握力，且不会影响未来的挽救性治疗措施。

全腕关节置换术和关节融合术

严重的桡腕关节炎或全腕关节炎需要全腕关节置换术或关节融合术[3]（图 6.9）。全腕关节置换术去除了导致疼痛的关节炎表面软骨，并用假体替代。早期设计包括滑膜炎诱导的硅胶植入物和不稳定的假体[3]。较新的设计改进了假体的固定[3]。与关节融合术相比，关节成形术可以保留关节活动，但需要终身限制患肢过度负重，通常为 10 磅或更少，仅适用于需求量较低的患者[2,3]。

年轻体力劳动者和希望继续体力劳动的患者首选全腕关节融合术[3]。握力可以保持，尤其是融合在手腕轻微背伸位时[3]。关节融合术通常使用市售的预成型背侧板并使用自体骨移植进行，报道的融合率为 93%~100%[3,13]。在对 89 例 PTOA 接受腕关节融合术的患者的回顾性研究中，在 56 例采用钢板固定的患者中，98%的患者最终愈合，而在采用其他固定方式的患者中，82%的患者实现了愈合[27]。钢板固定后的并发症发病率为 51%，其中 59%需要额外手术，而 79%采用其他固定方式的患者有并发症，但只有 21%需要额外手术[27]。关节融合术疼痛缓解可靠，患者可以通过其他关节的代偿进行大部分日常生活活动[2]。许多研究报道了全腕关节置换术后患者的满意度，但完全疼痛缓解实际上可能低于这些系列所发现的[28]。Jupiter 和 Adey 报道，在他们的 22 例因 PTOA 接受关节融合术的患者中，64%的患者持续疼痛，这表明这种疼痛缓解过程可能比之前认为的更不可预测[28]。De Smet 等对 61 例创伤后桡腕关节 PTOA 患者进行了非随机回顾性研究，比较了 PRC 与腕关节融合术。各组之间握力无差异，但在功能结果评分、原有职业活动的维持和并发症发病率方面，PRC 组更好[29]。选择腕关节融合术时，必须考虑其他疼痛来源，并予以解决。

手术技术

背侧入路通常是大多数挽救性手术的首选方法。通过第三背侧筋膜室分离，将拇长伸肌（EPL）拉向桡侧，然后通过腕背囊进行纵向、阶梯式切口或保留横向韧带的切口[3]。Lister 结节在手术区域很容易识别，可以切除并用于桡骨远端植骨。对于某些植入物，去除结节可使钢板位置更灵活，减少内植物突起[3]。Weiss 和 Rodner 建议手术时保持精确的关节囊切口以便于闭合，避免不累及的

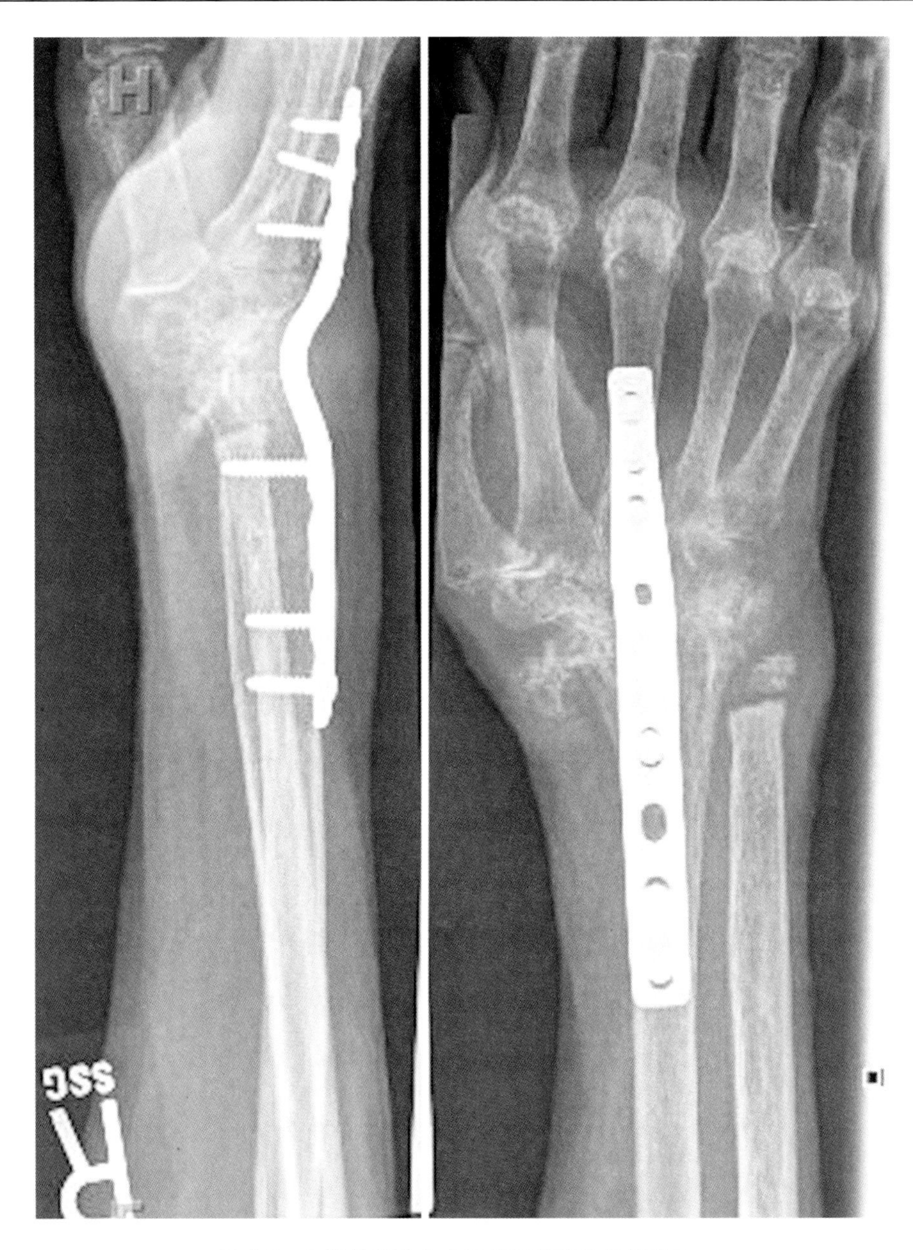

图 6.9 全腕关节融合术后的后前位片和侧位片。

腕部韧带以防止继发性不稳定,并尽可能使用横向切口,以保留运动。手术分离时必须小心保护桡神经和尺神经的感觉支,切除 PIN 可能有助于腕部去神经支配和疼痛控制。建议使用自体骨植骨,最好是取桡骨远端或髂骨植骨,而非切除的腕骨[3]。

孤立性桡腕关节炎

在无腕骨间关节炎的情况下,桡骨远端关节内骨折或骨折畸形愈合可能导致桡腕关节炎[3,6,9]。关节内不平整或畸形愈合后正常桡骨远端掌倾角、桡骨高度或尺偏角的丢失,可能改变关节接触面和关节负荷,最终导致退行性改变。

处理

桡舟月(RSL)关节融合术可用于减轻疼痛,但以牺牲腕关节活动为代价,腕关节活动通常为正常活动的33%。同时切除舟状骨远端可将活动范围增加至正常范围的50%~60%[3]。舟状骨切除术的支持者认为,在RSL关节融合术保留完整的舟状骨将导致STT关节退化,因为在这种情况下,远排腕骨无法围绕近排腕骨屈曲活动[30]。Garcia Elias回顾了15例因桡骨远端骨折(13例)或月骨周围骨折脱位(2例)导致的PTOA的临床资料,均行RSL关节融合术和远端舟状骨切除术。所有患者均未累及腕中关节。10例患者疼痛完全缓解,总体疼痛缓解程度要好于他们之前报道的27例未同时行远端舟状骨切除术的患者[30]。在将其结果与单纯RSL关节融合术的文献进行比较时,他们注意到远端舟状骨切除术后腕关节屈曲和桡偏的活动度更大[30]。

孤立性腕骨间关节炎

舟骨-大-小多角骨骨关节炎

STT关节炎可能导致桡侧腕关节疼痛。STT关节炎的病因是否一定为创伤尚不清楚。有人提出孤立的SL韧带断裂、无舟状骨不稳定或旋转性半脱位,可能导致STT关节退行性病变,但这可能反映了STT关节炎的发病率,而不是确认创伤是该关节退行性病变的常见病因[5]。

处理

STT关节炎的治疗选择包括关节清理术、远端舟状骨切除术(开放式或关节镜)、多角骨切除术、部分小多角骨切除术、STT关节融合术或关节成形术[5,50,51]。如果STT关节炎不伴有腕中背侧不稳定,则可进行切除性关节成形术,因为远端舟状骨切除可能引起塌陷导致DISI[31]。这一技术操作简单,并发症少,无须长时间固定[31]。STT关节关节融合术已被广泛应用,报道中除创伤性病因外,还经常包括Kienbock病患者[32]。在行融合手术时需行桡骨茎突切除术,术后活动度可达正常值的约 65%[4]。在对包含 238 例患者的多项研究回顾中,平均骨不愈合率为 13%。分组并发症发病率为 43%,包括针道感染、关节病进展、神经刺激和骨髓炎等[33]。49%的患者报道持续性腕关节疼痛[33]。另一方面,Pequinot 报道了一小组接受高温石墨 STT 置换术的患者,他们认为这是一种可以保持腕关节稳定性、并发症发病率低,并可达到缓解疼痛目的的手术方案,必要情况下不排除后期行融合术。在 4 年的随访中,患者的握力保持不变,但手捏力和腕关节活动略有下降,桡侧偏移减少 10°,手腕背伸减少 15°[34]。

月三角骨关节炎

LTIL 损伤明显比 SLIL 损伤更为罕见,通常发生于跌倒腕关节处于旋后和伸直位时[2,5]。力量从豌豆状骨转移到三角骨,而月骨仍由长桡月骨韧带束缚,相互矛盾作用的力导致中间韧带断裂[2]。这些损伤也可能是月骨周围脱位(Ⅲ期)的一部分。在 LTIL 破裂的情况下,完整的 SLIL 将使月骨围绕舟状骨屈曲,导致嵌体掌屈不稳定(VISI)畸形[2,5,6,9]。然而,韧带断裂及随后出现的 VISI 畸形与关节炎的发展并无明显相关性。在一项由 LTIL 撕裂引起的尺骨柱不稳定性的生物力学研究中,腕关节尸体标本在 12 个不同位置承受压力, 并使用压力传感器薄膜测量月骨周围损伤各阶段桡腕关节的负荷。在任何阶段均未发现明显的压力差异, 这表明 VISI 畸形不一定与关节炎的临床发展相关[35]。

处理

尝试非手术干预后,LTIL 损伤后的月骨三角骨关节炎的处理通常采用月骨三角骨(LT)融合。孤立性 LT 关节融合术无法改善静态 VISI 畸形,因此,Peterson 建议将钩状骨纳入融合或进行 4CF,以纠正 VISI 畸形[5]。正向尺骨变异也必须在 LT 融合时通过缩短或切除手术进行矫正[5]。Kirschenbaum 回顾了 14 例因慢性 LT 不稳定而接受 LT 融合术的患者。12 例患者获得了融合,1 例出现假关节需要第二次手术并最终融合成功。腕关节的活动范围为对侧手臂的 80%~88%,依活动方向不同而异,相对而言,握力平均为 93%[36]。LT 融合术仍然是一种能缓解疼痛的手术,至少在短期内能够合理维持运动和握力[36]。尽管广泛使用该方法,一项有关关节融合术、直接韧带修复和韧带重建的对比研究表明,关节融合术组 5 年后无并发症发生的概率不到 1%。相比之下,重建组和修复组分别为 68.6%和 13.5%。结果显示,无须进一步手术的可能性也呈相同趋势。DASH 评分无差异,但修复和重建组的客观评价和主观满意度评分明显高于关节融合术组[37]。这项研究表明,LT 融合可能不是治疗 LTIL 损伤所致退行性改变的理想方法。

豌豆骨–三角骨关节炎

这一部位的关节炎比较罕见，通常是创伤后所致，可能由急性或慢性损伤引起[4,5]。诊断可以依据负荷状态下豌豆骨–三角骨间隙的压痛，并可通过直接局部注射来确认。旋后斜位X线片可直接检查豌豆骨三角骨关节[5]。尺神经症状或小指深屈肌断裂可能与该关节的关节炎有关，因为这些结构邻近[5]。

处理

与其他形式的关节炎一样，最初尝试使用夹板、NSAID或局部注射进行治疗[5]。对于非手术措施无效的病例，简单的豆状骨切除术并小心地保留尺侧腕屈肌止点是一种手术选择[4,5]。

DRUJ和尺腕关节炎

下尺桡关节或尺腕关节关节炎可能都有一种创伤性原因。桡骨远端骨折伴畸形愈合可导致桡骨缩短，使尺骨相对变长。正常情况下，前臂承受约20%的负荷，病变情况下尺骨会不适当地过载，可导致尺腕关节炎[3,4]。此外，远端尺骨关节与桡骨尺切迹的关系可能会改变，从而使患者易患DRUJ关节炎[4,38]。或者，软组织损伤，如TFCC损伤，包括DRUJ的稳定韧带，也可能导致DRUJ和(或)尺桡关节的PTOA[4]。

处理

尺腕关节炎的治疗需要减少尺骨负荷来达到目的。这可以通过桡骨截骨延长术、尺骨缩短术、Wafer手术或远端尺骨切除术(称为Darrach手术)等方式来实现。

DRUJ关节炎的治疗可以通过部分或完整的尺骨远端切除术、半关节切除间置(HIT)关节成形术、假体置换术或Sauve-Kapandji(SK)手术(DRUJ关节融合术，尺骨远端形成假关节)完成[4,38,41,52]。保留TFCC和尺骨茎突的手术有利于防止尺腕关节的撞击[4]。

Bowers对38例患者进行了DRUJ-HIT关节成形术，目的是保护尺腕韧带复合体。在2.5年的随访中，所有创伤性关节炎患者具有创伤性原因，术后获得无痛的关节活动，平均旋前83°至旋后83°，无关节不稳定[39]。Nawijn等报道，与PTOA相比，因炎性病变而接受HIT关节成形术的患者满意度更高[53]。Santos等报道了3例接受DRUJ关节置换术的患者，其中2例是创伤后DRUJ关节炎。在短期内，2例患者均获得了疼痛缓解，且DRUJ处活动获得改善[41]。Watson对44例患者进行了匹配的尺骨切除术，其中对远端尺骨进行了凸面切除，以匹配桡骨远端凹陷，同时维持TFCC和尺腕韧带[40]。患者平均随访6.5年,保持80.5°无痛旋前和88.5°旋后[40]。半限制性DRUJ关节置换术已被用于DRUJ关节炎的治疗,早期报道指出并发症发病率低,最近的一项研究显示29%的患者因并发症而行进一步手术[54]。有类风湿性关节炎或免疫抑制病史的患者可能更容易出现常见的软组织并发症[55]。

SK和Darrach术式通常适用于类似的临床情况,各有其优点和并发症。Darrach手术可能因腕骨尺侧移位和(或)尺骨远端残端不稳定而变得复杂[4,40,41]。SK手术可能因持续疼痛的假性关节病而变得复杂[40]。对这些术式的研究主要是在类风湿性关节炎患者中进行。George等发表了关于在创伤后情况下使用这些术式的少数报道之一[42]。他们回顾了在50岁以下桡骨远端骨折畸形愈合后出现DRUJ关节病的患者中使用SK或Darrach手术的情况。包括12例SK术后患者和21例Darrach术后患者。在最后的临床随访中,两组在主观疼痛或功能评分、前臂或手腕旋转或并发症发病率方面无显著差异。1例患者在接受SK初始治疗后需要转为Darrach[42]。在这组患者中,治疗外伤后关节炎,两种方法效果相同[42]。SK手术经过改良,包括使用FCU肌腱远端基础部分对尺骨干进行肌腱固定术。在对18例接受这种改良手术的患者中,握力从对侧上肢的36%增加到73%。16例患者有稳定的尺骨残端,总体疼痛缓解令人满意[38]。建议对腕关节有较高要求的年轻患者使用该术式,或将其作为前臂旋转严重受限患者的挽救性措施[38]。

总结

腕关节炎包括腕骨间关节、桡腕关节、尺腕关节和桡尺远端关节的退行性病变。更常见的损伤包括舟月骨韧带损伤,导致一种被称为SLAC腕关节炎,以及桡骨远端骨折可能导致的桡腕关节、尺腕关节和(或)DRUJ关节炎。对腕关节炎患者的评估需要全面的病史和身体检查, 重点是确定腕关节的肿胀部位和局部压痛。X线片通常足以诊断关节炎,很少需要更高级的成像。在手术干预之前,需要先尝试诸如夹板固定、注射和NSAID等治疗。手术治疗通常包括清理术、病变切除、关节融合或关节置换术。大多数腕部干预措施已被证明是成功减轻疼痛的手术,尽管大多数患者能够保留足够的功能,但还是会牺牲部分腕部运动和握力。

(蒋利锋 译 熊炎 校)

参考文献

1. Palmer AK, Werner FW, Murphy D, Glisson R. Functional wrist motion: a biomechanical study. J Hand Surg Am. 1985;l0A(I):39–46.
2. Wolfe SW, Hotchkiss RN, Pederson WC, Kozin SH. Green's operative hand surgery. Philadelphia: Elsevier/Churchill Livingstone. 6th ed; 2011. p. 429–63.
3. Gelberman RH, Cooney WP, Szabo RM. Carpal instability. J Bone Joint Surg. 2000;82A(4):578–94.
4. Weiss KE, Rodner CM. Osteoarthritis of the wrist. J Hand Surg. 2007;32A(5):725–46.
5. Peterson B, Szabo RM. Carpal osteoarthrosis. Hand Clin. 2006;22(2006):517–28.
6. Linscheid RL, Dobyns JH, Beabout JW, Bryan RS. Traumatic instability of the wrist. Diagnosis, classification, and pathomechanics. J Bone Joint Surg Am. 1972;54(8):1612–32.
7. Berger RA. The anatomy of the ligaments of the wrist and distal radioulnar joints. Clin Orthop Relat Res. 2001;383:32–40.
8. Wolfe SW, Garcia-Elias M, Kitay A. Carpal instability nondissociative. J Am Acad Orthop Surg. 2012;20(9):575–85. Annotation: this review article defines carpal instability nondissociative with a discussion of clinical presentation, pathophysiology and diagnosis. Subtypes of carpal instability nondissociative are described as well as management principles, both nonoperative and surgical.
9. Lee DJ, Elfar JC. Carpal ligament injuries, pathomechanics, and classification. Hand Clin. 2015;31(3):389–98. Annotation: This articles reviews carpal instability, specifically volar and dorsal intercalated segment instability. Normal wrist mechanics as well as pathological deformities are discussed.
10. Watson HK, Ballet FL. The SLAC wrist: scapholunate advanced collapse pattern of degenerative arthritis. J Hand Surg Am. 1984;9(3):358–65.
11. Strauch RJ. Scapholunate advanced collapse and scaphoid nonunion advanced collapse arthritis—update on evaluation and treatment. J Hand Surg Am. 2011;36(4):729–35.
12. Kiefhaber TR. Management of scapholunate advanced collapse pattern of degenerative arthritis of the wrist. J Hand Surg Am. 2009;34(8):1527–30.
13. Cohen MS, Kozin SH. Degenerative arthritis of the wrist: proximal row carpectomy versus scaphoid excision and four-corner arthrodesis. J Hand Surg Am. 2001;26(1):94–104.
14. Mack GR, Bosset MJ, Gelberman R, Yu E. The natural history of scaphoid nonunion. J Bone Joint Surg. 1984;66A(4):504–9.
15. Ruby LK, Stinson J, Belsky MR. The natural history of scaphoid non-union a review of twenty-five cases. J Bone Joint Surg. 1985;67A(3):428–32.
16. Malerich MM, Clifford J, Eaton B, Eaton R, Littler JW. Distal scaphoid resection arthroplasty for the treatment of degenerative arthritis secondary to scaphoid nonunion. J Hand Surg. 1999;24(6):1196–205.
17. Ruch DS, Papadonikolakis A. Resection of the scaphoid distal pole for symptomatic scaphoid nonunion after failed previous surgical treatment. J Hand Surg Am. 2006;31(4):588–93.
18. Bain GI, Watts AC. The outcome of scaphoid excision and four-corner arthrodesis for advanced carpal collapse at a minimum of ten years. J Hand Surg Am. 2010;35(5): 719–25.
19. Hegazy G. Capitolunate arthrodesis for treatment of Scaphoid Nonunion Advanced Collapse (SNAC) wrist arthritis. J Hand Microsurg. 2015;7(1):79–86. Annotation: a retrospective review of twelve patients undergoing capitolunate arthrodesis with headless compression screws for scaphoid nonunion advanced collapse. This study found capitolunate arthrodesis to restore a stable, functional wrist. No level of evidence provided.
20. Saltzman BM, Frank JM, Slikker W, Fernandez JJ, Cohen MS, Wysocki RW. Clinical outcomes of proximal row carpectomy versus four-corner arthrodesis for post-traumatic wrist arthropathy: a systematic review. J Hand Surg Eur Vol. 2015;40(5):450–7. Annotation: A systematic review of seven studies examining clinical outcomes after PRC or S4CF for SLAC/ SNAC wrist. Radial deviation and post-operative grip strength were found to be greater after

four-corner fusion while PRC had a lower overall complication rate. Level of Evidence III.
21. Mulford JS, Ceulemans LJ, Nam D, Axelrod TS. Proximal row carpectomy vs four corner fusion for Scapholunate (Slac) or Scaphoid Nonunion advanced Collapse (Snac) wrists: a systematic review of outcomes. J Hand Surg Eur Vol. 2009;34(2):256–63.
22. Weinstein LP, Berger RA. Analgesic benefit, functional outcome and patient satisfaction after partial wrist denervation. J Hand Surg Am. 2002;27(5):833–9.
23. Ferreres A, Foucher G, Santiago S. Extensive denervation of the wrist. Tech Hand Up Extrem Surg. 2002;6(1):36–41.
24. Simon E, Zemirline A, Richou J, Hu W, Le Nen D. Complete wrist denervation: a retrospective study of 27 cases with a mean follow-up period of 77 months. Chir Main. 2012;31(2102):306–10. Annotation: a retrospective review of 27 complete wrist denervations performed by one surgeon. Stable pain relief was achieved in 89% of patients with a significant improvement in range of motion of the wrist. Six complications were reported with overall satisfaction in a majority of patients. No level of evidence provided.
25. Hohendorff B, Mühldorfer-Fodor M, Kalb K, Von Schoonhoven J, Prommersberger KJ. Long-term results following denervation of the wrist. [Article in German]. Unfallchirurg. 2012;115(4):343–52. Annotation: A retrospective review of 61 total wrist denervations with an average follow up of ten years. They conclude that total wrist denervation is an option for the chronically painful wrist with long-term satisfaction. No level of evidence provided.
26. Schweizer A, von Känel O, Kammer E, Meuli-Simmen C. Long-term follow-up evaluation of denervation of the wrist. J Hand Surg Am. 2006;31A(4):559–64.
27. Hastings H, Weiss AC, Quenzer D, Wiedeman GP, Hanington KR, Strickland JW. Arthrodesis of the wrist for post-traumatic disorders. J Bone Joint Surg. 1996;78-A(6):897–902.
28. Adey L, Ring D, Jupiter JB. Health status after total wrist arthrodesis for posttraumatic arthritis. J Hand Surg. 2005;30A(5):932–6.
29. De Smet L, Degreef I, Truyen J, Robijns F. Outcome of two salvage procedures for posttraumatic osteoarthritis of the wrist: arthrodesis or proximal row carpectomy. Acta Chir Belg. 2005;105(6):626–30.
30. Garcia-Elias M, Lluch A, Ferreres A, Papini-Zorli I, Rahimtoola ZO. Treatment of radiocarpal degenerative osteoarthritis by radioscapholunate arthrodesis and distal scaphoidectomy. J Hand Surg Am. 2005;30(1):8–15.
31. Garcia-Elias M. Excisional arthroplasty for Scaphotrapeziotrapezoidal osteoarthritis. J Hand Surg Am. 2011;36(3):516–20.
32. Crook T, Warwick D. Avoiding fusion in wrist arthritis. J Bone Joint Surg. 2011:1–5.
33. Siegel JM, Ruby LK. Critical look at intercarpal arthrodesis: review of the literature. J Hand Surg Am. 1996;21(4):717–23.
34. Pequignot JP, D'asnieres De Veigy L, Allieu Y. Arthroplasty for Scaphotrapeziotrapezoidal arthrosis using a pyrolytic carbon implant. Preliminary results. [Article in French]. Chir Main. 2005;24(3–4):148–52.
35. Viegas SF, Patterson RM, Peterson PD, Pogue DJ, Jenkins DK, Sweo TD, et al. Ulnar sided perilunate instability: an anatomic and biomechanical study. J Hand Surg Am. 1990;15(2):268–78.
36. Kirschenbaum D, Coyle MP, Leddy JP, New Brunswick NJ. Chronic lunotriquetral instability: diagnosis and treatment. J Hand Surg Am. 1993;18(6):1107–12.
37. Shin AY, Weinstein LP, Berger RA, Bishop AT. Treatment of isolated injuries of the lunotriquetral ligament. A comparison of arthrodesis, ligament reconstruction and ligament repair. J Bone Joint Surg Br. 2001;83(7):1023–8.
38. Lamey DM, Fernandez DL. Results of the modified Sauve-Kapandji procedure in the treatment of chronic posttraumatic derangement of the distal radioulnar joint. J Bone Joint Surg Am. 1998;80(12):1758–69.
39. Bowers WH. Distal radioulnar joint arthroplasty: the hemiresection-interposition technique. J Hand Surg Am. 1985;10(2):169–78.
40. Watson HK, Ryu J, Burgess RC. Matched distal ulnar resection. J Hand Surg Am. 1986;11(6):812–7.
41. Santos C, Pereira A, Sousa M, Trigeuiros M, Silva C. Indications for distal radioulnar arthroplasty: report on three clinical cases. Rev Bras Ortop. 2015;46(3):321–4. Annotation: A report of three cases in which a metallic prosthesis was used to replace the DRUJ. At one year follow

up all three patients had improved pain and range of motion. No level of evidence provided.
42. George MS, Kiefhaber TR, Stern PJ. The Sauve–Kapandji procedure and the Darrach procedure for distal radio–ulnar joint dysfunction after Colles' fracture. J Hand Surg Br. 2004;29(6):608–13.
43. Dargai F, Hoel G, Safieddine M, Payet E, Leonard R, Jaffarbanjee Z, et al. Tenyear radiological and clinical outcomes of capitolunate arthrodesis with scaphoid and triquetrum excision for advanced degenerative arthritis in the wrist: single-center, retrospective case series with 10patients. Hand Surg Rehabil. 2020;39(1):41–7. Epub 2019 Nov 1.
44. Aita MA, Nakano EK, Schaffhausser HL, Fukushima WY, Fujiki EN. Randomized clinical trial between proximal row carpectomy and the four-corner fusion for patients with stage II SNAC. Rev Bras Ortop. 2016;51(5):574–582. eCollection 2016 Sep-Oct.
45. Williams JB, Weiner H, Tyser AR. Long-term outcome and secondary operations after proximal row carpectomy or four-corner arthrodesis. J Wrist Surg. 2018;7(1):51–6. Epub 2017 Jul 27.
46. Daar DA, Shah A, Mirrer JT, Thanik V, Hacquebord J. Proximal row carpectomy versus four-corner arthrodesis for the treatment of SLAC/SNAC wrist: a cost-utility analysis. Plast Reconstr Surg. 2019;143:1432.
47. Kazmers NH, Stephens AR, Presson AP, Xu Y, Feller RJ, Tyser AR. Comparison of direct surgical costs for proximal row carpectomy and four-corner arthrodesis. J Wrist Surg. 2019;8(1):66–71. Epub 2018 Nov 16.
48. Abdelaziz AM, Aldahshan W, El-Sherief FAH, Wahd YESH, Soliman HAG. Posterior interosseous neurectomy alternative for treating chronic wrist pain. J Wrist Surg. 2019;8(3):198–201. Epub 2019 Jan 29.
49. Picart B, Laborie C, Hulet C, Malherbe M. Total wrist denervation: retrospective study of 39 wrists with 56 months' follow-up. Orthop Traumatol Surg Res. 2019;105(8):1607–10. Epub 2019 Sep 5.
50. Catalano LW 3rd, Ryan DJ, Barron OA, Glickel SZ. Surgical management of Scaphotrapeziotrapezoid arthritis. J Am Acad Orthop Surg. 2020;28(6):221–8.
51. Luchetti R, Atzei A, Cozzolino R. Arthroscopic distal scaphoid resection for Scapho-Trapezium-trapezoid arthritis. Hand (N Y). 2019:1558944719864451.
52. Faucher GK, Zimmerman RM, Zimmerman NB. Instability and arthritis of the distal radioulnar joint: a critical analysis review. JBJS Rev. 2016;4(12):01874474-201612000-00001.
53. Nawijn F, Verhiel SHWL, Jupiter JB, Chen NC. Hemiresection interposition arthroplasty of the distal radioulnar joint: a long-term outcome study. Hand (N Y). 2019;13:1558944719873430.
54. Bellevue KD, Thayer MK, Pouliot M, Huang JI, Hanel DP. Complications of semiconstrained distal radioulnar joint arthroplasty. J Hand Surg Am. 2018;43(6):566.e1–9.
55. DeGeorge BR Jr, Berger RA, Shin AY. Constrained implant arthroplasty for distal radioulnar joint arthrosis: evaluation and management of soft tissue complications. J Hand Surg Am. 2019;44(7):614.e1–614.e9. Epub 2018 Oct 18.

第7章

手部创伤后关节炎

Andrew P. Harris, Thomas J. Kim, Christopher Got

要点

- 指间关节关节炎治疗的金标准是关节融合术。
- 拇指掌指(MCP)关节关节置换术是低需求患者的合适选择。
- 腕掌(CMC)关节关节炎治疗流程类似于指间关节(IP)和 MCP 关节炎。

引言

手部关节炎是普通人群的常见病,患病率为 20%~30%[1]。手部是 OA 所致疼痛的第二好发部位,手部关节炎是手外科医师经常处理的病症[1,2]。患者的病情严重程度各不相同,但最常见的主诉包括关节僵硬、日常活动受限和外观畸形。人工关节置换在膝或髋关节中已成功应用多年,但与这些大关节不同的是,手部小关节置换的长期疗效还未达到这种程度。本章将讨论拇指和其他手指指间关节、MCP 关节和 CMC 关节 PTOA 的治疗现状及文献回顾。

远端指间(DIP)关节关节炎

DIP 关节因其位于手指远端,是最易受伤的部位。指骨远端骨折可发生在结节部(远端)、骨干(中部)或关节面(近端)。累及远端指骨关节面或中节指骨头端的损伤,后期可能导致关节炎。骨性锤状指损伤和指深屈肌撕脱伤也可累及大部分 DIP 关节,加速关节炎的发生。

手指关节炎的治疗在流程上类似于大关节的治疗。保守治疗是首选,包括抗炎性药物使用和职业治疗。与大关节不同，手指和拇指 OA 可实施固定。对于拇指指间关节炎，通常是在第一 CMC 关节处进行支具固定。类固醇注射也是一种选择，但由于关节空间小，准确地关节内注射富有挑战性。类固醇注射通常可以缓解一部分患者的疼痛症状。当这些保守治疗失败时，可以考虑手术治疗，包括关节融合术或关节置换术。对于有症状性终末期关节炎，其治疗金标准是关节融合术[3]。有许多不同的技术，但基本原则相同：切除关节两侧剩余的关节面和硬化骨，使用简单的克氏针(K-wire)或加压螺钉进行融合固定(图 7.1)。

加压螺钉通常使用中空螺钉，通常以逆行方式固定。在显露并准备好关节表面后，从远端指骨顺行置入一根克氏针。在克氏针与皮肤的接触点，做一切口，使

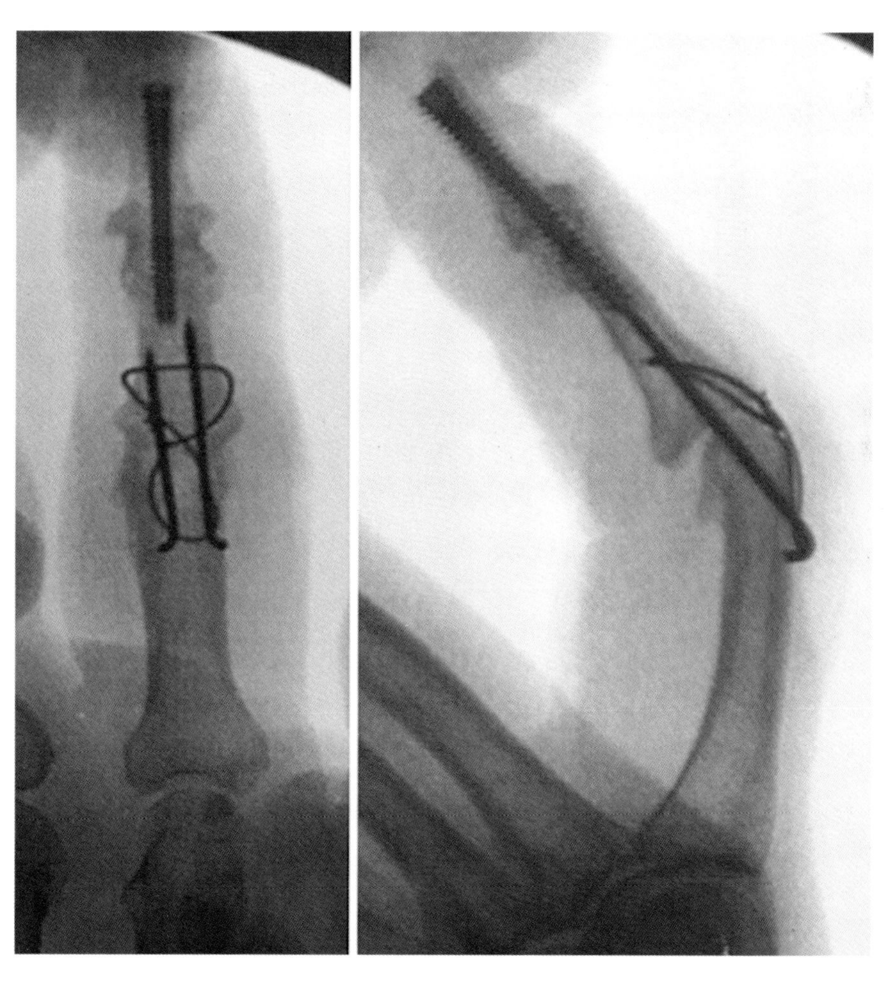

图 7.1　用加压螺钉进行 DIP 关节融合，用环扎钢丝和克氏针进行近端指间关节融合(前后位和侧位图)。

克氏针继续向前推进,直到其到达远节指骨的近端关节面下。复位需融合的关节,克氏针在直视下穿过融合面逆行进入中节指骨的中心。当融合关节面处于加压状态时,通过克氏针置入加压螺钉。加压螺钉主要有两种设计,它们使用可变螺距的概念在螺钉拧入过程中实现加压。Herbert 加压螺钉中间部分是一个光滑螺杆,在前端和后端有不同螺距的螺纹。另一种螺钉设计是全螺纹的,螺距沿其整个长度变化。这两种设计在融合骨床上产生加压的目的是一致的(图 7.2)。据报道,愈合率为 80%~100%,无论采用何种技术,愈合率都很高(图 7.3)[3,4]。

DIP 关节融合术并发症可能包括骨不连、内固定失败、远节指骨骨折和感染。Stern 等报道了 DIP 关节融合术的不愈合率为 11%[5]。在有症状的骨不连病例中,可以去除螺钉,刮除骨不连部位,从桡骨远端或髂骨取皮质-松质骨进行移植。目前尚无关节融合翻修手术临床结果的大宗病例报道[6]。然而,少数报道的病例通过这些技术行关节融合翻修手术取得了成功[6]。远节指骨也可发生骨折,因为远节指

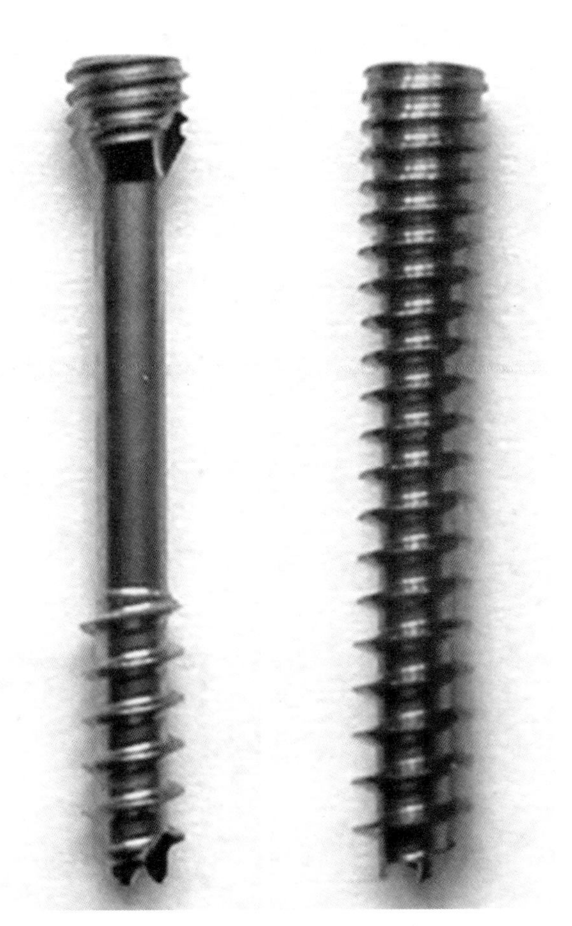

图 7.2 Herbert 加压螺钉与全螺纹变螺距螺钉。(扫码看彩图)

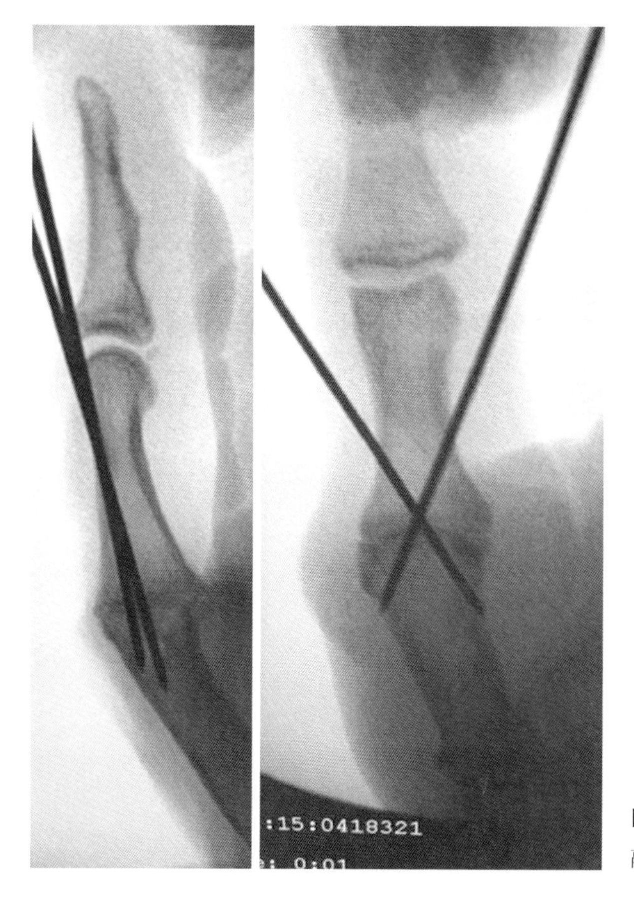

图7.3 用克氏针行拇指指间关节融合术(前后位和侧位图)。

骨的平均前后直径约为3.5mm,Herbert螺钉的尾端直径为3.9mm,Acutrak Mini螺钉直径为3.6mm,Stryker TwinFix螺钉直径为4.1mm[7,8]。这可能会使远节指骨背侧皮质破裂及对生发基质的压力增加,从而导致指甲变形[9]。因此,选择中节指骨和远节指骨大小都合适的螺钉很重要。Herbert螺钉的范围通常为2.5~3mm,无更小的直径可供选择。目前已开发出更小尺寸的螺钉,Acutrak Micro提供的螺钉直径为2~2.4mm。

DIP置换术适用于特定的患者群体。对于音乐家或其他对指尖灵巧度有类似要求的患者,最好保留DIP关节的运动功能。相反,关节融合术消除了融合部位的所有活动,更适合重体力劳动者。一般来说,融合术是缓解疼痛最可靠的选择,可以避免与植入物松动和断裂相关的并发症[10]。硅胶关节成形术适用于一小部分患者,报道的并发症发病率存在差异,为1%~10%,与关节融合术相当[11,3]。

近端指间(PIP)关节关节炎

PIP关节损伤较为麻烦,因为其随后可能会出现关节僵硬和关节炎。这仍然是一个尚未解决的问题,正因为如此,有许多不同的治疗选择。PIP关节的解剖结构可以被认为是一个盒子,掌板构成盒子的底部,侧副韧带形成盒子的侧面,伸肌装置形成盒子的顶部。至少必须打碎盒子的两面,盒子才会变得不稳定。指间关节位于远离手掌的易伤部位,但有足够的杠杆力臂,因此当指尖施力时,可能会造成较大伤害。

治疗选择从手疗、夹板和抗炎药开始。PIP关节的PTOA和关节僵硬不仅只涉及骨性关节面,因此必须积极治疗。挛缩的软组织结构对石膏夹板、超声、热疗和拉伸反应良好[12-14]。治疗是一个漫长且乏味的过程,所以患者依从性最重要。外科手术方案选择有关节置换术和关节融合术。对于有症状的终末期PTOA的治疗金标准是关节融合术。对于需要握力的示指和手部要求更高的体力劳动者来说尤其如此。PIP关节融合术的其他选择与DIP关节类似,包括常用的张力带、加压螺钉和钢板(图7.4)。

关节成形术包括掌板关节成形术、硅胶关节成形术和表面置换关节成形术。

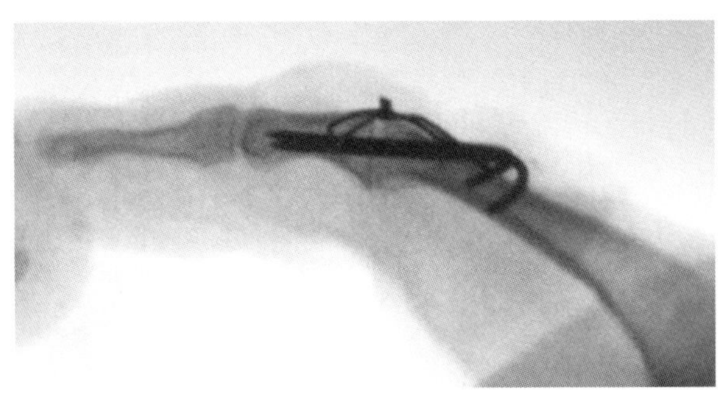

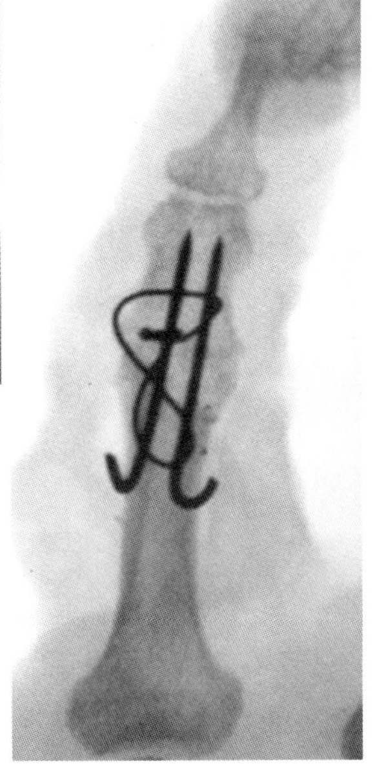

图7.4 用克氏针及张力带行PIP关节融合(前后位和侧位图)。

掌板关节成形术最初是一种治疗 PIP 关节急性骨折脱位的手术，适用于固有关节面无法重建的病例[15]。从那时起，掌板关节成形术逐步成为一种治疗 PIP 关节 PTOA 的手术，并取得了不错的效果[16,17]。手术包括切除剩余关节表面的不可重建/关节炎部分，并勾勒出彼此匹配的轮廓。然后将掌板从中节指骨远端分离出来，并移位到关节中。Lin 及其同事对 7 例患有创伤性 PIP 关节炎的患者进行了改良的掌板关节成形术。他们发现，在 2 年的随访中，患者疼痛评分降低，平均活动范围增加了 64°[16]。Dionysian 等对 17 例患者进行了平均 11.5 年随访，关节活动度为 30°~110°[15]，其中只有 4 例患者表现出轻度关节狭窄[15]。自 20 世纪 60 年代以来，硅胶关节成形术一直用于缓解疼痛并保持关节活动[18]。它们起着间隔物的作用，使软组织形成一个囊和一个无痛稳定的关节。研究报道发现，硅胶关节成形术可以很好地缓解疼痛，但对关节 ROM 改变不大[19,20]。并发症包括植入物断裂、侧方不稳、硅胶滑膜炎和骨破坏，据报道翻修率为 10%~14%[21]。由于这些潜在的问题，已经开发了多种不同的表面置换关节成形术。

目前使用最广泛的两种关节置换假体是钛聚乙烯和高温石墨植入物。钛-聚乙烯植入物通常由近端和远端钛杆、近端合金关节表面和远端超高分子聚乙烯关节表面组成。高温石墨植入物由不透射线的石墨芯和透射线的热解碳涂层组成。这种植入材料的弹性模量与皮质骨相似。钛和高温石墨植入物都是非铰链的、髁限制性、非骨水泥的假体。关节表面的几何形状和保留的副韧带维持了关节的稳定性。一项前瞻性随机试验研究了硅胶关节成形术、钛关节成形术和高温石墨关节成形术之间的差异。所有组的疼痛减轻程度及握力相似。与硅胶组相比，钛假体组和高温石墨假体组的活动范围仅在短期内优于硅胶组。表面置换组并发症发病率及严重性更甚。钛假体组有 27%被拆除，最终被硅胶植入物取而代之。高温石墨组有 39%被拆除和更换。基于这一点和最近的研究表明，表面关节置换术效果不佳，PTOA 仍然是一个未解决的难题[21]。目前正在研究新的技术，以获得更稳定的假体固定，以避免关节表面置换术后假体松动这一非常常见的并发症。

关节融合术是治疗 PIP 关节 PTOA 的金标准。PIP 关节融合有多种技术，包括螺钉固定、克氏针、张力带和钢板固定。这些技术都比较常用，通常由外科医师的偏好决定。然而，Leibovic 和 Strickland 的一项研究表明，采用螺钉固定时，不愈合率最低[22]。PIP 关节需要在最佳功能位置进行融合。示指和中指主要用于精细捏持操作，通常在屈曲 15°~30°时功能更强。尺侧手指主要用于抓握，在屈曲 30°~45°时功能更强。在这些最佳角度进行融合是保持手最大功能的关键。

MCP 关节关节炎

手部含有5个MCP关节,由掌骨和相应近节指骨组成。MCP关节容易受到创伤,尤其是在握紧拳头击打无生命物体的情况下。当拳头紧握时,第2~5 MCP关节最易见,它们很容易受到关节内损伤。就像手部其他关节一样,挤压伤和钝性伤是其他常见的受伤机制。

MCP PTOA 的初始治疗与手的其他关节相似。保守治疗包括多种方法,通常以NSAID开始,常见的包括布洛芬、塞来昔布、萘普生或美洛昔康。局部治疗可用扶他林凝胶。根据关节炎的严重程度,职业治疗或手疗可以改善肌肉力量和关节ROM。夹板可以固定受累关节,提高舒适度,但有增加关节僵硬的风险。与第2~5 MCP关节相比,拇指关节在使用夹板时更易于维持功能。与其他大关节一样,MCP关节也可进行皮质类固醇注射。注射时机的选择很重要,如果近期有可能接受手术治疗,作者建议最后一次注射至少在3个月前,以防止感染风险,最多注射3次,间隔至少3个月[23,24]。

当保守治疗各种方法都已尝试,且无法缓解症状或恢复功能时,可考虑手术治疗。MCP关节成形术是手部低需求患者的最常用治疗手段之一。早期关节成形术采用限制性铰链设计,但通常由于松动或断裂而失败[25]。目前MCP关节成形术假体部件由硅胶或高温石墨组成。Chung等报道了对类风湿关节炎接受Swanson MCP关节置换术的患者,随访1年发现患者报道的结果明显改善[26]。1999年,Cook等分析了53例共151个MCP高温石墨关节成形术的结果,这些患者的诊断主要为类风湿性关节炎,报道有12%的翻修率和81.4%的10年生存率[27]。Houdek等对开放性创伤性不可重建的MCP关节损伤患者最初采用高温石墨关节置换术治疗,显示了良好的结果。

对于需求较高的患者或MCP关节置换术失败的患者,MCP关节融合可考虑作为初始手术治疗方法或挽救性手术。关节融合术在消除疼痛方面有效,但由于关节活动受限,必须在正确的屈曲角度进行融合,以提供最大的功能。Bicknell等回顾性分析了27例接受拇指MCP关节融合的患者,报道称患者满意度高,并发症发病率低,灵巧性、力量和活动度丢失少[28]。对于确切的最佳融合位置尚未达成共识。Steiger等报道拇指MCP的最佳融合角度为屈曲15°和旋前10°,而Saldana等的一项研究建议男性25°融合,女性20°融合。融合角度是基于手术时每例患者的需求[29,30]。第2~5 MCP关节的融合角度一般为10°、20°、30°和40°,这些角度是各关节的平均休息位[30]。Ledgard 等报道了同时融合第 2~5 MCP 关节治疗PTOA 患者,术后功能得到改善,如果关节融合在适当的位置,手能够保持良好的功能[31]。

CMC 关节关节炎

CMC 关节像 MCP、PIP 和 DIP 关节一样容易受到创伤。手部共有 5 个 CMC 关节,其中拇指 CMC 关节对于手的功能来说是最复杂且最重要的。就像 MCP 关节一样,CMC 关节在握紧拳头打击时,力量直接传递到这些关节,更容易受伤和脱位。拇指 CMC 有两种熟知的关节内骨折形式,即“Rolando”和“Bennett”,最常见的机制是向拇指施加轴向外力[32]。Rolando 骨折的特点是第一掌骨近端关节内粉碎性骨折[33]。Bennett 骨折的特征是第一掌骨近端掌侧裂开,掌侧斜韧带嵌入骨折端[34]。除 PTOA 外,特发性拇指 CMC 关节炎也是手外科医师最常处理的病症之一。

即使对 CMC 关节周围骨折进行固定,后期仍可能发生 PTOA。所采用的治疗流程与 MCP、PIP 和 DIP 关节非常相似。首先采取保守治疗,包括 NSAID、夹板、手疗或职业治疗。专为拇指 CMC 制作的夹板已被证明可以显著改善手部功能并缓解疼痛,并常用于早期治疗。然而,第 2~5 CMC 关节的夹板很难在保持手部功能的同时完成很好的固定。皮质类固醇注射常用于拇指 CMC 关节炎的治疗,但通常只是临时的解决方法,因为症状缓解的持续时间取决于关节炎的严重程度[35]。Meenagh 等在一项随机对照试验中显示,在中度至重度关节炎患者中,皮质类固醇注射与安慰剂相比无临床获益[36]。尽管第 2~5 CMC 关节的 PTOA 比拇指要少见很多,亦可以尝试关节内注射[37]。

当各种保守治疗方法均尝试后,若疼痛和功能未改善到让患者满意的程度,可采取手术干预。拇指的手术选择包括大多角骨切除术(切除性关节成形术),联合或不联合悬吊成形术或韧带重建、CMC 融合术和关节置换术[38,39]。切除性关节成形术是治疗相对活跃患者的金标准[38]。年轻、健康、高需求和体力劳动患者均可受益于 CMC 融合[39]。低需求患者可考虑进行关节置换术。硅胶拇指 CMC 关节置换术最初表现良好,但后来发现存在滑膜炎、硅胶磨损、半脱位、冷蠕变和骨侵袭等并发症[38]。早期研究显示,高温石墨间置式拇指 CMC 移植物对选择性低需求患者有良好的效果[40]。与拇指相比,第 2~5 CMC 关节的活动量相对较低,通常对融合反应良好。Yong 等使用 Dupert 关节成形术治疗第 5 CMC 关节显示了良好的早期结果,手术操作主要包括第 5 掌骨基底切除以及和第 4 掌骨近端骨干融合[41]。

结论

手部PTOA是手外科医师治疗的常见疾病。即使对骨折进行了适当的固定，由于原始损伤性质，PTOA可能不可避免。治疗方案与每例患者的活动需求有关，但一般来说，早期主要进行保守治疗，包括使用NSAID、局部固定和类固醇注射。当保守措施无法缓解疼痛和不适时，根据所累及的关节情况，可以选择关节置换术、切除性关节成形术或关节融合术等方法进行外科干预。

（丁钱海 译　熊炎 校）

参考文献

1. Lawrence RC, Helmick CG, Arnett FC, et al. Estimates of the prevalence of arthritis and selected musculoskeletal disorders in the United States. Arthritis Rheum. 1998;41(5):778–99. https://doi.org/10.1002/1529-0131(199805)41:5<778::AID-ART4>3.0.CO;2-V.
2. Oliveria SA, Felson DT, Reed JI, Cirillo PA, Walker AM. Incidence of symptomatic hand, hip, and knee osteoarthritis among patients in a health maintenance organization. Arthritis Rheum. 1995;38(8):1134–41.
3. Leibovic SJ. Instructional Course Lecture. Arthrodesis of the interphalangeal joints with headless compression screws. J Hand Surg. 2007;32(7):1113–9. https://doi.org/10.1016/j.jhsa.2007.06.010.
4. Brutus J-P, Palmer AK, Mosher JF, Harley BJ, Loftus JB. Use of a headless compressive screw for distal interphalangeal joint arthrodesis in digits: clinical outcome and review of complications. J Hand Surg. 2006;31(1):85–9. https://doi.org/10.1016/j.jhsa.2005.09.009.
5. Stern PJ, Fulton DB. Distal interphalangeal joint arthrodesis: an analysis of complications. J Hand Surg. 1992;17(6):1139–45.
6. Owusu A, Isaacs J. Revision of failed distal interphalangeal arthrodesis complicated by retained headless screw. J Hand Surg. 2013;38(7):1408–13. https://doi.org/10.1016/j.jhsa.2013.04.018.
7. Wyrsch B, Dawson J, Aufranc S, Weikert D, Milek M. Distal interphalangeal joint arthrodesis comparing tension-band wire and Herbert screw: a biomechanical and dimensional analysis. J Hand Surg. 1996;21(3):438–43. https://doi.org/10.1016/S0363-5023(96)80360-1.
8. Darowish M, Brenneman R, Bigger J. Dimensional analysis of the distal phalanx with consideration of distal interphalangeal joint arthrodesis using a headless compression screw. Hand (N Y). 2015;10(1):100–4. https://doi.org/10.1007/s11552-014-9679-x.
9. Dickson DR, Mehta SS, Nuttall D, Ng CY. A systematic review of distal interphalangeal joint arthrodesis. J Hand Microsurg. 2014;6(2):74–84. https://doi.org/10.1007/s12593-014-0163-1.
10. Drake ML, Segalman KA. Complications of small joint arthroplasty. Hand Clin. 2010;26(2):205–12. https://doi.org/10.1016/j.hcl.2010.01.003.
11. Sierakowski A, Zweifel C, Sirotakova M, Sauerland S, Elliot D. Joint replacement in 131 painful osteoarthritic and post-traumatic distal interphalangeal joints. J Hand Surg Eur Vol. 2012;37(4):304–9. https://doi.org/10.1177/1753193411422679.
12. Hunter E, Laverty J, Pollock R, Birch R. Nonoperative treatment of fixed flexion deformity of the proximal interphalangeal joint. J Hand Surg Edinb Scotl. 1999;24(3):281–3. https://doi.org/10.1054/jhsb.1999.0111.
13. Houshian S, Jing SS, Chikkamuniyappa C, Kazemian GH, Emami-Moghaddam-Tehrani M. Management of posttraumatic proximal interphalangeal joint contracture. J Hand Surg. 2013;38(8):1651–8. https://doi.org/10.1016/j.jhsa.2013.03.014.

14. Nunley RM, Boyer MI, Goldfarb CA. Pyrolytic carbon arthroplasty for posttraumatic arthritis of the proximal interphalangeal joint. J Hand Surg. 2006;31(9):1468–74. https://doi.org/10.1016/j.jhsa.2006.07.017.
15. Dionysian E, Eaton RG. The long-term outcome of volar plate arthroplasty of the proximal interphalangeal joint. J Hand Surg. 2000;25(3):429–37.
16. Lin S-Y, Chuo C-Y, Lin G-T, Ho M-L, Tien Y-C, Fu Y-C. Volar plate interposition arthroplasty for posttraumatic arthritis of the finger joints. J Hand Surg. 2008;33(1):35–9. https://doi.org/10.1016/j.jhsa.2007.10.020.
17. Burton RI, Campolattaro RM, Ronchetti PJ. Volar plate arthroplasty for osteoarthritis of the proximal interphalangeal joint: a preliminary report. J Hand Surg. 2002;27(6):1065–72. https://doi.org/10.1053/jhsu.2002.35871.
18. Swanson AB, de Groot Swanson G. Flexible implant resection arthroplasty of the proximal interphalangeal joint. Hand Clin. 1994;10(2):261–6.
19. Bales JG, Wall LB, Stern PJ. Long-term results of Swanson silicone arthroplasty for proximal interphalangeal joint osteoarthritis. J Hand Surg. 2014;39(3):455–61. https://doi.org/10.1016/j.jhsa.2013.11.008.
20. Swanson AB, Maupin BK, Gajjar NV, Swanson GD. Flexible implant arthroplasty in the proximal interphalangeal joint of the hand. J Hand Surg. 1985;10(6 Pt 1):796–805.
21. Daecke W, Kaszap B, Martini AK, Hagena FW, Rieck B, Jung M. A prospective, randomized comparison of 3 types of proximal interphalangeal joint arthroplasty. J Hand Surg. 2012;37(9):1770–1779.e1-e3. https://doi.org/10.1016/j.jhsa.2012.06.006.
22. Leibovic SJ, Strickland JW. Arthrodesis of the proximal interphalangeal joint of the finger: comparison of the use of the Herbert screw with other fixation methods. J Hand Surg. 1994;19(2):181–8. https://doi.org/10.1016/0363-5023(94)90002-7.
23. Woon CY-L, Phoon E-S, Lee JY-L, Ng S-W, Teoh L-C. Hazards of steroid injection: suppurative extensor tendon rupture. Indian J Plast Surg. 2010;43(1):97–100. https://doi.org/10.4103/0970-0358.63971.
24. Lu H, Yang H, Shen H, Ye G, Lin X-J. The clinical effect of tendon repair for tendon spontaneous rupture after corticosteroid injection in hands. Medicine (Baltimore). 2016;95(41) https://doi.org/10.1097/MD.0000000000005145.
25. Adkinson JM, Chung KC. Advances in small joint arthroplasty of the hand. Plast Reconstr Surg. 2014;134(6):1260–8. https://doi.org/10.1097/PRS.0000000000000733.
26. Chung KC, Kotsis SV, Kim HM. A prospective outcomes study of Swanson metacarpophalangeal joint arthroplasty for the rheumatoid hand. J Hand Surg. 2004;29(4):646–53. https://doi.org/10.1016/j.jhsa.2004.03.004.
27. Cook SD, Beckenbaugh RD, Redondo J, Popich LS, Klawitter JJ, Linscheid RL. Long-term follow-up of pyrolytic carbon metacarpophalangeal implants. J Bone Joint Surg Am. 1999;81(5):635–48.
28. Bicknell RT, MacDermid J, Roth JH. Assessment of thumb metacarpophalangeal joint arthrodesis using a single longitudinal K-wire. J Hand Surg. 2007;32(5):677–84. https://doi.org/10.1016/j.jhsa.2007.02.010.
29. Steiger R, Segmüller G. Arthrodesis of the metacarpophalangeal joint of the thumb. Indications, technic, arthrodesis angle and functional effect. Handchir Mikrochir Plast Chir Organ Deutschsprachigen Arbeitsgemeinschaft Handchir Organ Deutschsprachigen Arbeitsgemeinschaft Mikrochir Peripher Nerven Gefasse Organ V. 1989;21(1):18–22.
30. Saldana MJ, Clark EN, Aulicino PL. The optimal position for arthrodesis of the metacarpophalangeal joint of the thumb: a clinical study. J Hand Surg Edinb Scotl. 1987;12(2):256–9.
31. Ledgard JP, Tonkin MA. Simultaneous four finger metacarpophalangeal joint fusions - indications and results. Hand Surg Int J Devoted Hand Up Limb Surg Relat Res J Asia-Pac Fed Soc Surg Hand. 2014;19(1):69–76. https://doi.org/10.1142/S0218810414500129.
32. Haughton D, Jordan D, Malahias M, Hindocha S, Khan W. Principles of hand fracture management. Open Orthop J. 2012;6:43–53. https://doi.org/10.2174/1874325001206010043.
33. Mumtaz MU, Ahmad F, Kawoosa AA, Hussain I, Wani I. Treatment of rolando fractures by open reduction and internal fixation using mini T-plate and screws. J Hand Microsurg. 2016;8(2):80–5. https://doi.org/10.1055/s-0036-1583300.

34. Ladd AL, Lee J, Hagert E. Macroscopic and microscopic analysis of the thumb carpometacarpal ligaments. J Bone Joint Surg Am. 2012;94(16):1468–77. https://doi.org/10.2106/JBJS.K.00329.
35. Khan M, Waseem M, Raza A, Derham D. Quantitative assessment of improvement with single corticosteroid injection in thumb CMC joint osteoarthritis? Open Orthop J. 2009;3:48–51. https://doi.org/10.2174/1874325000903010048.
36. Meenagh G, Patton J, Kynes C, Wright G. A randomised controlled trial of intra-articular corticosteroid injection of the carpometacarpal joint of the thumb in osteoarthritis. Ann Rheum Dis. 2004;63(10):1260–3. https://doi.org/10.1136/ard.2003.015438.
37. Hunt TR. Degenerative and post-traumatic arthritis affecting the carpometacarpal joints of the fingers. Hand Clin. 2006;22(2):221–8. https://doi.org/10.1016/j.hcl.2006.02.004.
38. Matullo KS, Ilyas A, Thoder JJ. CMC arthroplasty of the thumb: a review. Hand (N Y). 2007;2(4):232–9. https://doi.org/10.1007/s11552-007-9068-9.
39. Zhang X, Wang T, Wan S. Minimally invasive thumb carpometacarpal joint arthrodesis with headless screws and arthroscopic assistance. J Hand Surg. 2015;40(1):152–8. https://doi.org/10.1016/j.jhsa.2014.10.020.
40. Odella S, Querenghi AM, Sartore R, DE Felice A, Dacatra U. Trapeziometacarpal osteoarthritis: pyrocarbon interposition implants. Joints. 2014;2(4):154–8.
41. Yang Y, Scheker LR, Kumar KK. Arthroplasty for fifth carpometacarpal joint arthritis. J Wrist Surg. 2015;4(2):110–4. https://doi.org/10.1055/s-0035-1549291.

第 3 部分

下肢创伤后关节炎

第 8 章

髋臼创伤后关节炎

Savyasachi C. Thakkar, Erik A. Hasenboehler, Chandrashekhar J. Thakkar

要点

- 关节面超过 2mm 的不平整会显著增加 PTOA 的发生风险。
- 骨水泥髋臼假体具有较高的失败率，因此人们主要使用非骨水泥型髋臼假体对存在 PTOA 问题的髋臼进行重建。
- 与不存在 PTOA 的病例相比，针对髋臼骨折实施的 THA 后 10 年的治疗效果显著更差。
- 髋臼骨折后实施 THA 后的总体翻修率明显高于常规初次 THA，因此，对这些具有挑战性的损伤进行多学科协同治疗是一个十分重要的环节。

引言

众所周知，对髋臼骨折的处理一直都是一项具有挑战性的工作，对任一骨折类型都需要进行详细的计划，并采用特定的固定方式对其进行治疗。相关研究已经证实，发生髋臼骨折的患者群具有双峰相，其中，年轻人多因高能量暴力（如车祸）致伤，而存在骨质疏松问题的老年人多因低能量暴力（如跌倒）致伤[15]。尽管对具有挑战性的髋臼骨折进行精确的切开复位和内固定治疗，仍不可避免存在发生 PTOA 的风险，这会对患者预后产生影响[19]。某些类型的骨折，会在骨质欠佳时出现明显的粉碎性骨折，切开复位和内固定可能无法达到理想的效果，需要对患者采取活动方式调整和负重限制措施。但需要指出的是，对于大多数髋臼骨折患者而言，医师都需要对其髋臼关节面进行解剖复位，尤其是年轻患者。而对于骨质质量较差的老年患者，可以采取保守治疗，可以允许髋臼关节面不完全平整，必要时后期再行 THA[20]。

相关研究已经证实，在髋臼关节平整度得到充分恢复(<2mm)的情况下，PTOA 的发病率为 13%。但当髋臼骨折关节不平整台阶>2mm 时，PTOA 的发病率就会显著增加至 44%[6]。但一些研究显示，PTOA 的发病率可能高达 67%[17,23]。作为一种主要的治疗手段，大多数髋臼骨折后发生 PTOA 的患者都需要接受 THA。通常情况下，这类患者可分为以下 3 类[12]：

- Ⅰ型：因初始损伤或因先前治疗相关的并发症，患者存在髋关节退行性变。该类患者可能存在股骨头坏死、骨折畸形愈合、骨不连或残留骨折碎片。
- Ⅱ型：发生于老年骨质疏松症患者中的粉碎性骨折，不适合进行切开复位内固定，只能依靠继发性匹配而愈合。这类患者可以接受骨折急性期 THA，也可以待骨折愈合后二期行关节置换术。
- Ⅲ型：因骨折性质导致最初内固定手术难以获得良好效果的患者。髋臼(承重)穹隆的压缩性和多节段粉碎性骨折，即使对其实施切开复位内固定术，通常也无法使患者恢复到满意，从而导致 PTOA 的发生。

截至目前，对于髋臼骨折后继发 PTOA 的患者而言，THA 依旧是主要治疗手段。然而，其疗效仍然无法达到在非骨折相关性关节炎中的应用结果[7,19,21]。PTOA 的 THA 失败率增加可能与髋臼侧使用骨水泥假体、骨折固定的初始方法、存留的内固定物、感染风险增加、患者年轻、解剖结构异常、骨质硬化以及髋臼骨量减少等方面相关[15]。而采用非骨水泥型假体进行髋臼侧重建则可以有效提高假体的生存率，成为当前 PTOA 行 THA 时髋臼侧首选植入物[1]。

本章将概述髋臼 PTOA 的治疗流程，其中包括手术计划、植入物选择和手术技术，并将介绍一些具有代表性的病例，突出说明关键性的原则问题。此外，我们将回顾目前与 THA 治疗创伤后髋臼关节炎相关的临床结果。

手术计划

在制订手术计划的过程中，医师需要详细了解与原始骨折相关的病理解剖和最初使用的固定物装置。并且，应对患者进行完整的病史采集和体格检查，在遇到急性病例时，必须对患者的软组织进行检查，以确定其是否存在脱套伤，如 Morel-Lavallée 损伤[3]。此外，还应对患者切口位置进行检查，以确定之前手术所使用的髋关节手术入路。并且还应对手术部位的伤口进行详细检查，并判断是否存在感染表现(如红斑、波动感、引流和窦道形成)。对于存在骨骼或钢板(或钢钉)外露的慢性创面,可能需要对其进行肌皮瓣覆盖处理,并请整形外科医师会诊。此外,新旧切口之间的皮桥应最大限度地保证皮肤血供。

此外,还必须详细记录患者的神经血管检查结果,其中包括运动、感觉和外周血管状况。由于损伤机制或随后的外科手术干预,髋臼骨折患者可能会存在神经血管损伤。如果考虑存在受损的情况,则术前需要对患者进行神经传导检查、肌电图(EMG)和血管相关检查。我们的团队倾向于使用髋关节后外侧入路,因为这种入路方式可以进一步延长切口,充分暴露髋臼和股骨。

从外科角度来看,可将患者分为以下3类[20]:

- Ⅰ型:需要接受常规初次THA的患者。对于这类患者而言,髋臼侧存在足够的骨量,髋关节旋转中心保持在原位,因此无须进行结构重建。这些患者通常表现为PTOA,骨折复位良好,可能存在股骨头坏死。
- Ⅱ型:患者需要在进行THA手术的同时进行骨折固定。对于大多数该类患者而言,初次THA假体就足够了,但对于少数患者而言,由于骨折不稳定或存在骨不连,髋臼杯无足够的骨量支撑。因此这类患者需要接受额外的内固定,以对髋臼杯提供有效支撑。
- Ⅲ型:需要接受大型结构重建的患者。此类患者关节解剖结构发生严重变化,因此具有较大的挑战性。对于这些患者,有必要采用THA翻修原则来重建髋关节旋转中心,包括植骨或垫块植入、使用Cage或Cup-cage技术,甚至可能需要定制的带三个翼的假体。这些患者可能会存在髋臼壁缺失、髋臼柱缺损或髋臼内陷。

影像学评估X线检查包括:骨盆前后位和两个髋关节的Judet位片,以及骨盆的入口位和出口位片[8]。此外,我们的团队通常采用CT及3D重建检查[9,14]。通过这些检查,医师可以评估适当位置处支撑髋臼杯的骨量是否充足。我们倾向于使用Paprosky分类系统对髋臼缺损进行分类[16]。同时通过这些影像学检查,医师可以评估在THA时之前存在的内固定是否需要拆除。此外,还需要对髋臼壁和髋臼柱是否需要辅助固定加以评估,包括是否需要使用植骨、垫块假体、Cup-cage假体或定制的带三个翼的假体等[2,5]。这些方法将有助于髋关节旋转中心的重建,同时确定非骨水泥杯外径至少80%的范围有足够的骨质覆盖[12]。

假体选择

骨水泥髋臼假体具有较高的失败率,因此,目前在PTOA患者进行THA时主要使用非骨水泥型髋臼假体[1,5,13]。非骨水泥多孔金属杯允许外科医师在可用的宿主骨中规划螺钉位置,而多孔金属表面具有较好的把持力,可以满足初始稳定性。根据初始损伤和后续手术造成的骨缺损类型,建议使用多种多孔金属垫块和Cage,特别是需要进行复杂的重建患者。而定制带三个翼的假体需要首先对患者骨折部位进行3D CT重建,然后根据相应信息,由假体制造商进行制作。因此,定制带三个翼的假体需要提前几周进行订购。

手术技术

为减少失血量,低血压麻醉在这类具有挑战性的手术中是一个必不可少的环节。对于该等手术,我们团队更倾向于采用髋关节后外侧入路,以便更好地显露出髋臼和股骨部分。使用钉板或髋关节体位装置将患者牢固地固定在侧卧位非常重要。这是因为外科医师必须依靠外部标志将髋臼放在合适的位置,而患者髋臼内部结构,如髋臼后壁、髋臼横韧带和髋臼顶负重区等可能已经不在自然的解剖位置了。此外,术中还必须对患者进行透视检查,以确认髋关节旋转中心位置的恢复情况。

在存留内固定物的情况下,可以参照内固定物的位置来准确安放髋臼杯。我们通常不拆除以前存在的植入物,除非其阻碍髋臼杯的放置。需要充分、仔细地分离软组织,以便能够看到全部髋臼。应将臀大肌腱的附着点从股骨粗线上松开,以使股骨能够向前移动。此外,切除前关节囊和瘢痕组织可以形成一个腔隙,同样有助于股骨前移。在髋臼上方放置一根斯氏针或90°弯曲的Gelpi牵引器,髋臼后柱上插入一个90° Hohmann牵引器,使用前端球钉状的推棒将股骨干向前推,在髋臼下缘放置一个钝头的Hohmann牵引器,这样通常可以获得髋臼360°清晰视野。

将髋臼杯以适当的前倾角和外展角植入对患者功能和假体的使用寿命而言均至关重要。当使用多孔金属髋臼假体时,必须对假体暴露的表面进行合适的涂层,以避免过度纤维化。关闭切口时,务必不要留下任何无效腔,并且必须确定使用可使软组织严密闭合的引流管。这类患者的术后护理与常规THA类似,如髋关节后脱位预防和物理治疗。然而,负重状态可能会根据重建结构的稳定性而变化,需要个体化地进行修改。在下一节中,我们将介绍几个强化上述原则的病例。

病例示例

本部分分别给出了“手术计划”一节中所描述的3种类型患者的示例[20]。

• Ⅰ型：需要接受常规初次THA的患者。图8.1至图8.3为存在髋臼骨折手术史的患者，骨折已经愈合，在无须进行额外髋臼重建的情况下骨量已经足够满足初次THA。

• Ⅱ型：患者需要在进行THA的同时进行骨折固定。图8.4至图8.6为需要接受急性骨折固定的病例，并同期接受THA，以确保假体能够获得足够的支撑。

• Ⅲ型：需要进行髋臼重建，以恢复髋臼旋转中心的患者。图8.7至图8.9是依靠翻修THA原则来确保获得最佳结果的患者的示例。

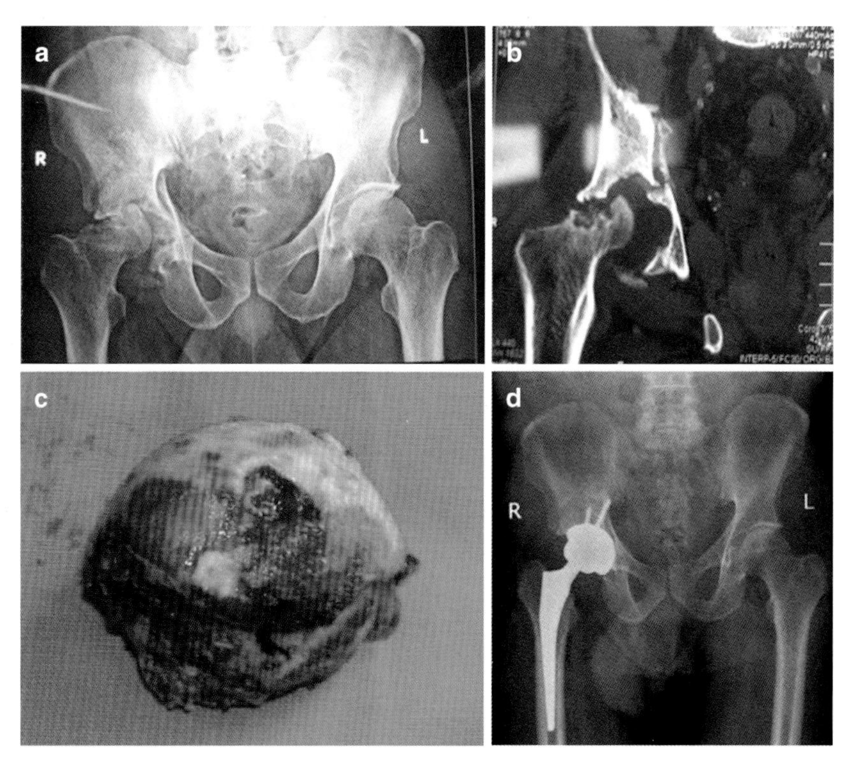

图8.1 (a)一例42岁髋臼陈旧性骨折导致股骨头坏死并继发PTOA的男性患者的术前骨盆前后位X线片。(b)术前CT扫描显示嵌顿的股骨头骨片。(c)嵌顿股骨头的术中照片。(d)术后骨盆前后位X线片显示压配固定的髋臼和股骨假体。

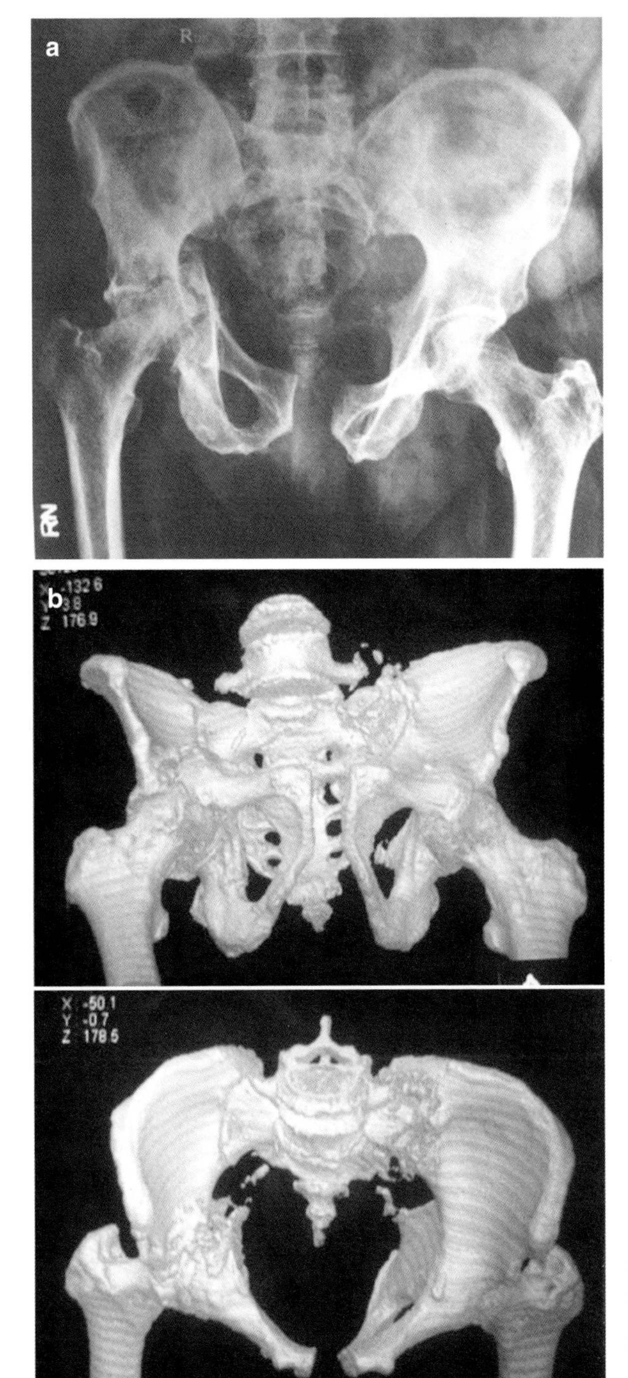

图 8.2　(a)一例陈旧性髋臼骨折畸形愈合合并骨盆环损伤患者的术前骨盆前后位 X 线片。(b)陈旧性髋臼骨折畸形愈合合并骨盆环损伤患者进行 3D CT 重建。(待续)

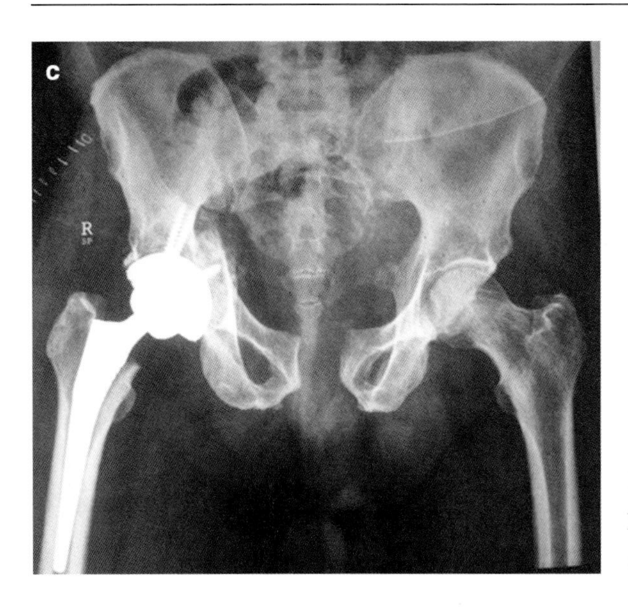

图 8.2(续) (c)术后骨盆前后位X线片显示压配固定的髋臼假体和股骨假体。

结果

我们回顾了几项关于髋臼骨折后PTOA患者THA中长期结果的研究。梅奥诊所最近的一项研究报道了30例他们于1999—2010年间完成的髋臼骨折后行初次THA的中期结果,术中对髋臼骨折进行切开复位内固定(ORIF),并使用多孔金属髋臼杯进行髋臼侧重建[22]。在这些患者中,28例(93%)THA进行了至少两年的随访。这些患者的骨折类型中单一型8例(占27%,髋臼后壁骨折6例,横断骨折2例),复合型骨折13例(占43%,T型骨折5例,横断后壁骨折4例,后柱/后壁骨折3例,前后柱复合骨折1例)。30例骨折中有9例骨折分型不明确。并且共有9例骨折(30%)在影像学检查中存在股骨头坏死影像依据,其中6例在最初受伤时确认存在创伤性脱位。大多数患者采用前外侧入路,只有9例采用后外侧入路。所有髋臼假体均未因无菌松动而接受翻修手术。以任何原因进行翻修为随访终点的5年生存率为88%[95%置信区间(CI),0.7~0.96]。失败与感染之间存在密切相关性,共有3个髋关节(11%)因感染接受了切除手术,且均进行了二期关节置换术。Harris髋关节评分从术前的中位数39分(3~87分)提高到最近一次随访的中位数82分(21~100分;$P<0.01$)。28个髋关节中有15个(54%)结果良好或优秀,3个髋关节(11%)结果一般,10个髋关节(35%)结果较差。两例患者(7%)术后至少出现1次脱位,这两例患者均接受闭合复位和髋关节外展支具固定治疗。

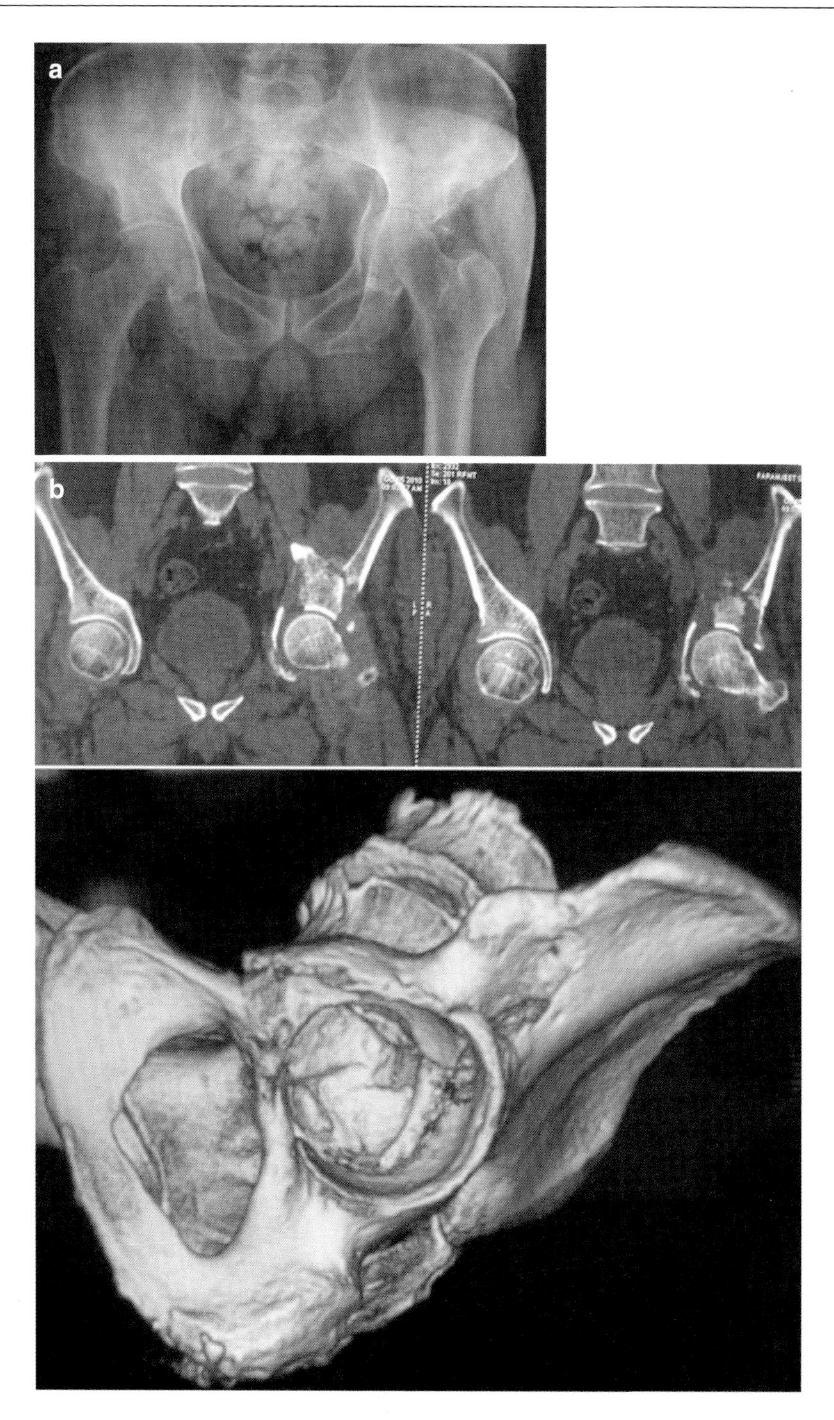

图 8.3　(a)一例陈旧性髋臼骨折并有股骨头内突患者的术前骨盆前后位 X 线片。(b)陈旧性髋臼骨折合并股骨头内突患者进行 3D CT 重建。(待续)

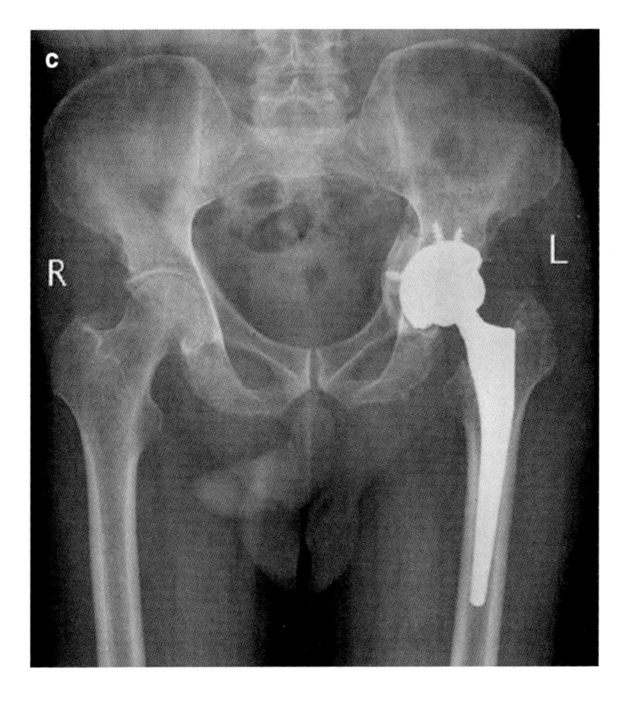

图 8.3(续)　(c)手术后,骨盆前后位 X 线片显示有内侧植骨的髋臼和股骨假体压配固定。

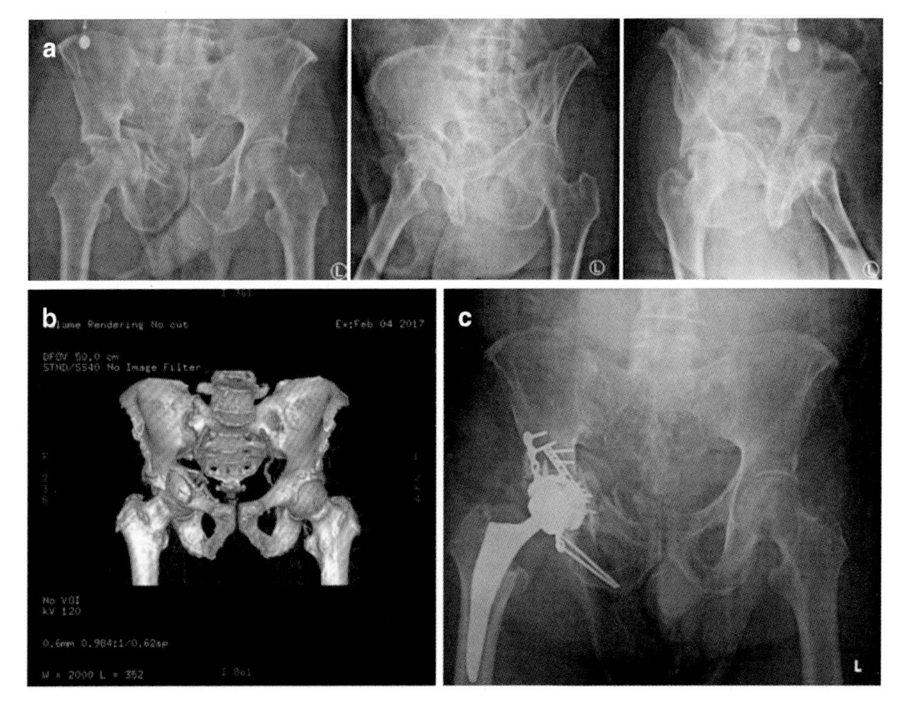

图 8.4　(a)一例 67 岁髋臼双柱骨折患者的术前 X 线片,患者有髋关节 OA 所致的髋部疼痛。(b)该患者的 3D CT 重建片。(c)术后骨盆前后位 X 线片显示压配固定的髋臼和股骨假体,并行内侧植骨和后柱、后壁固定。

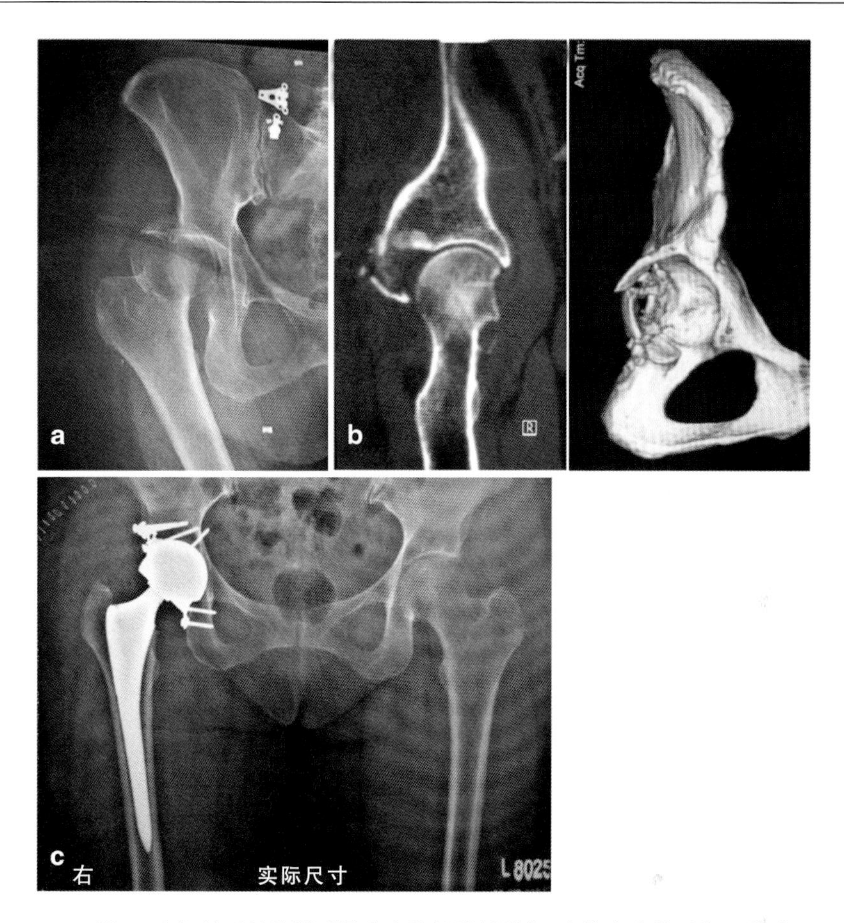

图 8.5 (a)一例 60 岁妇科医师跌倒后导致右髋部骨折脱位,术前右髋前后位 X 线片。(b)该患者的 3D CT 重建。(c)术后骨盆前后位 X 线片显示压配固定的髋臼和股骨假体,并进行了髋臼后壁内固定。

另外一项纽约特种外科医院的研究报道了 32 例髋臼骨折术后继发 PTOA 患者的 THA 结果,其中 24 例患者有 ORIF 治疗史,其余 8 例患者接受了保守治疗[18]。这些患者从骨折到接受 THA 之间的平均时间间隔为 36 个月(6~227 个月),平均随访 4.7 年(2~9.7 年)。对于骨折分类而言,单一型骨折共 16 例(50%),另外 16 例(50%)患者的骨折类型为复合型骨折,并且其中一例患者伴有骨盆骨折。在这些患者中,最常见的骨折类型为单一型髋臼后壁骨折(13 例,41%)、髋臼双柱骨折(4 例,13%)和髋臼后柱-后壁骨折(5 例,16%)。这些患者均使用了非骨水泥型髋臼假体。结果显示,以翻修、松动、脱位或感染为终点,假体 5 年生存率为 79%。当以无菌性髋臼松动为终点时,该研究报道的生存率为 97%。共有 6 例(19%)患者因感染(2 例)、无菌性髋臼松动(1 例)、无菌性股骨假体松动(2 例)、脱位(1 例)

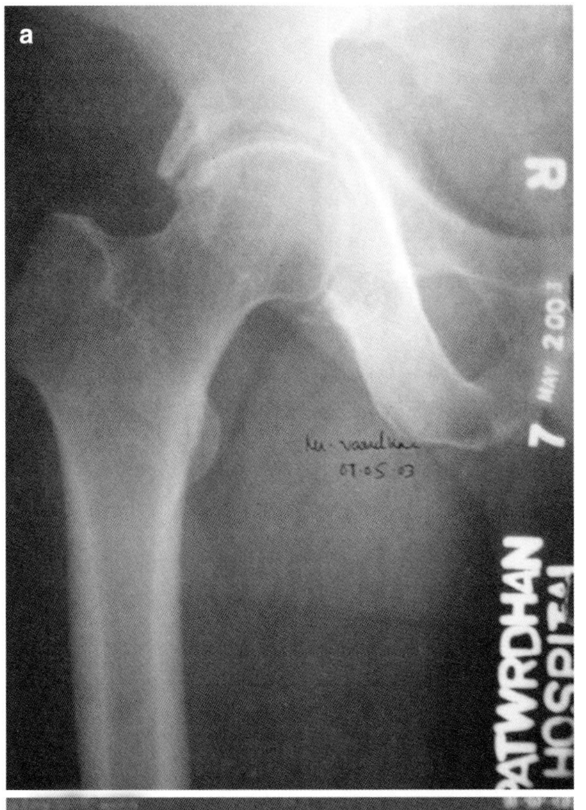

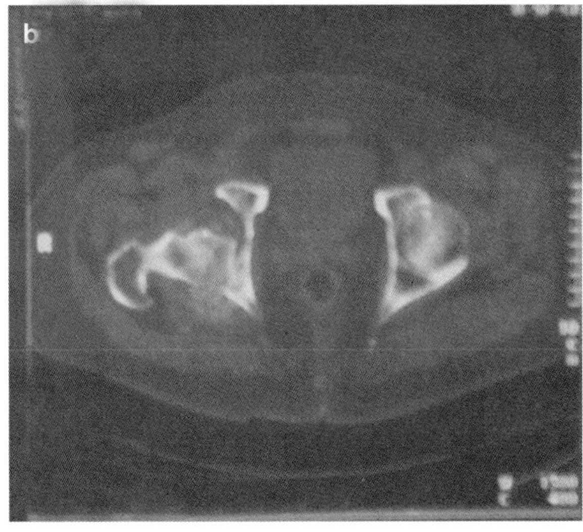

图 8.6 (a)一例 65 岁男性患者因右髋臼骨折接受非手术治疗的术前右髋关节前后位 X 线片。(b)CT 重建显示股骨头后壁侵袭和股骨头半脱位。(待续)

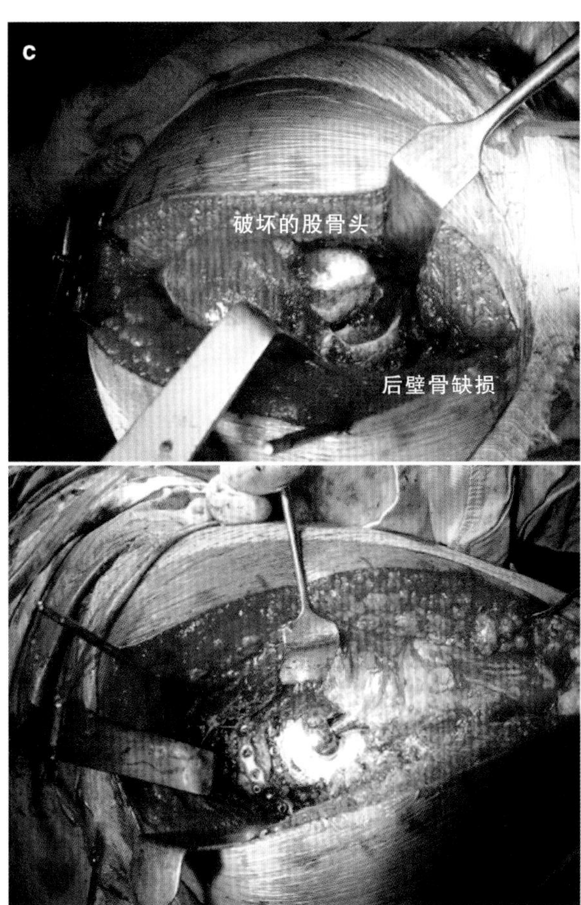

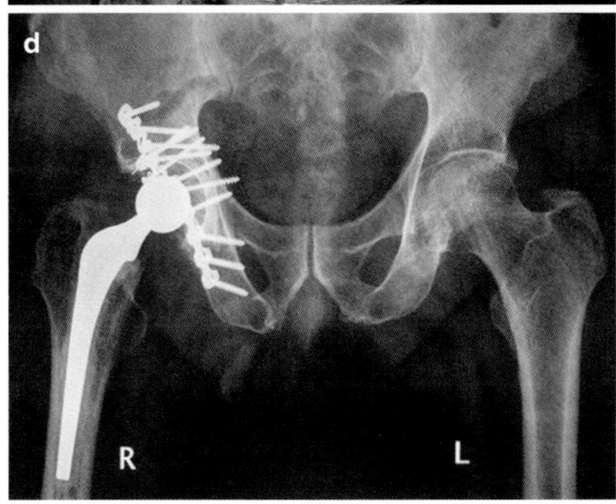

图 8.6(续)　(c)术中照片显示髋臼缺损和重建,取股骨头骨块用螺钉进行固定，并用支撑钢板支撑，重建髋臼。进行了骨水泥型假体髋关节置换术。(d)术后骨盆前后位X 线片显示骨水泥型 THA,髋臼后壁和后柱固定。

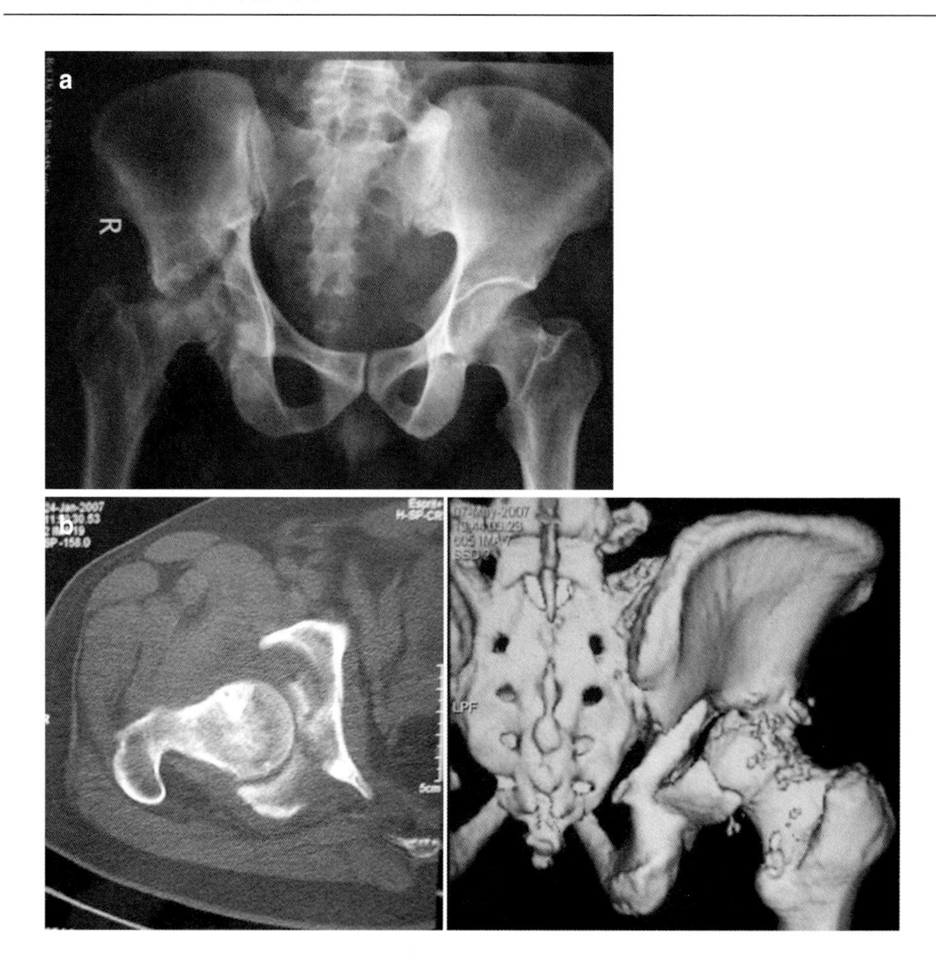

图 8.7 (a)一例32岁髋臼双柱骨折患者的术前骨盆前后位X线片。(b)骨折形态的3D CT重建。(待续)

等原因需行翻修手术。该研究结果显示,翻修手术与髋关节中心非解剖位重建和感染史之间存在密切相关性($P<0.05$)。另外两例患者术后至少出现1次脱位,但他们均接受了保守治疗(包括闭合复位和支具固定),脱位率为9%。这些患者的Harris髋关节评分平均从28分(0~56分)提高到82分(20~100分)。

两项在中国进行的研究回顾分析了髋臼骨折后采取THA治疗术后5年和6.3年的结果。Zhang等对53例(55个髋关节)因髋臼骨折治疗失败而行THA的患者进行了回顾性分析。49例患者的平均随访时间为64个月(32~123个月)[23]。根据骨折分类可以看出,33个髋关节为单纯骨折(60%),22个髋关节为复杂骨折(40%)。最常见的骨折类型为髋臼后壁骨折(共涉及28个髋关节,51%)、横形髋臼后壁骨折(共涉及13个髋关节,23%)以及髋臼后柱-后壁骨折(共涉及6个髋

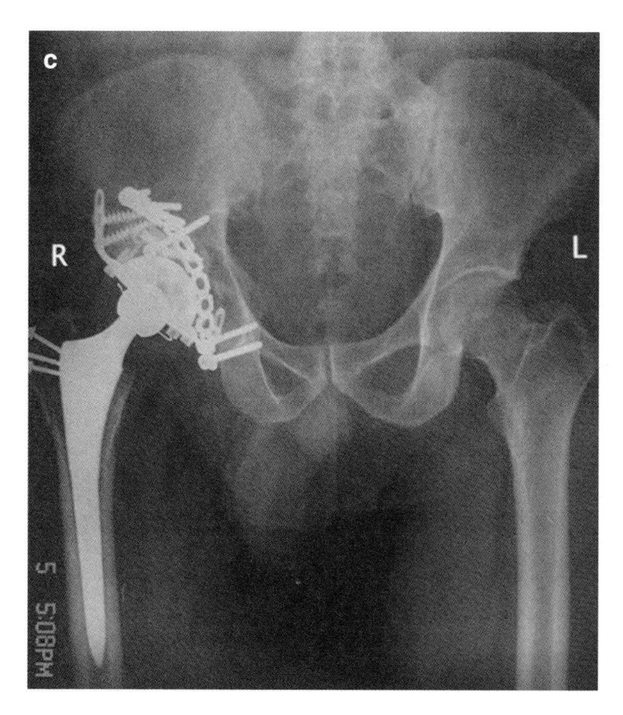

图 8.7(续)　(c)术后骨盆前后位 X 线片显示 Cage-cup 结构，进行了后柱固定。术中在进入髋臼时不得不进行转子间截骨术。

关节，11%)。不存在 ORIF 治疗史的患者采用了髋关节后外侧入路。然而，在既往存在内固定手术史的患者中，共 28 个髋关节采用后外侧入路，有一例髋关节在取内固定时使用了直接外侧入路，另一例髋关节在取内固定时采用后外侧入路加前外侧入路。并且在植入体类型方面，在上述 55 个髋关节中，共有 48 个髋关节使用非骨水泥型髋臼杯，7 个髋关节使用了骨水泥型髋臼杯，其中 5 个髋关节使用了髋臼加强环(ARR)。结果显示，以翻修或存在明确的影像学所见假体松动为终点时，假体 5 年生存率为 100%。3 个非骨水泥型髋臼假体存在部分透亮线(第 2 区和第 3 区[4])，其中两个髋关节的透亮区宽度<1mm，一例宽度>2mm。这些患者的 Harris 髋关节评分均为良好或极好，假体稳定。在一例骨水泥型髋臼杯中，1~3 区可见完整透亮线，宽度>2mm。髋臼杯或 ARR 均未显示存在任何移动迹象。所有植骨均完全愈合，无任何并发症。并发症包括脱位 1 例，坐骨神经损伤 3 例。所有患者均未出现深部伤口感染。脱位患者均经闭合复位获得成功，且无复发。49 例患者(51 个髋关节)平均随访 64 个月(32~123 个月)，失访 4 例。结果显示，这些患者的 Harris 髋关节评分从术前的 49.5 分(22~78 分)显著提高到最近一次随访时的 90.1 分(56~100 分)($P<0.001$)。在所述的 51 个髋关节中，36 个髋关节优秀，11 个髋关节良好，2 个髋关节一般，2 个髋关节较差。在 ORIF 患者中，Harris 髋关节评分由平均 9.5 分(30~78 分)提高到 90.1 分(56~100 分)($P<0.001$)，在无 ORIF 患

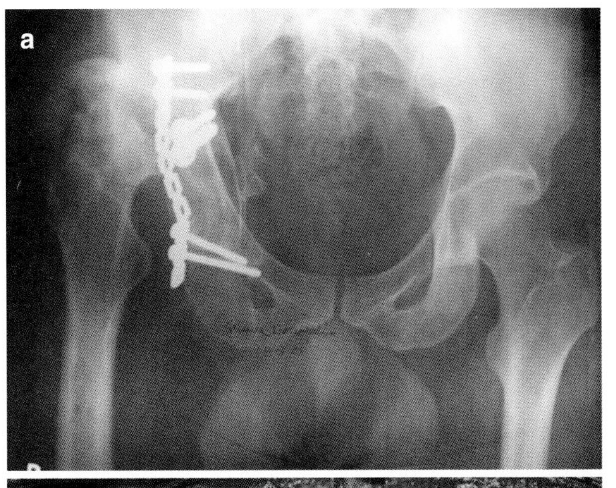

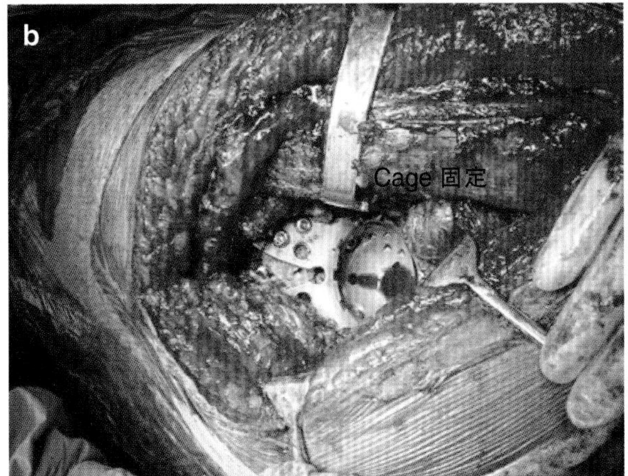

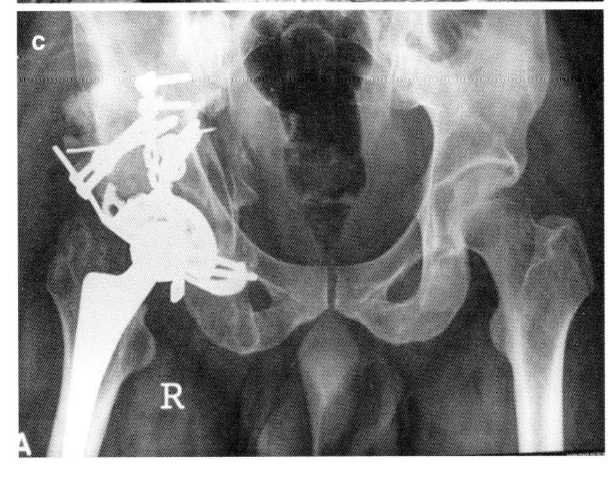

图 8.8 (a)一例髋臼骨折内固定失败患者的术前骨盆前后位 X 线片。(b)术中图像显示 Cage 的固定和自体股骨头植骨。(c)术后 X 线片显示 Cage-cup 结构和髋关节旋转中心的恢复。

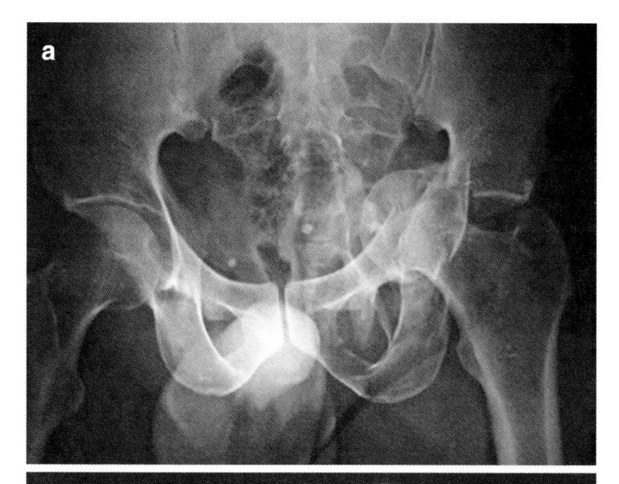

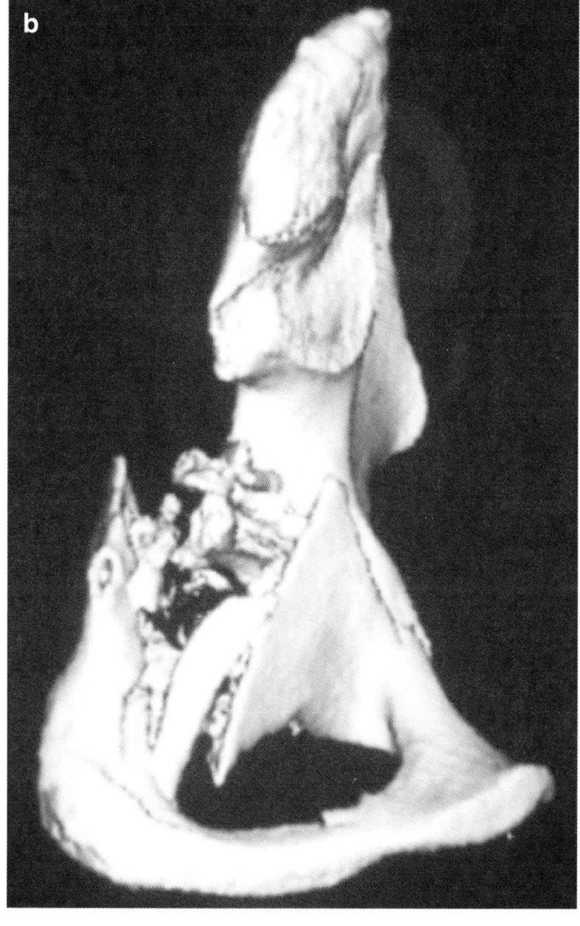

图 8.9　(a)髋臼双柱粉碎性骨折的术前骨盆前后位 X 线片。(b)骨折形态的 3D CT 重建。(待续)

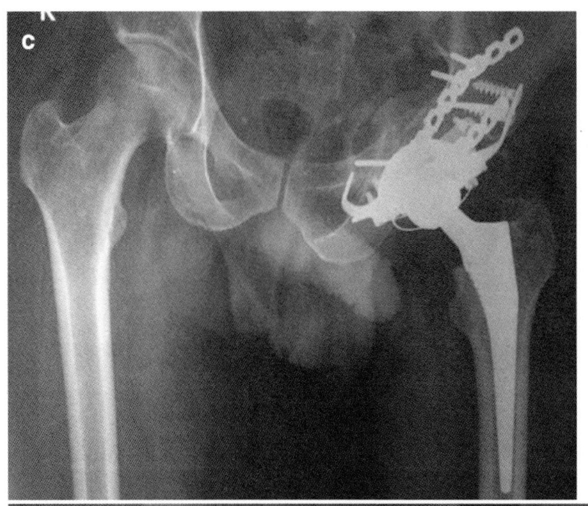

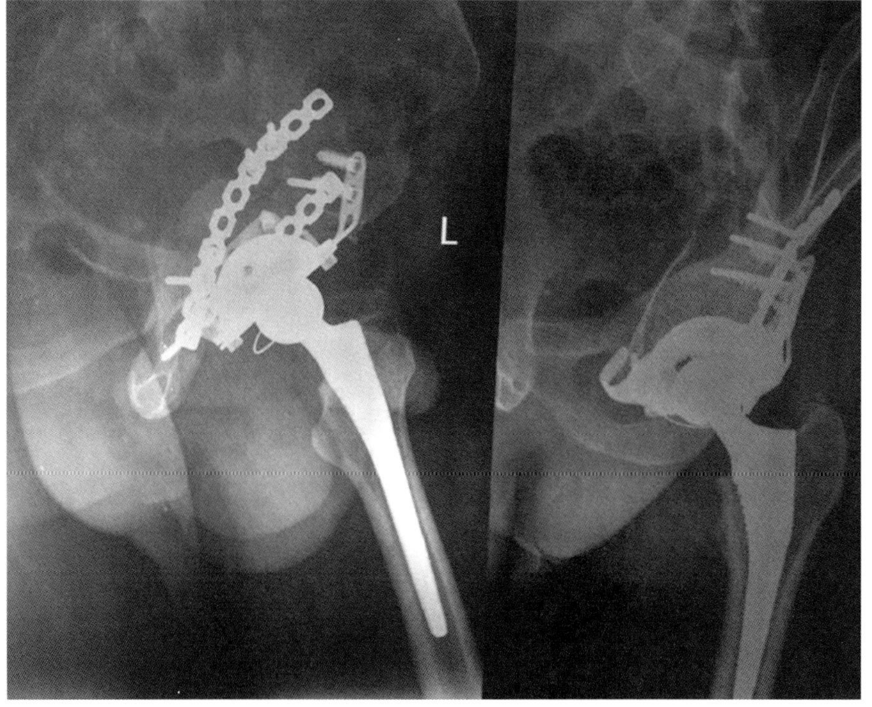

图 8.9(续) (c)术后 X 线片显示髋臼后柱固定和 Cage-cup 结构。

者中,则由 54.3 分(22~76 分)提高到 92.4 分(56~100 分)($P<0.001$)。通过比较可以看出,在术后平均 Harris 评分方面,ORIF 组明显高于非 ORIF 组($P<0.05$)。在接受非骨水泥型髋臼杯和骨水泥型髋臼杯重建的患者中,平均 Harris 髋关节评分均获得相似的显著改善($P<0.001$)。另一项来自中国的研究报道了 31 例髋臼骨折术

后继发 PTOA 患者 THA 后 6.3 年(3.1~8.4 年)的结果,所有患者均采用非骨水泥型髋臼杯假体[10]。在该 31 例患者中,19 例患者有 ORIF 手术史,12 例患者接受过髋臼骨折保守治疗(保守治疗组)。在骨折分类方面,共有 14 例(45%)为单一型骨折,剩余 17 例(55%)为复合型骨折。所有患者均采用髋关节后外侧入路,在随访 6.1 年时,患者均未出现感染事件,亦未进行翻修手术。该研究结果显示,在切开复位组中,髋关节旋转中心解剖恢复率为 100%(19/19),保守治疗组为 67%(8/12)(P=0.02),单一骨折组为 93%(13/14),复合骨折组为 82%(14/17)(P=0.61)。并且该研究发现,解剖复位与骨折治疗方法之间呈正相关(r=0.48;P=0.006),但与骨折类型无关(r=0.16;P=0.40)。在最后一次随访时,6 个髋臼假体在假体-骨界面存在部分透亮线,透光区域宽度均≤1mm,其中 5 个髋臼假体的透亮区出现在 1 区,1 个髋臼假体的透亮区出现在 3 区。所有患者均未观察到骨溶解。而在结构性植骨的患者中,仅有一例出现轻微的植骨吸收问题。THA 术后并发症共 4 例(13%),1 例复杂髋臼骨折采取保守治疗,术后 4 年因跌倒造成髋关节后脱位。另一例复杂髋臼骨折接受 ORIF 治疗的患者在手术后 14 天出现髋关节后脱位。这两例患者都成功地进行了闭合复位治疗,直到最近的随访评估,两例患者均无复发脱位。在一例髋臼复杂骨折并行切开复位治疗的患者,在 THA 中损伤了坐骨神经,术后患者出现脚背麻木、足下垂等症状。Harris 髋关节评分由术前的(49±15)分提高到术后的(89±5)分,优良率为 94%,29 例患者结果优秀或良好。在 Harris 髋关节评分方面,切开复位组和保守治疗组术后分别增加至(87±6)分和(91±3)分(P=0.07),而对于复杂组和单纯组,Harris 髋关节评分分别增加至(88±6)分和(90±4)分(P=0.25)。切开复位组与保守治疗组或复杂组与单纯组之间获得优秀和良好疗效的例数间无显著差异。

与非 PTOA 患者的 THA 相比,髋臼骨折后 PTOA 患者的 THA 效果在 10 年后更差。Morrison 等在其机构中对 1987—2011 年间的患者进行了一项回顾性病例对照研究[15]。在此期间,作者共完成 95 例髋臼骨折后 THA,其中 74 例(78%)符合纳入标准,并接受了为期超过两年的随访。他们还根据术前诊断、手术日期、年龄、性别和假体类型等因素,按照流程选择了 74 例匹配患者。所有手术均采用后外侧入路完成。评价结果主要参照指标是翻修和并发症发病率。次要指标是异位骨化或假体松动的影像学表现。大多数髋臼骨折采用 ORIF 治疗(58/74,78%),非手术治疗共 16 例(22%)。最常见的骨折类型为髋臼后壁骨折,占 31%。涉及髋臼双柱骨折的占比为 16%,而其他骨折类型较少见,占比<10%。在该研究所纳入的患者中,49%的患者的骨折类型为单一型骨折,51%的患者的骨折类型为复合型

骨折。有髋臼骨折史的患者THA后10年假体生存率显著低于对照组（70%，95% CI 64%~78%对90%，95% CI 86%~95%；P<0.001）。并且年轻患者(<60岁)髋臼骨折后THA假体生存率显著差于老年患者(60%，95%CI 51%~69%对83%，95% CI 72%~94%；P<0.038)，并且这两组患者的假体生存率均低于匹配队列（92%，CI 87%~97%和96%，CI 92%~99%；P<0.001）。单一型髋臼骨折后THA后10年假体生存率为83%(95% CI 77%~89%)，而复合型髋臼骨折后THA后10年生存率为60%(95% CI 52%~68%；P=0.032)。并且该研究结果显示，既往有髋臼骨折的患者发生感染[7%(5/74)对0(0/74)；相对危险度(OR)11.79；P=0.028]、脱位[11%(8/74)对3%(2/74)；OR 4.36；P=0.048]或异位骨化[43%(32/74)对16%(12/74)；OR 3.93；P<0.001]的可能性均更高。在既往髋臼骨折患者中，发生髋臼假体松动共13例(20%)，磨损和关节不稳定共6例(8%)，发生感染2例，股骨骨折、股骨假体松动和复发性脱位各1例。在匹配队列患者中，共有11例患者和1例患者分别因髋臼杯松动和复发性脱位接受了翻修手术。

在髋臼骨折组、未进行翻修手术的51例患者中，6例患者未提供X线片，46例患者的假体固定情况良好，未出现髋臼杯松动。在62例未接受翻修手术的对照组患者中，3例患者缺少可用X线片，59例患者的假体固定情况良好，同样无一例患者出现髋臼杯松动。

为了总结THA治疗髋臼骨折后PTOA的疗效，Makridis等在2014年进行了一项系统综述[11]。该项综述性研究共涉及654例患者(共包括659个髋关节)，中位随访时间为5.4年(1~20年)。具体而言，急性THA治疗组中位随访时间为3.9年(1~12年)，延期THA治疗组为6.3年(1~20年)。根据骨折类型进行分类可知，大多数骨折为髋臼后壁骨折(140例，占21.4%)，其次为横断/髋臼后壁骨折(63例，占9.6%)、髋臼后柱-后壁骨折(51例，占7.8%)和髋臼双柱骨折(49例，占7.5%)。仅有625个髋臼骨折的治疗情况有所描述，其中473例(75.7%)采用ORIF治疗，152例(24.3%)采用非手术治疗。在作者所回顾的文献中，针对髋臼骨折进行的初始治疗均获得成功。共有237例(36%)患者接受了急性期THA。其余患者在最初的髋臼骨折手术或非手术治疗后，进行了延期THA。在早期置换组，受伤时间与THA之间的中位间隔时间为10天(1~29天)。在延期THA病例中，从受伤到THA之间的平均时间为6.6年(2个月至45年)。

此外，在髋臼假体方面，共有484例患者(80.1%)接受了非骨水泥型髋臼假体治疗，共有120例患者(19.9%)接受了骨水泥型假体治疗。对于股骨假体而言，该研究共获得569个髋关节数据，其中340例患者(59.8%)接受了非骨水泥型假体治疗，另外 229 例患者(40.2%)接受了骨水泥型假体治疗。这些患者很少使用防内突的髋臼 Cage，所有病例均采用髋臼植骨。大多数病例采用前外侧和后外侧手术入路。在早期 THA 组中，以任何松动、骨溶解或翻修为终点的 Kaplan-Meier 生存率分析显示，髋臼杯 10 年生存率为 81%。而在延期 THA 组，这一比例为 76%。经对数秩检验，两组之间差异并无统计学意义(P=0.287)。在可获得假体类型数据的延期 THA 病例中，以松动、骨溶解或翻修为终点的 Kaplan-Meier 生存率分析显示，非骨水泥杯的 10 年生存率为 86.7%，骨水泥杯为 81%。并且经过对数秩检验可知，上述两组之间的差异并无统计学意义(P=0.163)。在早期 THA 组，173 个髋臼杯中有 13 个(7.5%)接受了翻修手术。其中 4 个髋臼杯是由于无菌性松动，1 个是由于创伤性松动，6 个是由于发生了脱位，另外 2 个髋臼杯因感染接受了翻修手术。目前尚不清楚翻修掉的臼杯哪些是骨水泥型，哪些是非骨水泥型。在晚期 THA 治疗组，365 个髋臼假体，有 35 个髋臼杯(9.6%)接受了翻修手术，其中非骨水泥型 16 个(45.7%)(13 个髋臼杯因无菌性松动，1 个髋臼杯因外伤性松动，2 个髋臼杯因为感染)，骨水泥型 19 个(54.3%)(17 个髋臼杯因无菌性松动，1 个髋臼杯因脱位，1 髋臼杯因为感染)。在这些患者中，最常见的 3 种并发症分别为异位骨化、感染和脱位，共发生了 292 例(44.6%)。该研究采用 Harris 髋关节评分对患者术后结果进行评估，该评分中位数为 88 分。不论采取何种治疗方式，根据 Harris 髋关节评分可以看出，年轻患者的临床疗效均好于老年患者 [分别为(92.94±4.48)分对(81.68±4.58)分，P<0.001]。需要指出的是，几乎所有研究均未对急性 THA 组和延迟 THA 组的 Harris 髋关节评分进行比较。共有 33 例患者死亡，总死亡率为 5%。无患者在急性围术期死亡。在上述 33 例死亡患者中，术后死亡时间离手术最近的为术后 4 个月，最长为术后 10 年。

综上所述，THA 治疗髋臼骨折相关的 PTOA 患者具有良好的疗效和令人满意的功能和影像学结果。然而，尚无前瞻性研究直接比较髋臼骨折后急性或延迟 THA 的结果。文献中的大量回顾性研究数据表明，无论是早期还是晚期 THA，临床结果、翻修率和假体生存率均无差异。髋臼骨折后 THA 后的总体翻修率明显高于常规初次 THA，因此，对这些具有挑战性的损伤，进行多学科协同治疗是一个十分重要的环节。

(包家鹏 译　吴立东 校)

参考文献

1. Bellabarba C, et al. Cementless acetabular reconstruction after acetabular fracture. J Bone Joint Surg Am. 2001;83:868–76.
2. Bone and Joint Trauma Study Group [GETRAUM]. Indications and technical challenges of total hip arthroplasty in the elderly after acetabular fracture. Orthop Traumatol Surg Res. 2014;100:193–7.
3. Chokshi FH, Jose J, Clifford PD. Morel-Lavallee lesion. Am J Orthop. 2010;39:252–3.
4. DeLee JG, Charnley J. Radiological demarcation of cemented sockets in total hip replacement. Clin Orthop. 1976;121:20–32.
5. Enocson A, Blomfeldt R. Acetabular fractures in the elderly treated with a primary Burch-Schneider reinforcement ring, autologous bone graft and a total hip arthroplasty. A prospective study with a 4-year follow-up. J Orthop Trauma. 2014;28:330–7.
6. Giannoudis PV, Grotz MR, Papakostidis C, Dinopoulos H. Operative treatment of displaced fractures of the acetabulum. A meta-analysis. J Bone Joint Surg Br. 2005;87:2–9.
7. Huo MH, et al. Total hip replacements done without cement after acetabular fractures: a 4- to 8-year follow-up study. J Arthroplasty. 1999;14:827–31.
8. Judet R, Judet J, Letournel E. Fractures of the acetabulum: classification and surgical approaches for open reduction. Preliminary report. J Bone Joint Surg Am. 1964;46:1615–46.
9. Kendoff D, et al. Value of 3D fluoroscopic imaging of acetabular fractures comparison to 2D fluoroscopy and CT imaging. Arch Orthop Trauma Surg. 2008;128:599–605.
10. Lai O, et al. Midterm results of uncemented acetabular reconstruction for posttraumatic arthritis secondary to acetabular fracture. J Arthroplast. 2011;26(7):1008–13.
11. Makridis KG, et al. Total hip arthroplasty after acetabular fracture: incidence of complications, reoperation rates and functional outcomes: evidence today. J Arthroplast. 2014;29:1983–90.
12. Mears DC, Velyvis JH, Chang CP. Displaced acetabular fractures managed operatively: indicators of outcome. Clin Orthop Relat Res. 2003;407:173–86.
13. Mears CD, Velyvis JH. Primary total hip arthroplasty after acetabular fracture. Instr Course Lect. 2001;50:335–54.
14. Moed, et al. Computed tomographic assessment of fractures of the posterior wall of the acetabulum after operative treatment. J Bone Joint Surg Am. 2003;85-A:512–22.
15. Morrison Z, et al. Total hip arthroplasty after acetabular fracture is associated with lower survivorship and more complications. Clin Orthop Relat Res. 2016;474:392–8.
16. Paprosky WG, Perona PG, Lawrence JM. Acetabular defect classification and surgical reconstruction in revision arthroplasty: a 6-year follow-up evaluation. J Arthroplast. 1994;9:33–44.
17. Ragnarsson B, Mjöberg B. Arthrosis after surgically treated acetabular fractures. A retrospective study of 60 cases. Acta Orthop Scand. 1992;63:511.
18. Ranawat A, et al. Total hip arthroplasty for posttraumatic arthritis after acetabular fracture. J Arthroplast. 2009;24(5):759–67.
19. Romness DW, Lewallen DG. Total hip arthroplasty after fracture of the acetabulum. Long-term results. J Bone Joint Surg Br. 1990;72:761–4.
20. Thakkar Chandrashekhar J, Rajshekhar KT, Thakkar SC. Total hip arthroplasty after acetabular fractures. Arthropaedia. 2014;1:105–14.
21. Weber M, Berry DJ, Harmsen WS. Total hip arthroplasty after operative treatment of an acetabular fracture. J Bone Joint Surg Am. 1998;80:1295–305.
22. Yuan BJ, Lewallen DG, Hanssen AD. Porous metal acetabular components have a low rate of mechanical failure in THA after operatively treated acetabular fracture. Clin Orthop Relat Res. 2015;473:536–42.
23. Zhang L, et al. Total hip arthroplasty for failed treatment of acetabular fractures. J Arthroplast. 2011;26(8):1189–93.

第 9 章

股骨近端创伤后关节炎

Raj M. Amin，Erik A. Hasenboehler，Babar Shafiq

要点

- 针对股骨近端 PTOA 的最佳治疗需要因人而异。
- 髋关节镜是目前最前沿的治疗方法。
- 关节置换在股骨近端骨折治疗中的应用越来越受到重视。
- 内翻畸形愈合是股骨颈骨折治疗后常见的失败模式。

引言

流行病学

大约 12%的股骨近端骨折患者会出现有症状的 PTOA[1-3]。除了给患者带来巨大负担外，PTOA 也是花费昂贵的社会问题，在美国每年的治疗费用高达 31 亿美元[3]。随着老年人口的不断增加和医疗保健技术的进步，人们的整体寿命相对提高，PTOA 的发病率将增加[4]。因此，了解疾病和目前可选的治疗方案是治疗肌肉骨骼疾病医师技能中的关键部分。

失败的病理生理学

创伤性骨关节炎被认为是股骨近端骨折后的长期后果，但实际上，其在损伤后就立即开始了。在这段时间内发生的软骨损伤很难量化，并且通常是由急性炎症、压力性坏死和直接损伤等多因素共同造成的。

考虑到大量软组织损伤和局部出血，骨折后环境中含有较高比例的软骨毒性介质。在新近骨折的股骨近端，这为细胞因子、MMP、白细胞介素、中性粒细胞和活性氧造成关节破坏提供了机会[5]。此外，在未破坏关节囊的骨折类型中，骨折血肿产生的压力性坏死现象可能加速软骨细胞凋亡。这被比作“髋关节筋膜室综合征”。因此，理论上，在股骨近端骨折中，早期直接关节囊减压术不仅可以减轻缺血性骨坏死，而且可以减轻关节压力性坏死。然而，关于这种减压手术在预防骨坏死方面的效用，目前的循证共识尚不明确[6]。

PTOA 最严重的致病因素可能是受伤时造成的直接软骨损伤(图 9.1)。这在

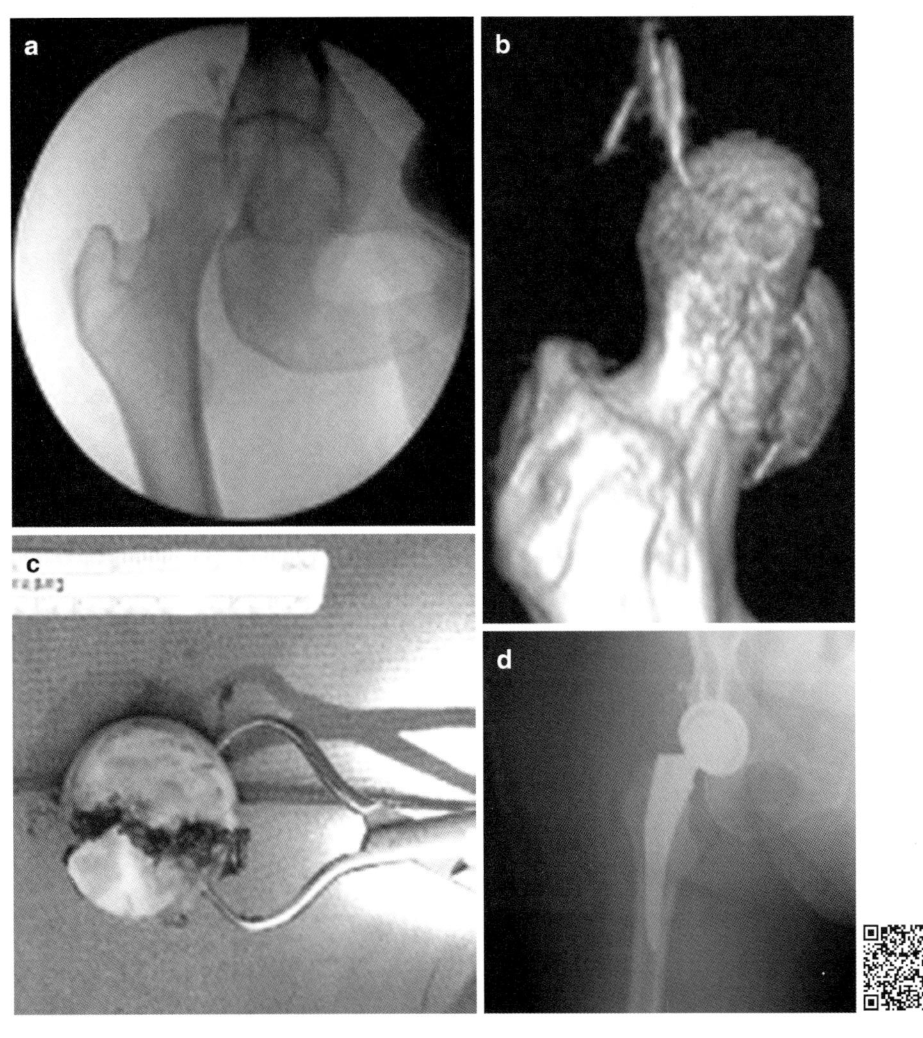

图 9.1 (a)X 线片显示 48 岁患者 Pipkin Ⅳ型骨折脱位。(b)3D 重建 CT 图像显示股骨头大面积塌陷。(c)术中图像显示切除的股骨头伴有分离压缩骨折。(d)使用初次 THA 治疗。(扫码看彩图)

通常见于年轻患者的高能量股骨近端骨折中尤其如此[6]。这些细胞损伤与基质损伤、胶原纤维破坏和潜在的全层关节损伤有关,取决于暴力的速率和大小[7]。预测更严重瞬时软骨损伤的因素包括同时具有压缩力和剪切力的骨折机制,如Pipkin Ⅳ型骨折脱位(表9.1),以及关节面承受的负荷和负荷持续时间的延长[7]。

在反复应力作用下,关节不稳定和不协调加剧了急性软骨损伤,表现为症状逐渐加重的PTOA。在股骨近端,特别涉及的因素包括血管功能不全,通常先于关节不协调发生,而通过平面对位不良产生的异常关节反应力增加了不稳定性和接触压力。由此导致的软骨下骨支撑能力的缺乏降低了下层骨小梁的应力分担能力。因此,可见上方关节表面的应力增加,使其易于变薄并出现早期关节病[7]。

骨折分类

髋关节脱位

单纯性股骨头骨折的关节面会受到较大的剪切力,但通常迅速复位导致的长期影响最小。对于无髋部骨折的单纯性脱位,及时复位可获得优良的长期临床结果[8]。经过11年的随访,7例单纯性脱位患者中有6例的Thompson和Epstein客观结果评分为良好至优秀,仅有1例患者有轻度疼痛伴X线片上囊性改变。因此,本研究中发现的53%的后脱位和25%的前脱位的不良功能结果归因于与脱位相关的其他损伤,因为在单纯性髋关节脱位中,良好到优秀的主观临床结果率为85%~100%[8]。

股骨头骨折

股骨头骨折后PTOA主要由直接软骨损伤引起。从长期来看,缺血性坏死是股骨头骨折后失败的主要原因,有研究显示在伤后12个月时,约10%的患者出现明显的股骨头坏死[9]。此外,Scolaro等研究表明在主要采用ORIF(53%)、骨块切除

表9.1　Pipkin分型

分型	骨折形态
Ⅰ型	股骨头陷凹下方的骨折
Ⅱ型	股骨头陷凹上方的骨折
Ⅲ型	Ⅰ型或Ⅱ型伴有股骨颈骨折
Ⅳ型	Ⅰ型或Ⅱ型伴有髋臼骨折

术(25%)和半髋置换术(2%)治疗的人群中,平均术后12个月时,早期内固定失败率为12%[9]。在受伤后平均5年时,近20%的患者出现PTOA[1]。预测预后较差的因素包括非手术治疗和Pipkin骨折分型级别增加(表9.1)[1,9,10]。

由于暴露和内固定的选择有限,股骨头骨折的治疗相对困难。PipkinⅠ型骨折可以采用非手术治疗或通过骨折块切除或内固定治疗[11]。尽管长期结果尚不确定,最近有文章对关节镜辅助下内固定治疗进行了描述[12]。在PipkinⅠ型骨折块较大时,ORIF比骨块切除术具有更好的临床和影像学结果[13,14]。

在PipkinⅢ型骨折中,Scolaro等基于他们研究中ORIF 100%的失败率,强烈建议行关节置换术[9]。然而,随着Gans推广的保留髋关节血供的髋关节脱位技术的应用,与缺血性坏死相关的失败显著减少[15]。这在早期(<6h)就用髋关节脱位技术进行的PipkinⅠ型和Ⅱ型骨折治疗的患者中尤其如此——一项平均随访36个月的研究发现0%的骨坏死率和100%的愈合率[11]。另一项研究显示,在所有手术治疗的Pipkin骨折中,经髋关节脱位手术治疗获得85%优良率的临床疗效(HHS评分>80分),缺血性坏死率为8%[16]。

虽然传统上主要用于PipkinⅠ型和Ⅱ型骨折,在有限的少数PipkinⅣ型骨折患者中采用改良Gibson入路,获得了88%的成功率(无PTOA)。这种后路入路通过扩大臀大肌和阔筋膜张肌之间的平面,而不是Kocher-Langenbeck入路中所用的臀肌劈开,从而改善近端暴露,进而可以增加髋臼前部暴露。然而,需要进行更长期和更大规模的研究,以证实该方法适用于所有PipkinⅣ型骨折[17]。我们常规使用改良Smith-Peterson入路固定中央凹下方骨折,同时使用Ganz髋关节脱位入路治疗中央凹上型和PipkinⅣ型骨折。

股骨颈骨折

股骨颈骨折后的PTOA主要是由内固定失败和缺血所致。股骨头位于囊内位置且血供薄弱,后一种并发症在股骨颈骨折中尤其严重。其可能在骨折当时或内固定手术时受到医源性影响。因此,移位较大的股骨近端骨折发生血管损伤并导致长期缺血性坏死的风险最大(图9.2)。受伤后5年,20%经内固定治疗的股骨颈骨折将被翻修为关节置换术,主要原因是缺血性坏死[18]。

在老年患者中,有4%~5%的稳定型股骨颈骨折(GardenⅠ型和Ⅱ型,见表9.3),因为骨折不愈合导致内固定失败[19,20]。然而,由于缺血性坏死、骨折不愈合和内固定失败,该人群中全因内固定失败率为12%~34.6%[21-24]。在年轻股骨颈骨折患者(<60岁)中,Slobogean报道了明显升高的畸形愈合和不愈合发病率,分别为7.1%

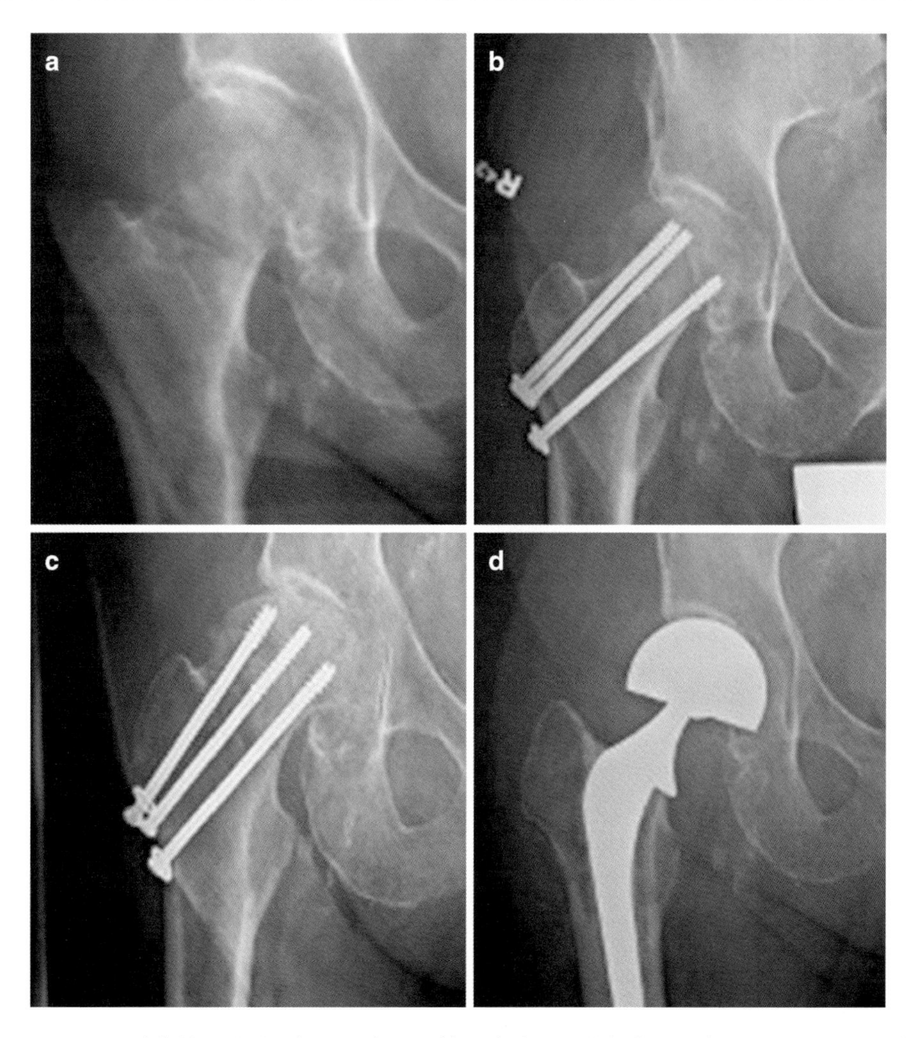

图9.2　(a)无移位的股骨颈骨折。(b)术后即刻X线片。(c)骨折术后6个月，股骨头出现塌陷。(d)转换为半髋置换术。

和9.3%[25]。预测骨折治疗失败的高风险因素包括头下型骨折、Pauwel Ⅲ型骨折(表9.2)、Garden Ⅲ型或Ⅳ型骨折(表9.3)以及松质骨螺钉治疗时股骨头顶端前倾[26–28]。

Pauwel Ⅲ型骨折是一类难度较大的治疗挑战。其使用空心螺钉进行初始治疗后，具有较高的骨折不愈合率[29]。此外，生物力学研究显示，与动力髋螺钉或钢板固定相比，松质骨螺钉固定治疗这种类型的骨折导致15mm股骨颈短缩所需的载荷更低[30]。这是有实质性意义的，因为最近的数据显示股骨颈缩短≥10mm与较差的功能结果有关，包括统计上较低的Harris髋关节评分和SF–36躯体功能评分[31]。

表 9.2 Pauwel 分型

分型	骨折线角度
Ⅰ型	<30°
Ⅱ型	30°~50°
Ⅲ型	>50°

表 9.3 Garden 分型

分型	骨折形态
Ⅰ型	不完全骨折
Ⅱ型	完全骨折,无移位
Ⅲ型	完全骨折,部分移位
Ⅳ型	完全骨折,明显移位

鉴于 Pauwel Ⅲ型骨折的剪切力较高，在进行初次手术时使用自体骨植骨已经进行了尝试并取得了良好的短期效果。在对 17 例 Pauwel Ⅲ型骨折患者的研究中，平均 14.1 周时 100%获得愈合,27 个月随访时需要关节置换术的患者不到 6%[32]。

转子间骨折

股骨转子间骨折后的 PTOA 主要是由内固定失败引起的(图 9.3)。幸运的是,由于转子部血液供应充足及闭合复位技术,使软组织得到很好的保护,且局部以松质骨为主,采用髓内钉治疗的转子骨折中只有 1%~2%发生内固定失败[33,34]。预测骨折不愈合率增加的危险因素是一些“不稳定”转子间骨折的基本要素,包括反向倾斜骨折、向转子下延伸的骨折、外侧壁粉碎和内侧股骨距支撑丢失[35-37]。然而,从关节应力分布不均匀方面考虑,预测 PTOA 的最重要因素是复位不良[33,38]。冠状面内翻>5°、矢状面成角>10°、轴位成角>15°、应力集中在股骨头表面时会导致关节病[33,38]。

此外,在转子骨折中,内固定切割尤其值得关注(图 9.4)。据估计,髓内钉治疗的患者中约有 2%出现这种情况[39,40]。预测发生切割的因素包括非解剖复位、骨质量差和尖顶距>25mm[39-41]。

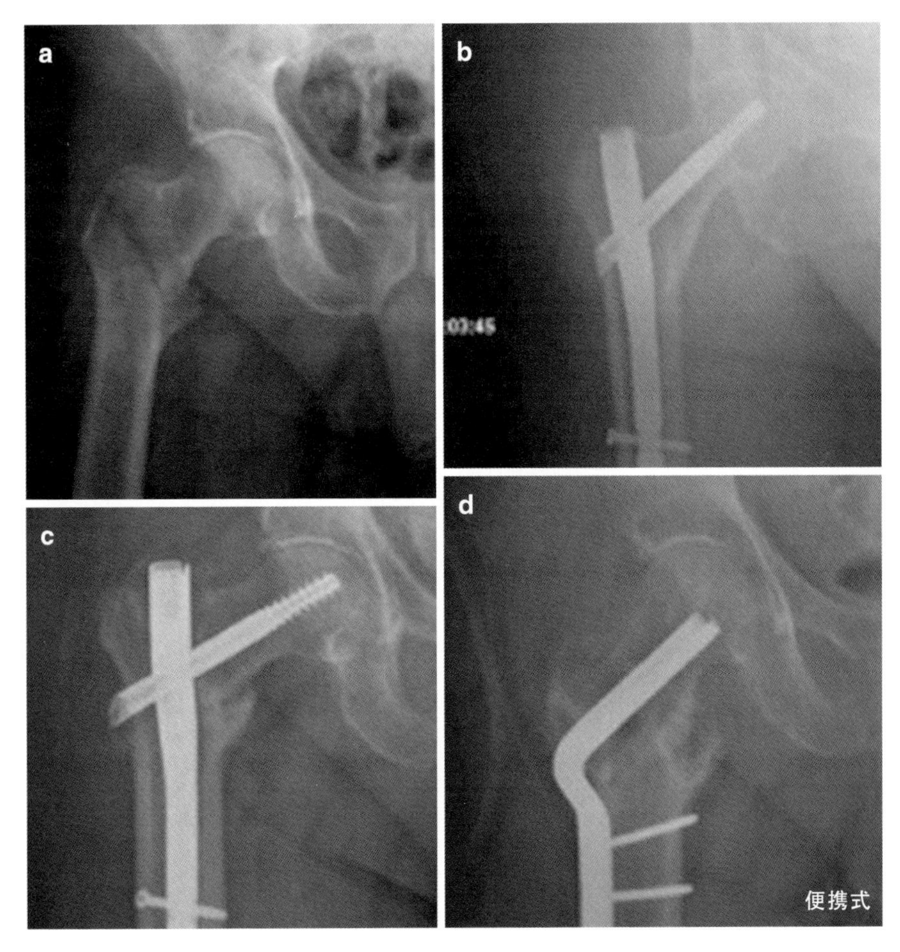

图 9.3　(a)轻微移位的转子间骨折。(b)术后即刻 X 线片。(c)术后 6 个月出现内翻失败。(d)翻修手术时进行转子间外翻截骨内固定。

治疗

股骨头 PTOA 最确切的治疗方法是半髋或 THA。这些手术得到了强有力的数据支持,这些数据显示了良好的结果,这使得一些人认为,对于骨折前有关节病的患者,为预防 PTOA,对同样的股骨近端骨折应进行关节置换术[7]。然而,骨折情况下的关节置换术仍然与内固定的固有风险相关,包括较高的伤口感染率、输血率和住院发病率。此外,由于假体寿命的限制,生理上较年轻的患者应考虑骨折内固定术,这可能使关节置换术平均延迟 74 个月[42]。在股骨头 PTOA时,先考虑选择非手术和微创手术也很必要。

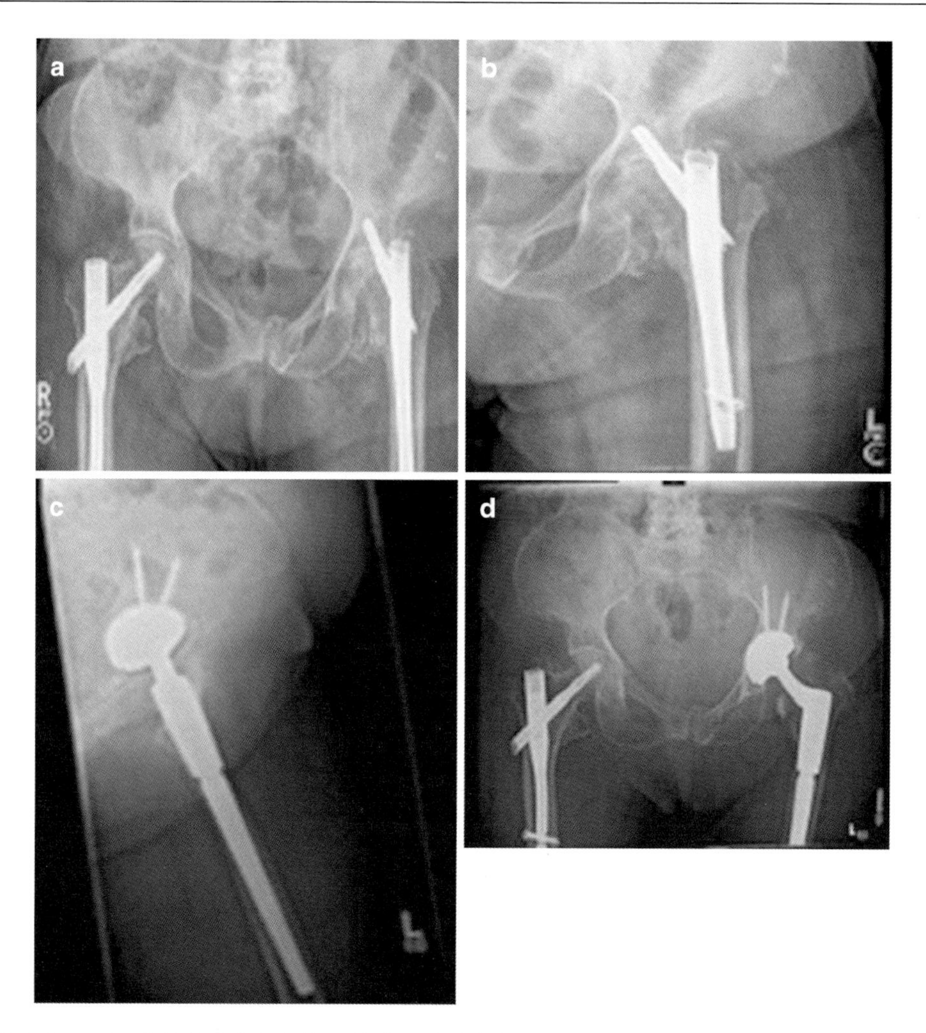

图9.4 (a,b)左髋前后位和侧位X线片显示髓内装置发生切割。(c,d)拆除内固定并转换为THA后一年。

非手术治疗

在初次损伤时,非手术治疗的作用有限,通常只在危重患者中采取保守治疗。然而,一些Pipkin Ⅰ型骨折可接受初始非手术治疗,但通常不建议采用这种方法,因为非手术治疗的Pipkin Ⅰ型骨折PTOA发病率比手术治疗的患者高10%[10]。

从长期来看,考虑到PTOA是OA的一种形式,退行性OA的保守治疗对PTOA也同样适用。不同效力的抗炎药和物理疗法是治疗关节炎疼痛的一线治疗方法,且通常是永久性的。从诊断和治疗角度来看,关节囊囊内皮质类固醇注射也可能是有益的。

手术

关节镜

髋关节镜下保髋治疗是一种越来越常见的手术。然而,与其他关节的关节镜手术一样,仅有有限的证据表明髋关节镜手术可以改善临床结果[43]。在所有因各种指征做髋关节镜手术的患者中, 存在软骨损伤与无软骨损伤证据的患者相比,其转为关节置换术的风险高 58 倍[44]。此外,几项研究发现,16%~44%在髋关节镜手术时有关节病的患者在最多 7 年之内进展为需要 THA 治疗[44-47]。

在创伤人群中,髋关节镜手术的文献较少。一项对 36 例髋关节脱位闭合复位后接受关节镜检查的患者的研究发现,92%的患者存在游离体, 在影像学检查发现同心复位且无游离体的患者中,有 78%的患者发现有游离体[48]。然而,本研究中未报道临床结果指标[48]。在最近的一项 2015 年的研究中,对 13 例股骨头脱位或髋臼骨折后接受髋关节镜检查的结果进行了报道,3.5 年的随访显示 VAS 评分和改良 Harris 髋关节评分有显著改善[49]。然而,只有 Tönnis 0 级或 1 级(表 9.4)患者被纳入研究,13 例患者中只有 7 例为股骨头脱位患者。目前尚不清楚这些患者中有多少伴有髋臼骨折,这限制了应用于股骨近端 PTOA 的人群。在另一项对 38 例患者进行髋关节镜手术的早期研究中,由于软骨损伤和关节炎被诊断为关节炎的患者 Harris 髋关节评分在 10 个月内分别增加了 18 分和 14 分[50]。然而,在同一时间内,诊断为缺血性坏死的患者的 Harris 髋关节评分下降了 11 分[50]。如前所述,股骨近端骨折 PTOA 的病因与缺血性坏死密切相关。因此,目前的数据尚无定论,需要进一步研究,以确定关节镜在治疗年轻股骨近端骨折后严重 PTOA 患者中是否有用。

表 9.4 Tönnis 分级

分级	影像学改变
0 级	无 OA 表现
1 级	骨关节面硬化,轻微的关节间隙变窄及骨赘
2 级	中度关节间隙狭窄,软骨下骨囊肿形成
3 级	中度关节间隙狭窄,软骨下骨囊肿,股骨头变形

保髋治疗

股骨头软骨缺损的治疗包括开放手术和关节镜手术。目前有多种治疗方法，包括软骨成形术、微骨折术、纤维蛋白黏合剂、ACI和自体骨软骨移植[51,52]。在Tönnis 0级或1级患者，术后2年时微骨折术显示出积极的临床结果[53]。然而，在影像学改变高于Tönnis 1级的患者中，转为关节置换术的比率较高。此外，其他数据表明，微骨折术对患者报道的2年结果无改善[54]。尽管在文献中缺乏相关描述，包括髋臼周围截骨术在内的其他技术可能在PTOA的治疗中发挥作用。

截骨术

内翻畸形愈合是股骨颈骨折治疗后常见的失败模式。如果不进行矫正，PTOA通常会在发病后1年内发生。在年轻患者和那些关节置换术相对禁忌的患者中，外翻截骨术是一种流行的畸形矫正方法，以允许更均匀的关节应力分布。这种截骨术可以在转子间或转子下实施，成功率为85%~100%[55]。一项对60例Garden Ⅲ/Ⅳ型和Pauwel Ⅱ/Ⅲ型股骨颈骨折不愈合患者的研究表明，在股骨转子下外翻截骨术和动力髋螺钉固定术后，获得93%的影像学愈合率和90%的优良临床结果[56]。然而，截骨术后发生AVN的概率为10%~40%，尽管这些患者中只有不到10%最终转为THA[55]。

髓芯减压

在早期骨坏死中，髓芯减压是一种可有效改善患者功能和症状的方法[57,58]。在Fairbank最初的研究中，88%的Ficat Ⅰ期患者（X线上表现为轻度骨质减少，MRI上表现为局灶性水肿）在11年的随访中无须进一步手术[58]。然而，髓芯减压确实会带来术后骨折的风险，因此，对于跌倒风险高的患者应谨慎使用。大多数研究基于Ⅳ级证据，并且主要用于评估非创伤性病因所致的股骨头坏死。因此，虽然有关髓芯减压的文献很可靠，目前对创伤患者的延伸使用仍然有限[58,59]。

关节置换术

股骨近端骨折的关节置换术在初次骨折期间越来越受到重视。老年患者的移位股骨颈骨折在采用关节置换术治疗时，与内固定手术相比，并发症更少，再手术率更低，术后疼痛更少，整体功能更好[60]。关节置换术的选择包括THA和半髋关节置换术。半髋关节置换术通常用于健康状况相对较差的患者，以及复发脱位风险较高的患者。骨折后THA发生脱位的风险是由关节炎原因行THA治疗的4

倍[61-63]。然而,人工假体引起的髋臼磨损会导致严重疼痛,在术后14个月,对于适当选择的患者,THA的临床效果明显优于半髋关节置换术[61,62,64]。此外,与THA相比,半髋关节置换术后4年在死亡率或感染率方面无优势,与骨水泥型假体相比,非骨水泥型假体5年假体周围骨折概率高720%[61,63,65]。因此,将半髋关节置换术作为治疗方案的决定应主要考虑患者预期寿命和家庭活动状态不佳,因为大型数据库结果表明半髋关节置换术与THA的短期并发症或死亡率无差异[61,63]。对于年龄为40~65岁的年轻患者,最近的数据表明,使用初次THA治疗,这些患者可以获得更大的临床益处和整体上更具成本效益的治疗(图9.1)[66]。

对于疼痛性PTOA,关节置换术是有效的治疗选择。近50%的股骨头损伤或髋臼侧压缩骨折患者在将来需要进行关节置换术[67]。髋臼或股骨近端骨折后髋关节PTOA患者的THA结果不如原发性退行性OA患者。在包含1199例患者的一项研究中,63例患者因PTOA行THA。他们在围术期并发症方面表现更差,术后平均3.5年时,由于持续性脱位或感染,有13%的病例需要翻修[42]。与原发THA相比,因股骨颈骨折固定失败而进行THA的患者也有更多的并发症,包括深部感染、脱位和假体周围骨折[68]。然而,1年的功能结果无实质性差异[68]。

如上所述,股骨粗隆间骨折内固定失败增加了因髋内翻而导致的上方股骨头关节病。关节置换术也是治疗该人群PTOA的一种补救方法。与因骨折复杂或骨质量差而初次就行关节置换术的股骨转子间骨折相比,后期转为关节置换术导致失血量大、手术时间长和术后假体周围骨折的风险显著增加,但1年死亡率无显著差异[69]。

髋关节融合术

鉴于上述关节置换的失败率以及年轻患者多次翻修的可能性,关节置换术的替代方法包括关节融合术。可以考虑行融合手术的患者包括单关节疾病、高功能需求、无腰椎或同侧膝关节病变的患者[70]。关节融合术允许保留骨量和臀肌组织,并为患者提供满意的临床结果,同时等待在更适合年龄行关节置换术[70]。虽然无专门针对骨折后关节融合术转换为关节置换术的研究,最近的一项研究评估了18例进行上述手术的患者。18例患者中有8例最初因骨折而行关节融合。接受过关节融合术转为THA的患者有显著的临床改善,但也增加了神经损伤和异位骨化的发病率,且长距离活动时往往需要使用移动辅助设备[71]。

结论

PTOA是股骨近端损伤后常见的后遗症。初始暴力会导致软骨损伤,且软骨损伤会因软骨下层支撑骨的慢性变化而加剧,从而增加软骨接触压力。幸运的是,血管保留方法的进步和对股骨近端骨折及时治疗的重视改善了这些损伤的长期预后。鉴于文献中有大量疗效显著的治疗方案,有症状的股骨近端PTOA的最佳治疗需要进行个体化选择,这些方案从截骨术到关节置换术再到关节融合术。随着数据显示PTOA髋关节镜手术的结果越来越可靠,这一技术仍然处于新治疗选择的前沿,并将继续在股骨近端PTOA的诊断和治疗中发挥越来越大的作用。

(李伟军 译 吴立东 校)

参考文献

1. Giannoudis PV, Kontakis G, Christoforakis Z, Akula M, Tosounidis T, Koutras C. Management, complications and clinical results of femoral head fractures. Injury. 2009;40(12):1245–51. https://doi.org/10.1016/j.injury.2009.10.024.
2. Oransky M, Martinelli N, Sanzarello I, Papapietro N. Fractures of the femoral head: a long-term follow-up study. Musculoskelet Surg. 2012;96(2):95–9. https://doi.org/10.1007/s12306-012-0182-7.
3. Brown TD, Johnston RC, Saltzman CL, Marsh JL, Buckwalter JA. Posttraumatic osteoarthritis: a first estimate of incidence , prevalence , and burden of disease. J Orthop Trauma. 2006;20(10):739–44.
4. Sahyoun NR, Lentzner H, Hoyert D, Robinson KN. Trends in causes of death among the elderly. Aging Trends. 2001;1:1–10.
5. Furman BD, Mangiapani DS, Zeitler E, et al. Targeting pro-inflammatory cytokines following joint injury: acute intra-articular inhibition of interleukin-1 following knee injury prevents post-traumatic arthritis. Arthritis Res Ther. 2014;16(3):R134. https://doi.org/10.1186/ar4591.
6. Ly TV, Swiontkowski MF. Treatment of femoral neck fractures in young adults. J Bone Joint Surg Am. 2008;90(10):1–14. https://doi.org/10.1016/0020-1383(82)90049-3.
7. Olson SA, Guilak F. In: Olson SA, Guilak F, editors. Post-traumatic arthritis: pathogenesis, diagnosis and management: In Vitro Cartilage Explant Injury Models. Boston, MA. Springer. 2015; pp 29–40.
8. Dreinhöfer KE, Schwarzkopf SR, Haas NP, Tscherne H. Isolated traumatic dislocation of the hip. Long-term results in 50 patients. J Bone Joint Surg Br. 1994;76(1):6–12. http://eutils.ncbi.nlm.nih.gov/entrez/eutils/elink.fcgi?dbfrom=pubmed&id=8300683&retmode=ref&cmd=prlinks%5Cnpapers2://publication/uuid/96679CC9-0424-438D-AE83-F18C6E52CD68.
9. Scolaro JA, Marecek G, Firoozabadi R, Krieg JC, Routt ML, Chip R. Management and radiographic outcomes of femoral head fractures. J Orthop Traumatol. 2017:1–7. https://doi.org/10.1007/s10195-017-0445-z.
10. Nast-Kolb D, Ruchholtz S, Schweiberer L. Behandlung von Pipkin-Frakturen. Orthopade. 1997;26:360–7.
11. Gavaskar AS, Tummala NC. Ganz surgical dislocation of the hip is a safe technique for operative treatment of Pipkin fractures. Results of a prospective trial. J Orthop Trauma. 2015;29(12):544–8. https://doi.org/10.1097/BOT.0000000000000399.

12. Kekatpure A, Ahn T, Lee SJ, Jeong MY, Chang JS, Yoon PW. Arthroscopic reduction and internal fixation for Pipkin Type I femoral head fracture: technical note. Arthrosc Tech. 2016;5(5):e997–e1000. https://doi.org/10.1016/j.eats.2016.05.001.
13. Kim K, Park S, Kim Y. Disc height and segmental motion as risk factors for recurrent lumbar disc herniation. Spine (Phila Pa 1976). 2009;34(24):2674–8.
14. Park KS, Lee KB, Na BR, Yoon TR. Clinical and radiographic outcomes of femoral head fractures: excision vs. fixation of fragment in Pipkin type I: what is the optimal choice for femoral head fracture? J Orthop Sci. 2015;20(4):702–7. https://doi.org/10.1007/s00776-015-0732-6.
15. Ganz R, Gill TJ, Gautier E, Ganz K, Krügel N, Berlemann U. Surgical dislocation of the adult hip. J Bone Joint Surg [Br]. 2001;83(8):1119–24. https://doi.org/10.1302/0301-620X.83B8.11964.
16. Masse A, Aprato A, Alluto C, Favuto M, Ganz R. Surgical hip dislocation is a reliable approach for treatment of femoral head fractures. Clin Orthop Relat Res. 2015;473:3744–51. https://doi.org/10.1007/s11999-015-4352-4.
17. Yu Y-H, Hsu Y-H, Chou Y-C, Tseng I-C, Su C-Y, Wu C-C. Surgical treatment for Pipkin type IV femoral head fracture: an alternative surgical approach via a modified Gibson approach in nine patients. 2017;25(1):1–6. https://doi.org/10.1177/2309499016684970.
18. Nikolopoulos K, Papadakis S, Kateros K, et al. Long-term outcome of patients with avascular necrosis, after internal fixation of femoral neck fractures. Injury. 2003;34(7):525–8. https://doi.org/10.1016/S0020-1383(02)00367-4.
19. Min B, Lee K, Bae K, Lee S, Lee S, Choi J. Result of internal fixation for stable femoral neck fractures in elderly patients. Hip Pelvis. 2016;28(1):43–8.
20. Chen W-C, Yu S-W, Tseng I-C, Su J-Y, Tu Y-K, Chen W-J. Treatment of undisplaced femoral neck fractures in the elderly. J Trauma. 2005;58(5):1035–1039; discussion 1039. https://doi.org/10.1097/01.TA.0000169292.83048.17.
21. Kain MS, Marcantonio AJ, Iorio R. Revision surgery occurs frequently after percutaneous fixation of stable femoral neck fractures in elderly patients. Clin Orthop Relat Res. 2014;472(12):4010–4. https://doi.org/10.1007/s11999-014-3957-3.
22. Clement ND, Green K, Murray N, Duckworth AD, McQueen MM, Court-Brown CM. Undisplaced intracapsular hip fractures in the elderly: predicting fixation failure and mortality. A prospective study of 162 patients. J Orthop Sci. 2013;18(4):578–85. https://doi.org/10.1007/s00776-013-0400-7.
23. Seo J, Shin S, Jun S, Cho C, Lim BH. The early result of cementless arthroplasty for femur neck fracture in elderly patients with severe osteoporosis. Hip Pelvis. 2014;26(4):256–62.
24. Kim Y, Lee J, Song J, Oh S. The result of in situ pinning for valgus impacted femoral neck fractures of patients over 70 years old. Hip Pelvis. 2014;26(4):263–8.
25. Slobogean GP, Sprague SA, Scott T, Bhandari M. Complications following young femoral neck fractures. Injury. 2015;46(3):484–91. https://doi.org/10.1016/j.injury.2014.10.010.
26. Jo S, Lee SH, Lee HJ. The correlation between the fracture types and the complications after internal fixation of the femoral neck fractures. Hip Pelvis. 2016;28(1):35–42. https://doi.org/10.5371/hp.2016.28.1.35.
27. Kang JS, Moon KH, Shin JS, Shin EH. Clinical results of internal fixation of subcapital femoral neck fractures. Clin Orthop Surg. 2016;8:146–52.
28. Do LND, Marstein T, Foss OA, Basso T. Reoperations and mortality in 383 patients operated with parallel screws for Garden I-II femoral neck fractures with up to ten years. Injury. 2016;47(12):2739–42. https://doi.org/10.1016/j.injury.2016.10.033.
29. Liporace F, Gaines R, Collinge C, Gj H. Results of internal fixation of Pauwels type-3 vertical femoral neck fractures. J Bone Joint Surg. 2008;90:1654–9. https://doi.org/10.2106/JBJS.G.01353.
30. Stoffel K, Zderic I, Gras F, et al. Biomechanical evaluation of the femoral neck system in unstable Pauwels III Femoral neck fractures: a comparison with the dynamic hip screw and cannulated screws. J Orthop Trauma. 2017;31(3):131–7. https://doi.org/10.1097/BOT.0000000000000739.
31. Slobogean GP, Stockton DJ, Zeng B, Wang D, Ma B, Pollak AN. Femoral neck shortening in adult patients under the age of 55 years is associated with worse functional outcomes : analysis of the prospective multi-center study of hip fracture outcomes in China. Injury. 2017; https://doi.org/10.1016/j.injury.2017.06.013.

32. Luo D, Zou W, He Y, et al. Modi fi ed dynamic hip screw loaded with autologous bone graft for treating Pauwels type-3 vertical femoral neck fractures. Injury. 2017;48(7):1579–83. https://doi.org/10.1016/j.injury.2017.05.031.
33. Mavrogenis AF, Panagopoulos GN, Megaloikonomos PD, et al. Complications after hip nailing for fractures. Orthopedics. 2016;39(1):e108–16. https://doi.org/10.3928/01477447-20151222-11.
34. Dhammi I, Singh A, Mishra P, Jain A, Rehan-Ul-Haq, Jain S. Primary nonunion of intertrochanteric fractures of femur: analysis of results of valgization and bone grafting. Indian J Orthop. 2011;45(6):514. https://doi.org/10.4103/0019-5413.87122.
35. Lam SW, Teraa M, Leenen LPH, Van Der Heijden GJMG. Systematic review shows lowered risk of nonunion after reamed nailing in patients with closed tibial shaft fractures. Injury. 2010;41(7):671–5. https://doi.org/10.1016/j.injury.2010.02.020.
36. Griffin XL, Costa ML, Parsons N, Smith N. Electromagnetic field stimulation for treating delayed union or non-union of long bone fractures in adults. Cochrane Database Syst Rev. 2011;4:CD008471. https://doi.org/10.1002/14651858.CD008471.pub2.
37. Bhandari M, Guyatt G, Tornetta P, et al. Study to prospectively evaluate reamed intramedullary nails in patients with tibial fractures (S.P.R.I.N.T.): study rationale and design. BMC Musculoskelet Disord. 2008;9:91. https://doi.org/10.1186/1471-2474-9-91.
38. McKellop HA, Sigholm G, Redfern FC, Doyle B, Sarmiento A, Luck JV Sr. The effect of simulated fracture-angulations of the tibia on cartilage pressures in the knee joint. J Bone Joint Surg Am. 1991;73(9):1382–91. http://www.ncbi.nlm.nih.gov/entrez/query.fcgi?cmd=Retrieve&db=PubMed&dopt=Citation&list_uids=1918121.
39. Bojan AJ, Beimel C, Taglang G, Collin D, Ekholm C, Jönsson A. Critical factors in cut-out complication after gamma nail treatment of proximal femoral fractures. BMC Musculoskelet Disord. 2013;14:1. https://doi.org/10.1186/1471-2474-14-1.
40. Bojan AJ, Beimel C, Speitling A, Taglang G, Ekholm C, Jönsson A. 3066 consecutive Gamma Nails. 12 years experience at a single centre. BMC Musculoskelet Disord. 2010;11:133–43. https://doi.org/10.1186/1471-2474-11-133.
41. Baumgaertner MR, Solberg BD. Awareness of tip-apex distance reduces failure of fixation of trochanteric fractures of the hip. J Bone Joint Surg Br. 1997;79(6):969–71. https://doi.org/10.1302/0301-620x.79b6.7949.
42. Khurana S, Nobel TB, Merkow JS, Walsh M, Egol KA. Total hip arthroplasty for posttraumatic osteoarthritis of the hip fares worse than THA for primary osteoarthritis. Am J Orthop. 2015;44:321.
43. Viswanath A, Khanduja V. Can hip arthroscopy in the presence of arthritis delay the need for hip arthroplasty? J Hip Preserv Surg. 2017;4(1):3–8. https://doi.org/10.1093/jhps/hnw050.
44. Kemp JL, MacDonald D, Collins NJ, Hatton AL, Crossley KM. Hip arthroscopy in the setting of hip osteoarthritis: systematic review of outcomes and progression to hip arthroplasty. Clin Orthop Relat Res. 2014;473(3):1055–73. https://doi.org/10.1007/s11999-014-3943-9.
45. Domb BG, Gui C, Lodhia P. How much arthritis is too much for hip arthroscopy: a systematic review. Arthroscopy. 2015;31(3):520–9. https://doi.org/10.1016/j.arthro.2014.11.008.
46. Haviv B, O'Donnell J. The incidence of total hip arthroplasty after hip arthroscopy in osteoarthritic patients. Sport Med Arthrosc Rehabil Ther Technol. 2010;2:18. https://doi.org/10.1186/1758-2555-2-18.
47. Daivajna S, Bajwa A, Villar R. Outcome of arthroscopy in patients with advanced osteoarthritis of the hip. PLoS One. 2015;10(1):1–6. https://doi.org/10.1371/journal.pone.0113970.
48. Mullis BH, Dahners LE. Hip arthroscopy to remove loose bodies after traumatic dislocation. J Orthop Trauma. 2006;20(1):22–6. https://doi.org/10.1097/01.bot.0000188038.66582.ed.
49. Hwang JT, Lee WY, Kang C, Hwang DS, Kim DY, Zheng L. Usefulness of arthroscopic treatment of painful hip after acetabular fracture or hip dislocation. CiOS Clin Orthop Surg. 2015;7(4):443–8. https://doi.org/10.4055/cios.2015.7.4.443.
50. Byrd JWT, Jones KS. Prospective analysis of hip arthroscopy with 2-year follow-up. Arthroscopy. 2000;16(6):578–87. https://doi.org/10.1053/jars.2000.7683.
51. Ahmadpoor P, Reisi S, Makhdoomi K, Ghafari A, Sepehrvand N, Rahimi E. Osteoporosis and related risk factors in renal transplant recipients. Tranplantation Proc. 2009;41(7):2820–2. https://doi.org/10.1016/j.transproceed.2009.07.018.
52. Makhni EC, Stone AV, Ukwuani GC, Zuke W, Garabekyan T, Mei-dan O. A critical review man-

agement and surgical options for articular defects in the hip. Clin Sport Med. 2017;36:573–86. https://doi.org/10.1016/j.csm.2017.02.010.
53. Trask DJ, Keene JS. Analysis of the current indications for microfracture of chondral lesions in the hip joint. Am J Sports Med. 2016;44(12):3070–6. https://doi.org/10.1177/0363546516655141.
54. Domb BG, Gupta A, Dunne KF, Gui C, Chandrasekaran S. Microfracture in the hip results of a matched-cohort controlled study with 2-year follow-up. Am J Sports Med. 2015;43(8):1865–74. https://doi.org/10.1177/0363546515588174.
55. Varghese VD, Livingston A, Boopalan PR, Jepegnanam TS. Valgus osteotomy for nonunion and neglected neck of femur fractures. World J Orthop. 2016;7(5):301–7. https://doi.org/10.5312/wjo.v7.i5.301.
56. Gupta S, Kukreja S, Singh V. Valgus osteotomy and repositioning and fixation with a dynamic hip screw and a 135° single-angled barrel plate for un-united and neglected femoral neck fractures. J Orthop Surg. 2014;22(1):20–4.
57. Rajagopa M, Samora JB, Ellis TJ. Efficacy of core decompression as treatment for osteonecrosis of the hip: a systematic review. Hip Int. 2012;22(5):489–93. https://doi.org/10.5301/HIP.2012.9748.
58. Fairbank AC, Bhatia D, Jinnah RH, Hungerford DS. Long-term results of core decompression for ischaemic necrosis of the femoral head. J Bone Joint Surg Br. 1995;77(1):42–9. http://www.ncbi.nlm.nih.gov/pubmed/7822394
59. Powell ET, Lanzer WL, Mankey MG. Core decompression for early osteonecrosis of the hip in high risk patients. Clin Orthop Relat Res. 1997;335:181.
60. Ye CY, Liu A, Xu MY, Nonso NS, He RX. Arthroplasty versus internal fixation for displaced intracapsular femoral neck fracture in the elderly: systematic review and meta - analysis of short - and long - term effectiveness. Chin Med J. 2016;129(21) https://doi.org/10.4103/0366-6999.192788.
61. Evidence-based clinical practice guideline: management of hip fracture in the elderly; 2014.
62. Ullmark G. Femoral head fractures: Hemiarthroplasty or total hip arthroplasty? Hip Int. 2014;24(1):S12–4. https://doi.org/10.5301/hipint.5000167.
63. SooHoo NF, Farng E, Chambers L, Znigmond DS, Lieberman JR. Comparison of complication rates between hemiarthroplasty and total hip arthroplasty for intracapsular hip fractures. Orthopedics. 2013;36(4):e384–9. https://doi.org/10.3928/01477447-20130327-09.
64. Roberts KC, Brox WT, Jevsevar DS, Sevarino K. Management of hip fractures in the elderly. J Am Acad Orthop Surg. 2015;23(2):131–7. https://doi.org/10.5435/JAAOS-D-14-00432.
65. Langslet E, Frihagen F, Opland V, Madsen JE, Nordsletten L, Figved W. Cemented versus uncemented hemiarthroplasty for displaced femoral neck fractures: 5-year followup of a randomized trial. Clin Orthop Relat Res. 2014;472(4):1291–9. https://doi.org/10.1007/s11999-013-3308-9.
66. Swart E, Roulette P, Leas D, Bozic KJ, Karunakar M. ORIF or arthroplasty for displaced femoral neck fractures in patients younger than 65 years old: an economic decision analysis. J Bone Joint Surg Am. 2017;99(1):65–75. https://doi.org/10.2106/JBJS.16.00406.
67. Clarke-Jenssen J, Roise O, Storeggen SAO, Madsen JE. Long-term survival and risk factors for failure of the native hip joint after operatively treated displaced acetabular fractures. Bone Joint J. 2017;99(B):834–40. https://doi.org/10.1302/0301-620X.99B6.BJJ-2016-1013.R1.
68. Mahmoud SSS, Pearse EO, Smith TO, Hing CB. Outcomes of total hip arthroplasty , as a salvage procedure , following failed internal fixation of intracapsular fractures of the femoral neck. Bone Joint J. 2016;98(B):452–60. https://doi.org/10.1302/0301-620X.98B4.36922.
69. Lee Y, Kim JT, Alkitaini AA, Kim K, Ha Y, Koo K. Conversion hip arthroplasty in failed fixation of intertrochanteric fracture : a propensity score matching study. J Arthroplast. 2017;32(5):1593–8. https://doi.org/10.1016/j.arth.2016.12.018.
70. Beaulé PE, Matta JM, Mast JW. Hip arthrodesis: current indications and techniques. J Am Acad Orthop Surg. 2002;10(4):249–58.
71. Aderinto J, Lulu OB, Backstein DJ, Safir O, Gross AE. Functional results and complications following conversion of hip fusion to total hip replacement. J Bone Joint Surg Br. 2012;94(11 Suppl A):36–41. https://doi.org/10.1302/0301-620X.94B11.30615.

第 10 章

股骨远端创伤后关节炎

Karthikeyan Ponnusamy, Ajit Deshmukh

要点

- 股骨远端骨折不愈合与 PTOA 密切相关。
- 手术选择包括自体和异体骨软骨移植、截骨矫形、单髁置换或 TKA。
- 在膝关节 PTOA 的治疗中,关节线的恢复至关重要。
- PTOA 的 TKA 可能需要使用更高限制性假体。

流行病学

成年人股骨远端骨折的发病率为 4.5/100 000, 大多数发生于女性患者（女性 67%对男性 33%)[1]。这种损伤在不同年龄组的损伤机制有所不同:年轻人往往因高能量暴力所致,而老年人主要因低能量跌倒损伤所致。

与所有关节周围骨折一样,初始关节软骨创伤和残余关节面塌陷或力线不良都可能加速关节炎病变的发展。一项系统综述回顾了关节面塌陷对于不同关节的影响。在股骨远端的相关研究中,他们只找到兔子模型的实验证据:当关节面塌陷程度小于关节软骨厚度时,塌陷面能被完全重塑。然而,当关节面塌陷大于关节软骨厚度且膝关节不稳定时,膝关节软骨会发生快速退行性病变[2]。另一个需要考虑的问题是,股骨畸形愈合导致的力线不佳会改变关节负荷,导致关节退行性病变。Kettelkamp 等对骨折畸形愈合后膝关节力线不正进行了研究,发现创伤性膝关节退行性病变发生在骨折后 10~60 年,平均 31.7 年[3]。

目前,只有少量具有足够随访时间的研究报道了股骨远端骨折对 PTOA 的临床影响。Rademakers 等的一项研究报道了平均 14 年(5~25 年)的随访结果,发现

36%的患者有中度至重度 OA 影像学证据,但其中 72%的患者有好或极好的膝关节功能性评分[4]。Thomson 等在平均 80 个月的随访中报道了相似的结果,其中54%的患者膝关节有明显退行性病变,而 32%的患者无影像学上的关节炎改变。截至最后一次随访,所有患者均未行 TKA[5]。总而言之,股骨远端骨折患者存在出现影像学所见关节炎的风险,但 14 年的临床随访表明,几乎 3/4 的患者未受到这些影像学改变的影响。然而,仍有 1/4 的具有影像学改变的 PTOA 患者有更严重的症状。而对于那些无症状患者,是否会转变为有症状或何时会转变为有症状,仍需要进一步随访。

股骨远端骨折愈合的自然病程

大多数股骨远端骨折的手术治疗采用以下几种内固定方式:钢板、锁定钢板、髁螺钉和逆行髓内钉[6]。目前一线治疗主要集中于使用锁定钢板和逆行髓内钉。对于伴有严重内科并发症和活动受限的患者,可以考虑非手术治疗,即在功能位进行石膏或支具固定。

手术治疗股骨远端骨折通常是成功的,但据报道其不愈合率为 10%。骨不连的发生往往与开放性骨折、粉碎性骨折、骨丢失和感染有关。Monroy 等的研究比较了股骨远端骨不连的内固定翻修术和急性股骨远端骨折的内固定术,发现两者的愈合时间在统计学上无差异(骨不连组平均愈合时间为 7 个月,急性骨折组平均愈合时间为 5 个月),同时在活动范围和临床结果评分上也无统计学差异[7]。Ebraheim 等进行的系统综述也发现,开放性骨折和骨缺损是导致股骨远端骨折骨不连的最常见因素,其次是内固定失败和感染。骨不连进行翻修固定后,97%的患者在平均 9.86 个月后获得愈合。在不同的骨折类型中,他们发现干骺端粉碎性骨折是骨不连的最高发类型。不同固定方式相比,初始固定使用动力髁螺钉和普通钢板要比使用锁定钢板出现骨不连的可能性更大。翻修时最常用的固定方法是角钢板联合自体松质骨移植,有 97.4%的患者在经历平均 7.8 个月后获得成功愈合[6]。

患者评估

股骨远端骨折的治疗通常是成功的,但仍会有一部分患者由于骨不连、PTOA、膝关节不稳定或其他原因而出现膝关节疼痛。与其他患者一样,评估需要从病史开始。收集病史的关键是最初股骨远端骨折治疗过程和结果以及此后症状的发生时间。需要重点关注与感染相关的方面,如术后抗生素的使用情况、伤口引流时间延长以及多次手术。如果可能,应获取前一次的手术记录,以便于识别内植物类型,并在必要时取出内植物。体格检查应侧重于明确先前的手术切口位置、膝关节ROM、韧带稳定性及髌骨轨迹。影像学检查应包括站立前后位、后前屈曲位、侧位和日出位X线片。对于骨不连患者,可进一步行CT获得横断面影像;对于局部软骨损伤或韧带损伤,则应行MRI。之前的金属内植物可能会影响断层扫描的图像质量,因此应考虑采用特殊的金属去伪影技术。

PTOA的非手术治疗

PTOA的非手术治疗与OA的治疗模式相同。McAlindon等对29种治疗方式进行了系统性回顾分析,来明确各种治疗方式是否可应用于治疗膝关节OA。有证据支持关节内激素注射、物理治疗和运动、减重、对乙酰氨基酚、辅助行走设备和口服或局部使用NSAID对治疗PTOA有效[8]。

PTOA的手术治疗

手术选择包括自体和异体骨软骨移植、截骨调整力线、单髁置换或TKA[9]。对于年轻和运动活跃患者的局部关节软骨缺损,可以考虑自体或异体骨软骨移植。Gross等报道了使用同种异体骨软骨移植治疗股骨远端和胫骨近端软骨缺损[10]。在他们的研究中,股骨远端同种异体骨软骨移植的5年生存率为95%,10年生存率为85%。在平均10年的随访中,60例患者中有9例后来进行了TKA[10]。Kettelkamp等[3]报道,股骨骨折后的力线不正可在初次损伤平均30年后导致退行性膝关节关节炎性改变。因此,对于年轻患者股骨远端骨折后畸形所致膝关节疼痛,截骨矫正膝关节力线是有效的治疗方法。Lustig等报道了单纯截骨(股骨、胫骨或联合)治疗创伤后膝关节关节炎的经验。他们发现,在平均3.8年的随访中,6例关节内畸形愈合患者中有2例进行了TKA。然而,22例关节外畸形患者在随访期间未进行TKA。此外,他们发现,一般来说患者的疼痛评分能够获得改善,但关节外畸形患者获得的改善程度最明显[2,3]。

对于晚期PTOA,治疗选择为TKA。然而,对于因PTOA而接受TKA治疗的患者,有报道显示其并发症发病率高于因OA初次行TKA的患者,如行翻修手术的风险比为2.23(95% CI 1.69~2.88),术后感染风险比为2.85(1.97~3.98)[11]。这些病例在手术时技术要求更高,如果能获得合适的下肢力线和假体位置,这些患者也还是能获得满意的结果[12]。

老年患者的急性股骨远端粉碎性骨折的初次关节置换术

据报道，在老年人和体弱患者中，经历股骨髁上骨折后 1 年的死亡率为 22%。这项较早的研究报道进一步显示，9%的患者由于骨折复位丢失和(或)感染需后期进行膝上截肢[13]。由于预后结果不佳，在过去的几十年里，发表了一系列关于使用初次 TKA 或股骨远端置换术治疗股骨远端骨折的病例研究。尽早行关节置换术能使患者立即负重，并更快地恢复活动能力，理论上来讲可以减少并发症。

一项病例系列研究显示死亡率并无改善，1 年死亡率为 30%。他们发现翻修率为 9.5%，这比初次 TKA 治疗 PTOA 的高达 25%的并发症率要好[14]。

Malviya 等研究了骨折后急性期初次 TKA 治疗股骨远端和胫骨近端关节周围骨折。他们报道了 11 例股骨远端骨折的治疗，其中有 10 例采用旋转铰链膝，1 例采用内外翻限制性假体，均获得了良好的临床结果[15]。Bettin 等报道了 18 例发生粉碎性关节内的骨质疏松性骨折，并伴有关节炎改变的病例，患者接受了骨水泥型股骨远端置换。其中两例患者发生了假体相关并发症(1 例假体周围骨折，1 例深部感染)。在他们的病例中，患者对治疗结果极度或非常满意，但该研究未设置对照组[16]。Rosen 和 Strauss 报道了 24 例股骨远端骨折使用股骨远端置换的病例，发现 71%的患者恢复到术前活动水平[17]。

到目前为止，只有 Hart 等报道了一项 ORIF 对比股骨远端置换术的回顾性对比研究。他们发现，在 1 年的随访中，所有股骨远端置换术患者都能行走，而 25%的 ORIF 患者需要坐轮椅，但两者间无统计学意义。他们发现股骨远端置换组的再手术率为 10%，ORIF 组为 11%。ORIF 组骨折平均愈合时间为 24 周，但骨折不愈合发病率为 18%[18]。由于股骨远端 ORIF 转换为 TKA 相对罕见，Bohm 等建议在大多数急性骨折病例中应使用 ORIF。然而，对于既往有关节炎、粉碎性骨折的特定人群，可考虑初次关节置换术[19]。

在急性骨折进行手术治疗时，侧副韧带因骨折而损伤的可能性较高，可能需要较高限制性假体，如旋转铰链型假体。为了确定严重粉碎性骨折的关节线，可在急性骨折时使用外固定架或其他方式进行临时外固定复位。或者关节线可以根据解剖标志来确定，如距腓骨头近端 1cm 或股骨髁上连线远端 2.5cm(参照其复位的位置)。在急性骨折中，股骨大小的测量十分困难，可能需要根据试模进行估计。此外，根据骨丢失/粉碎的程度，可能需要使用方形垫块、楔形垫块、袖套样垫块或其他圆锥形垫块[20]。

当股骨髁发生严重粉碎性骨折时,可以采用股骨远端置换术。技术上的挑战主要是确定股骨长度和旋转。可通过牵引进行临时复位,然后根据经股骨髁上轴确定股骨旋转。另一个需要考虑的问题是柄通过压配固定还是水泥固定。如果骨质量较差,柄部可能需要使用骨水泥固定[19]。在这些病例中,关节置换具有挑战性,获得正确的下肢力线、假体位置和良好的固定往往可以带来良好的临床结果。

关节置换术治疗 PTOA 的手术注意事项

在对比 TKA 用于治疗 PTOA 和 OA 时,有报道称 PTOA 患者的手术时间较 OA 患者要长约 30min[21]。伸膝装置问题是进行这些手术时常见的难点。Weiss 等报道 47%的患者需要进行外侧松解[12],而 Papadopoulos 等则报道外侧松解率为 46%[22]。其他可能用到的手术技术有股四头肌 V-Y 成形、股内侧肌前移、外侧副韧带转位、伸膝装置重排和侧副韧带重建[12,22]。

在进行 TKA 之前首先要考虑的一个问题是需要使用的膝关节假体的限制性水平。下一步是确定关节线位置和假体的旋转。如果骨折愈合,并且对线和旋转均合适,那么可以采用标准手术技术。然而,对于残留畸形或内固定装置滞留导致置换手术时无法使用髓内定位或髓内定位困难的患者,PSI 导板、无图像的手持导航设备或计算机导航仪器对于建立正确力线有很大帮助。

对于较大的骨缺损,可采用同种异体骨进行结构性植骨或使用金属垫块。需要评估之前的内固定装置是否会干扰手术进行,选择取出或保留之前的内固定[12]。

需要评估肢体对线,通过关节置换时关节内截骨或分期/同时进行关节外截骨来纠正对线不良。如果使用调整关节内截骨来获得良好对线时会导致侧副韧带损伤,那么可以考虑股骨远端截骨,截骨端可以通过使用带延长杆的股骨假体获得稳定,或者使用钢板和螺钉固定。可以在截骨端和骨不连部位进行植骨[12]。Papadopoulos 等报道了一组病例,在 48 例股骨远端骨折接受 TKA 的患者中,发现 21 例患者(44%)的膝关节冠状面畸形>10°或矢状面畸形>15°。在这些存在畸形愈合的患者中,15 例通过关节内截骨矫正,6 例通过关节外截骨矫正[22]。

分期截骨病例

患者,男,53 岁,35 年前对左股骨髁上骨折行非手术治疗,因左膝关节疼痛就诊(图 10.1)。

解决该畸形可选择单纯关节内截骨 TKA 或行关节外截骨联合 TKA 矫正。如进行关节外截骨矫正，截骨可以分期或与置换同时进行。在本病例中，关节内截骨模板显示可能损伤内侧副韧带止点(图 10.2)。因此，决定行关节外截骨矫正畸形，手术分期进行。

对于该患者，进行了股骨远端外侧开放性楔形截骨(图 10.3 和图 10.4)。

术后 5 个月时，截骨部位愈合(图 10.5)。

关节内矫正畸形和 TKA 病例

患者，男，60 岁，45 年前有非手术治疗股骨远端骨折病史，出现膝关节关节炎的晚期改变和膝关节不稳定(图 10.6 和图 10.7)。

术前模板测量显示，可以通过 TKA 时关节内截骨获得畸形矫正(图 10.8)。

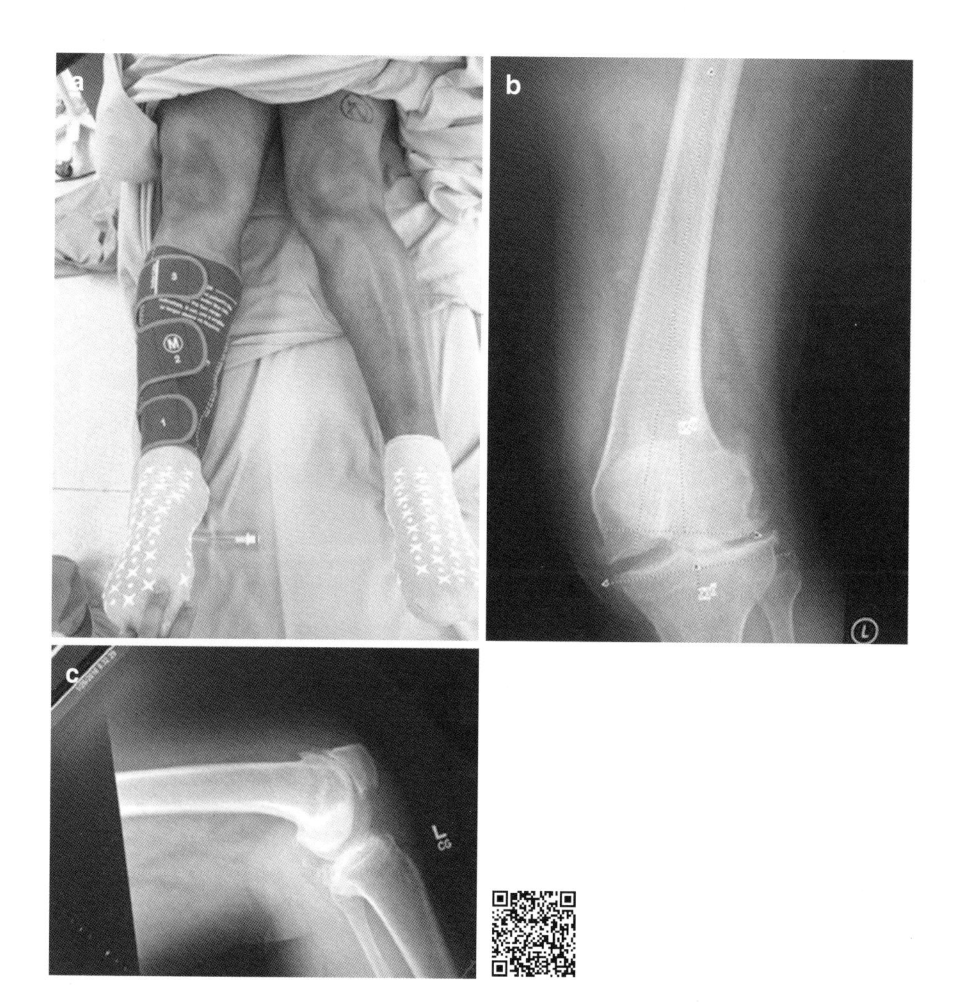

图 10.1 术前下肢对线和股骨远端前后位/侧位片。(扫码看彩图)

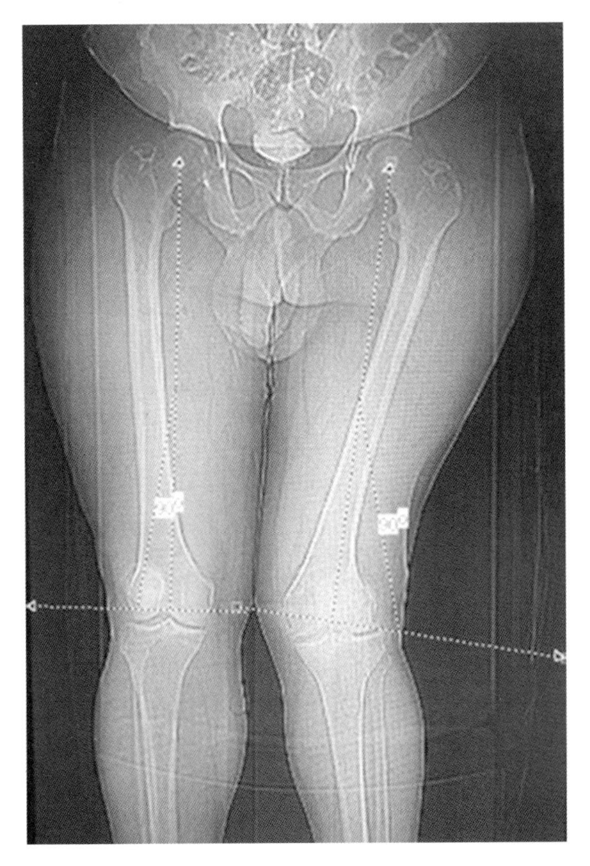

图 10.2 关节内截骨模板测量。

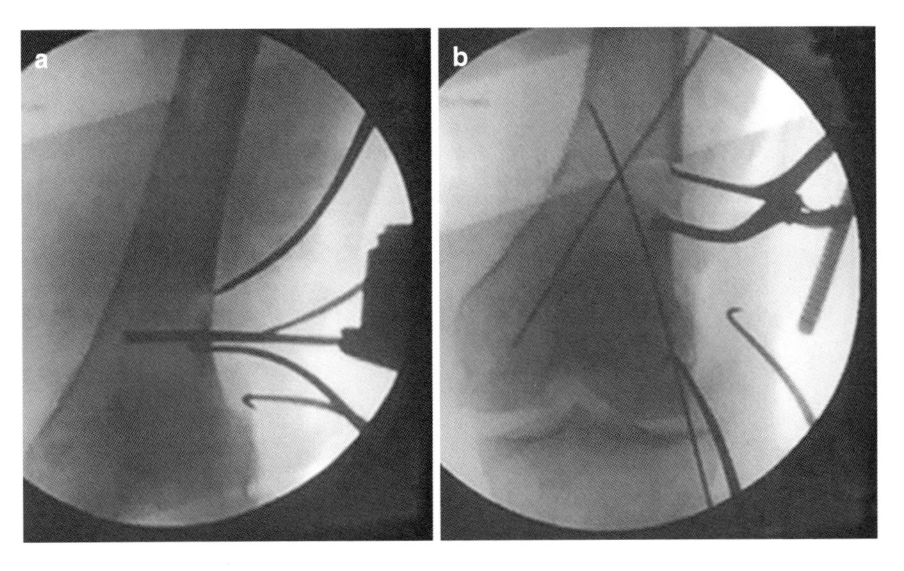

图 10.3 (a)术中截骨后透视图像。(b)插入楔形植骨块并临时固定后的力线变化。

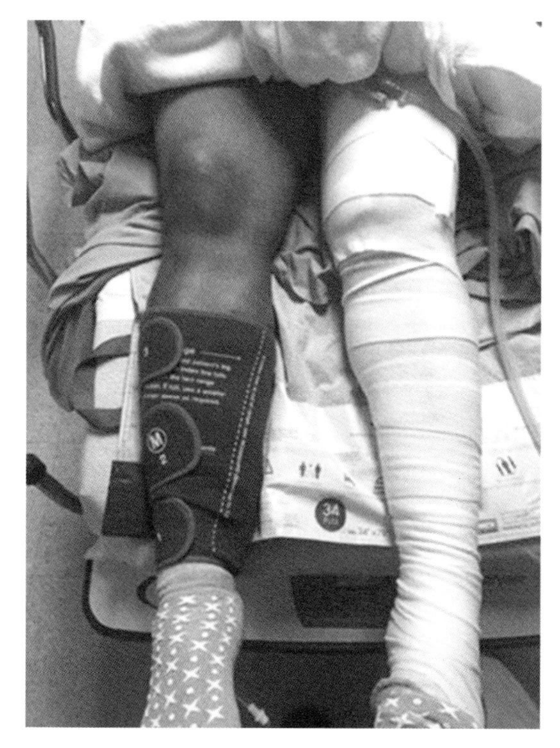

图 10.4　术后患者的下肢照片。(扫码看彩图)

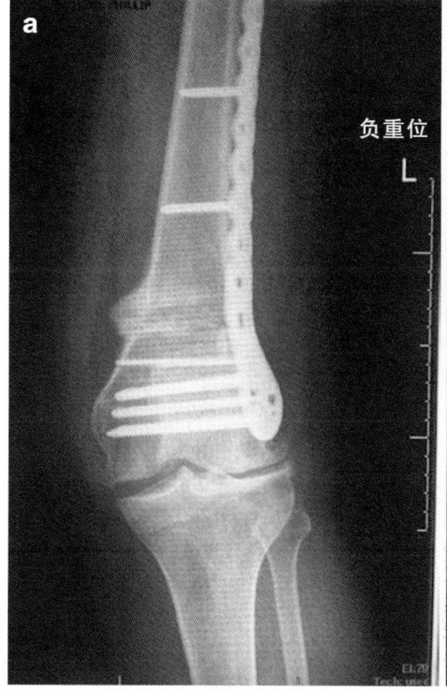

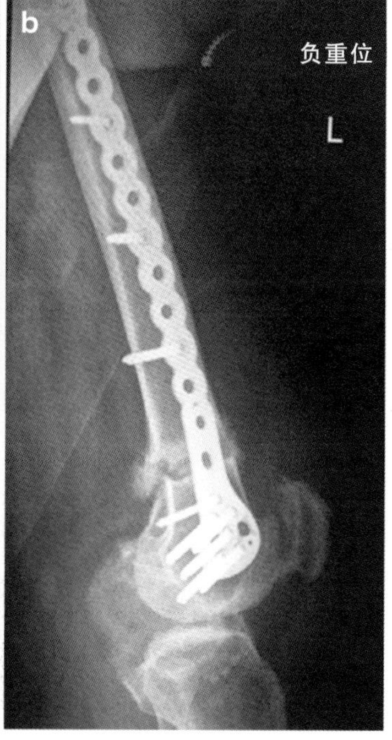

图 10.5　截骨愈合术后 5 个月的前后位/侧位 X 线片。

对于该患者，由于股骨畸形愈合，不能使用长杆进行股骨髓内定位，而应使用短杆。根据模板测量股骨远端截骨按照3°外翻进行。接着在髓内定位下进行胫骨截骨，然后进行伸直间隙平衡。术前考虑到MCL可能功能不全，手术医师做好了行旋转铰链TKA的准备。术中评估确认MCL仍然完整，并且伸直间隙平衡。再进行后外侧关节囊松解，并拉花样松解髂胫束和外侧副韧带，内外侧间隙为3~4mm。

膝关节屈曲90°，通过将股骨切骨模块与胫骨切面对齐平行来确定股骨旋转。术前模板确定股骨侧可以使用100mm的袖套延长杆，且不触及畸形愈合部位。采用内外翻限制性假体，膝关节稳定，髌骨轨迹良好(图10.9和图10.10)。

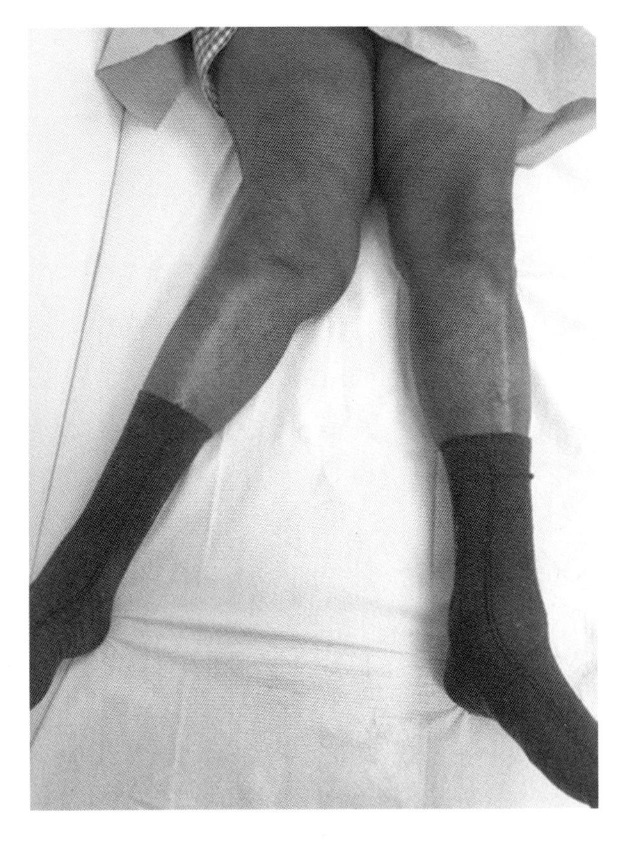

图10.6 下肢畸形的临床照片。(扫码看彩图)

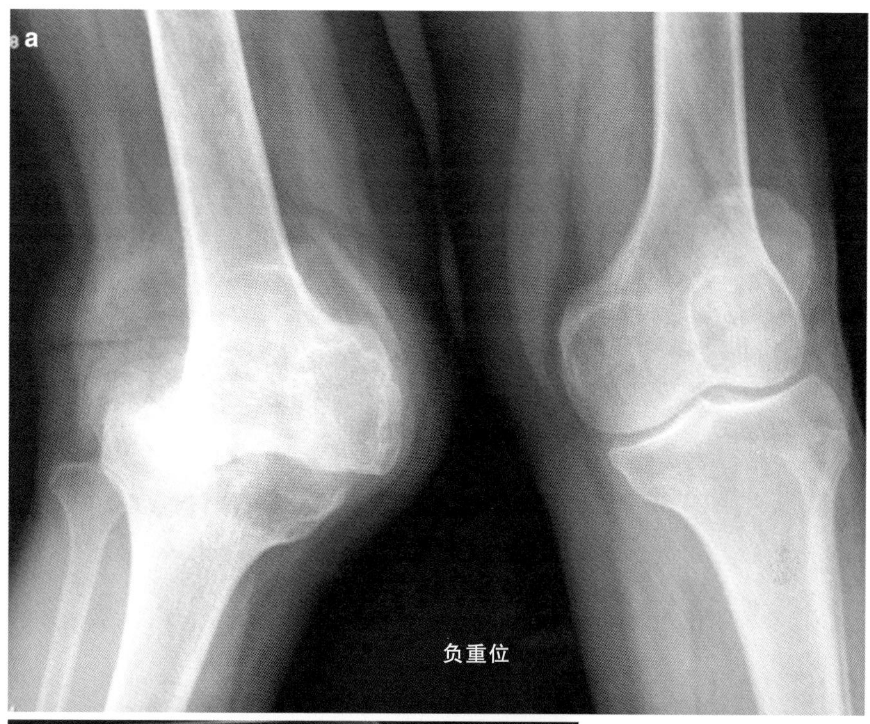

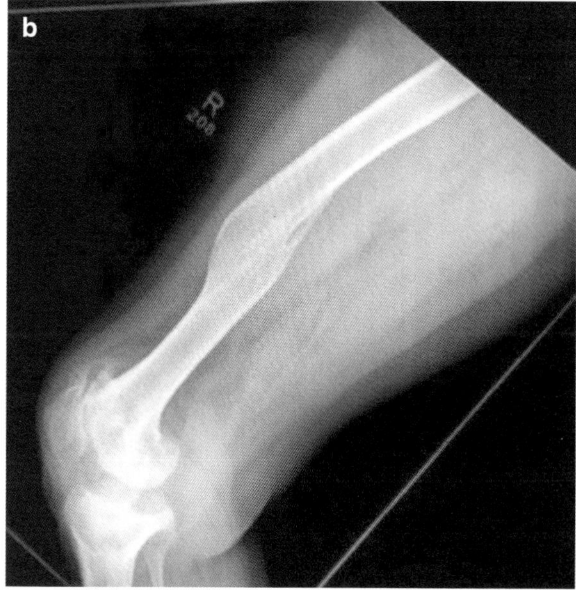

图 10.7　膝关节前后位和侧位片发现关节外畸形、进展期 OA 以及明显的冠状面畸形愈合。

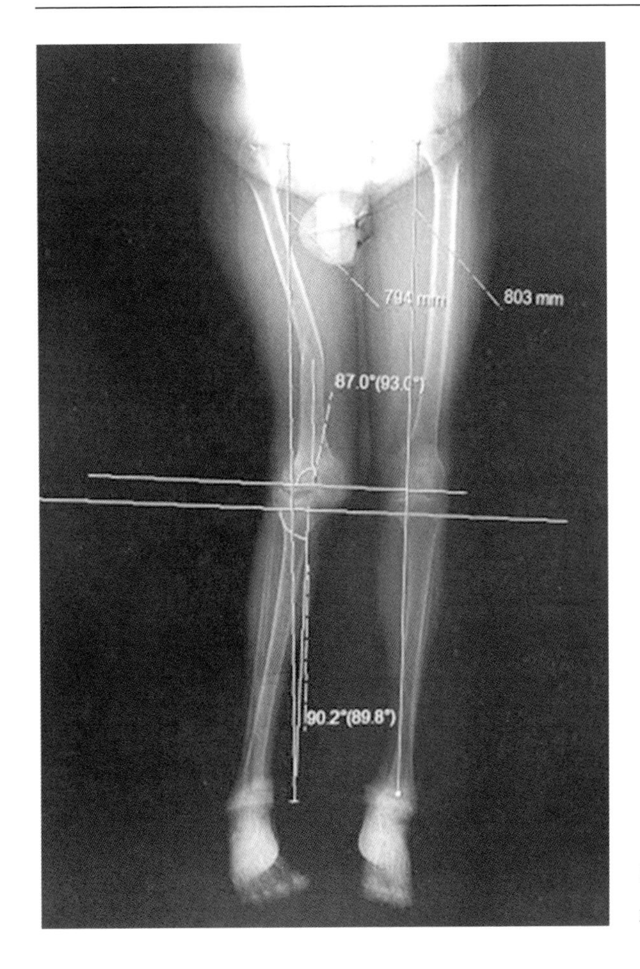

图 10.8 关节内截骨纠正畸形的术前模板。

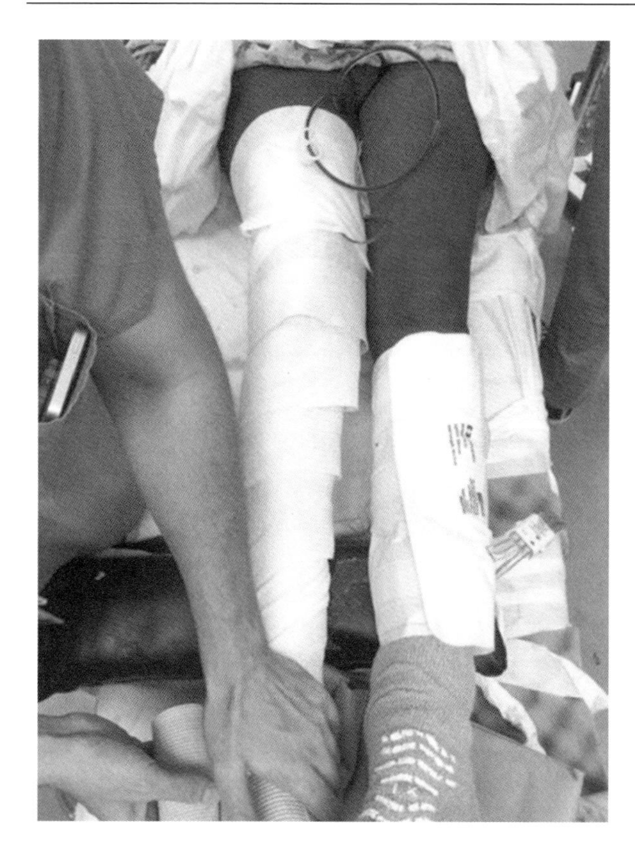

图 10.9　术后下肢的临床照片。
(扫码看彩图)

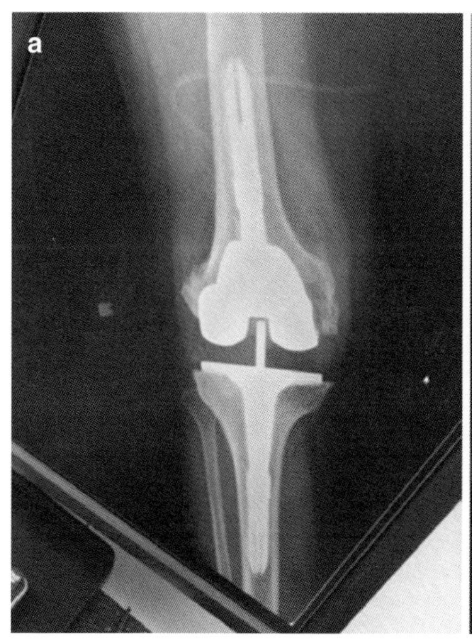

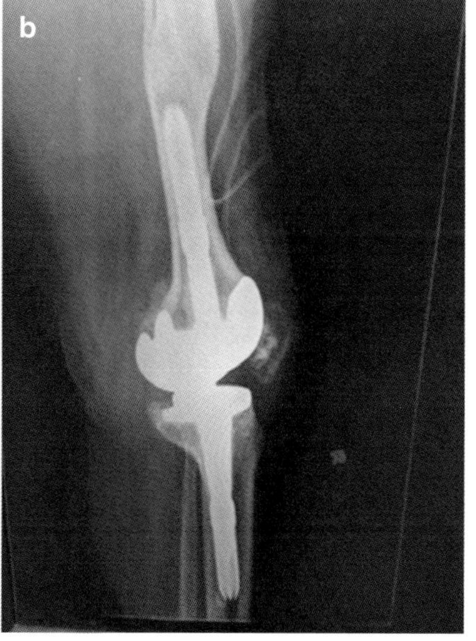

图 10.10　术后膝关节前后位和侧位 X 线片。

(胡鹏飞　译　吴立东　校)

参考文献

1. Court-Brown CM, Caesar B. Epidemiology of adult fractures: a review. Injury. 2006;37:691–7.
2. Giannoudis PV, Tzioupis C, Papathanassopoulos A, Obakponovwe O, Roberts C. Articular step-off and risk of post-traumatic osteoarthritis. Evidence Today. Injury. 2010;41:986–95.
3. Kettelkamp DB, Hillberry BM, Murrish DE, Heck DA. Degenerative arthritis of the knee secondary to fracture malunion. Clin Orthop Relat Res. 1988;234:159–69.
4. Rademakers MV, Kerkhoffs GMMJ, Sierevelt IN, Raaymakers ELFB, Marti RK. Intra-articular fractures of the distal femur: a long-term follow-up study of surgically treated patients. J Orthop Trauma. 2004;18:213–9.
5. Thomson AB, Driver R, Kregor PJ, Obremskey WT. Long-term functional outcomes after intra-articular distal femur fractures: ORIF versus retrograde intramedullary nailing. Orthopedics. 2008;31:748–50.
6. Ebraheim NA, Martin A, Sochacki KR, Liu J. Nonunion of distal femoral fractures: a systematic review. Orthop Surg. 2013;5:46–50.
7. Monroy A, Urruela A, Singh P, Tornetta P, Egol KA. Distal femur nonunion patients can expect good outcomes. J Knee Surg. 2014;27:83–7.
8. McAlindon TE, Bannuru RR, Sullivan MC, Arden NK, Berenbaum F, Bierma-Zeinstra SM, et al. OARSI guidelines for the non-surgical management of knee osteoarthritis. Osteoarthr Cartil. 2014;22:363–88.
9. Buechel FF. Knee arthroplasty in post-traumatic arthritis. J Arthroplast. 2002;17:63–8.
10. Gross AE, Shasha N, Aubin P. Long-term followup of the use of fresh osteochondral allografts for posttraumatic knee defects. Clin Orthop Relat Res. 2005;435:79–87.
11. Houdek MT, Watts CD, Shannon SF, Wagner ER, Sems SA, Sierra RJ. Posttraumatic total knee arthroplasty continues to have worse outcome than total knee arthroplasty for osteoarthritis. J Arthroplast. 2016;31:118–23.
12. Weiss NG, Parvizi J, Hanssen AD, Trousdale RT, Lewallen DG. Total knee arthroplasty in post-traumatic arthrosis of the knee. J Arthroplast. 2003;18:23–6.
13. Karpman RR, Del Mar NB. Supracondylar femoral fractures in the frail elderly. Fractures in need of treatment. Clin Orthop Relat Res. 1995;316:21–4.
14. Boureau F, Benad K, Putman S, Dereudre G, Kern G, Chantelot C. Does primary total knee arthroplasty for acute knee joint fracture maintain autonomy in the elderly? A retrospective study of 21 cases. Orthop Traumatol Surg Res. 2015;101:947–51.
15. Malviya A, Reed MR, Partington PF. Acute primary total knee arthroplasty for peri-articular knee fractures in patients over 65 years of age. Injury. 2011;42:1368–71.
16. Bettin CC, Weinlein JC, Toy PC, Heck RK. Distal femoral replacement for acute distal femoral fractures in elderly patients. J Orthop Trauma. 2016;30:503–9.
17. Rosen AL, Strauss E. Primary total knee arthroplasty for complex distal femur fractures in elderly patients. Clin Orthop Relat Res. 2004;425:101–5.
18. Hart GP, Kneisl JS, Springer BD, Patt JC, Karunakar MA. Open reduction vs distal femoral replacement arthroplasty for comminuted distal femur fractures in the patients 70 years and older. J Arthroplast. 2017;32:202–6.
19. Bohm ER, Tufescu TV, Marsh JP. The operative management of osteoporotic fractures of the knee: to fix or replace? J Bone Joint Surg Br. 2012;94:1160–9.
20. Parratte S, Bonnevialle P, Pietu G, Saragaglia D, Cherrier B, Lafosse JM. Primary total knee arthroplasty in the management of epiphyseal fracture around the knee. Orthop Traumatol Surg Res. 2011;97:S87–94.
21. Kester BS, Minhas SV, Vigdorchik JM, Schwarzkopf R. Total knee arthroplasty for posttraumatic osteoarthritis: is it time for a new classification? J Arthroplast. 2016;31:1649–1653.e1.
22. Papadopoulos EC, Parvizi J, Lai CH, Lewallen DG. Total knee arthroplasty following prior distal femoral fracture. Knee. 2002;9:267–74.

第 11 章

胫骨近端创伤后关节炎

Stefanie Hirsiger, Lukas Clerc, Hermes H. Miozzari

要点

- 胫骨平台骨折并不罕见，但有症状的 PTOA 并不常见。
- 应遵循阶梯治疗原则，从活动调整、减重和物理治疗开始，然后使用镇痛药物。
- 关于 PTOA 手术治疗的选择，现有文献主要限于小样本病例，缺乏循证医学证据。
- 应评估截骨矫形术，如果退行性病变严重，单髁或全膝关节置换术可以改善功能。

引言

胫骨平台骨折后发生 PTOA 与原发性 OA 相比更少见。PTOA 的总体发病率估计占髋、膝和踝所有有症状 OA 的 12%[1]，其中，胫骨近端 PTOA 的发病率为 1.2%[2]。这一疾病主要见于 50 岁左右人群，多继发于高处坠落伤或机动车事故[3]。骨折复杂程度与骨质量和损伤机制有关。

有多种分类系统可用，如 Schatzker 分型[4]或 AO 分型[5]，这些分类系统都是基于骨骼和关节内标志，但均不完善，也无法直接指导手术治疗。大多数胫骨平台骨折需要手术治疗，但只有少量文献明确定义了手术治疗指征的标准。根据早期文献，每个内侧单髁骨折(有任何位移)和每个内侧倾斜双髁骨折都需手术治疗，同时，如果外侧平台骨折外倾或外翻>5°，骨折移位伴髁部增宽>5mm，骨折台阶>3mm，也应手术[6]。最近的一项综述发现，对于复位后残余关节面台阶的接受度未达成共识，但与其他关节相比，它们的耐受性似乎相对较好[7]。后部骨折约占所有Schatzker骨折类型的约29%[8]，但在常规X线片中经常被遗漏，因此在行手术计划时，推荐使用CT成像[9]。最近，已有学者提出了用于分型和指导固定的三柱理论[10]。在2D和3D重建CT图像上评估内侧、外侧和后柱是否存在关节内和关节外皮质断裂。在这个更新的概念中，通过分析损伤时膝关节的位置和致畸力量的方向，来考虑和评估损伤机制；通过确定关键关节面，可以在术前计划时规划手术入路并准备术中使用的器材[11]。在阅读急性骨折膝关节MRI时，发现伴随软组织损伤的发病率几乎为100%[12]。其中半月板损伤最常见，紧随其后的是交叉韧带或侧副韧带断裂，另外还有早期损伤，如伴有弥漫性水肿的无症状半月板改变[12]。未发现的不伴有骨折的慢性韧带不稳定是导致症状性膝关节OA的主要原因（图11.1）[13]。此外，未经治疗的前十字韧带断裂在10年后导致继发性半月板撕裂的发病率高达100%[14]。无确凿证据表明韧带不稳定的手术治疗可以预防有症状的OA[15]，但半月板和韧带损伤可导致不稳定和持续疼痛[16]。因此，应在骨折整复内固定手术时对它们进行诊断和处理，关节镜辅助手术可能对这些情况有所帮助[17]。

受伤的软组织以及开放性伤口会导致皮肤屏障的破坏，从而导致软组织感染

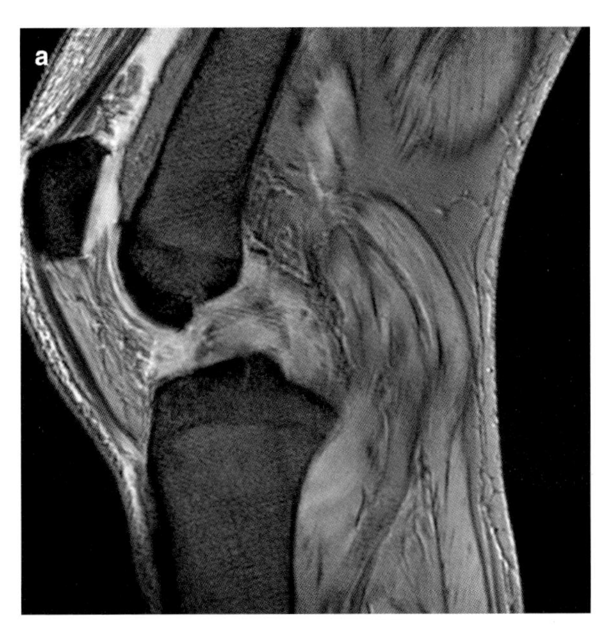

图11.1 患者，60岁，从楼梯跌倒，伴有ACL/PCL/MCL断裂和内侧间室（胫骨和股骨髁）非移位骨折。患者在5个月后就诊。标准X线片显示继发性OA，主要涉及内侧间室，伴有JSN和骨量丢失，以及ACL和PCL松弛。（a）初始MRI矢状位图像：可见前交叉和后交叉断裂。（待续）

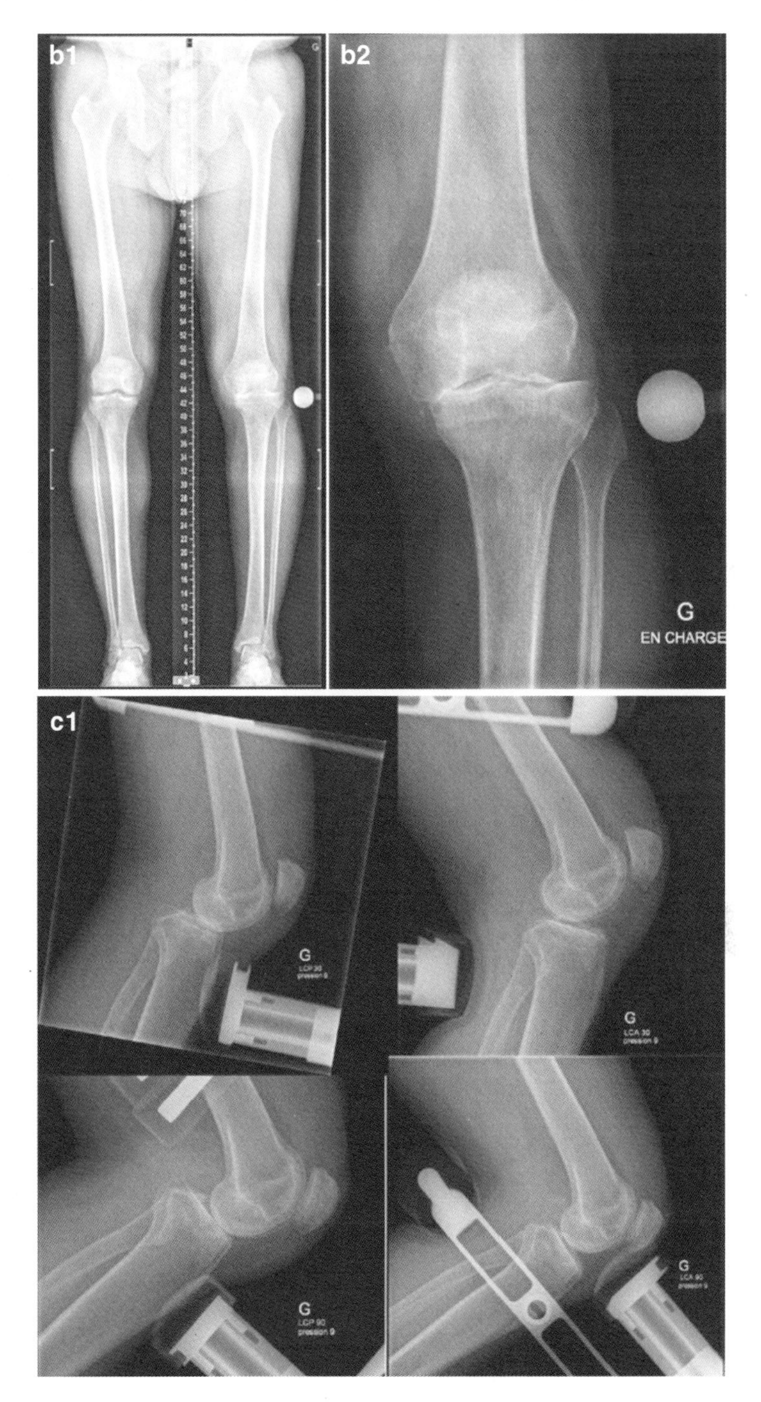

图 11.1(续)　(b)5 个月后的下肢力线(b1)和膝关节前后位片(b2)显示半脱位和内侧间室 OA,胫骨骨量丢失。(c)应力位 X 线:(c1)前后抽屉。(待续)

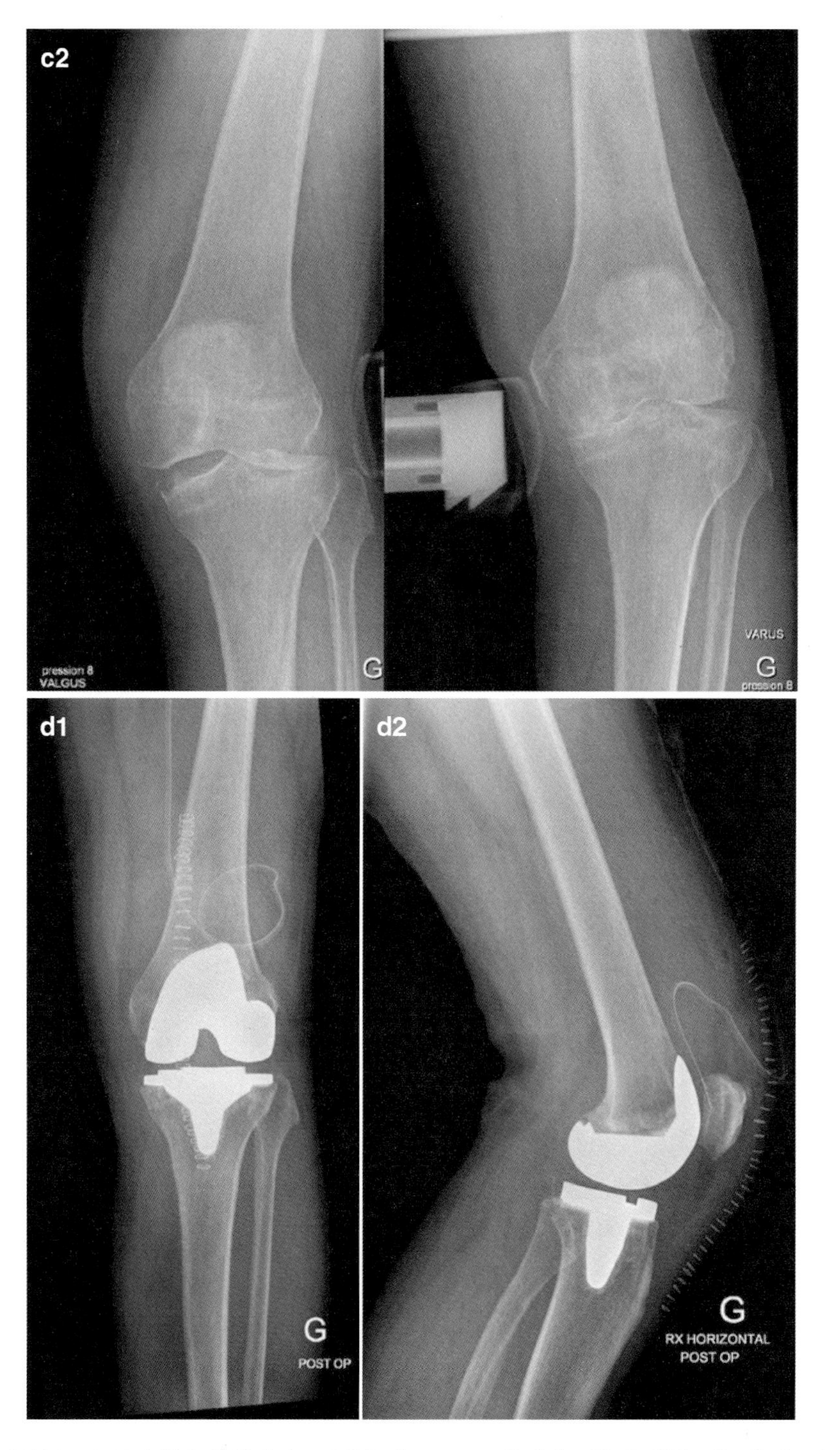

图 11.1(续) (c2)内翻和外翻应力。(d)初次 PS TKA 前后位(d1)和侧位(d2)术后 X 线片。MCL 和 LCL 完好无损。

和(或)筋膜室综合征。因此,在制订手术计划时,不仅应考虑骨和关节内损伤,还应考虑周围软组织的状态[18]。这种复杂损伤的最佳治疗必须考虑个体化,同时需要考虑患者因素,如并发症、活动水平、骨质量和早期 OA 的存在等。手术选择范围从保守治疗到闭合/切开骨折复位内固定或外固定，甚至在特定病例中进行一期假体置换[19,20]。

胫骨平台骨折的长期预后与继发性 OA 的发展有关。初始损伤以及骨、软骨和软组织破坏程度是决定未来 OA 风险的关键因素[21]。事实上,OA 的发病率随着骨折的复杂性而增加[22],并且会因继发性创伤后变化而进一步增加,如下肢力线变化、轴向负荷分布变化或韧带不稳定[23,24]。吸烟是二期转换为关节置换手术的独立危险因素[25]。直到今天,关于什么是可接受的术后残余畸形,文献中仍未达成共识。然而，术后持续性外翻畸形>5°和>2mm 的关节面台阶已被证明是出现早期 OA 和老年患者预后不良的危险因素[23,26],这些患者在外伤后 2~11 年出现退行性变化(平均 7 年),外伤后 OA 的发病率,根据 X 线影像,报道为 25%~45%[27]。然而,在回顾性分析中,症状性 OA 的发病率仅为 2%~7.5%[24,25,28],并且在 10 年随访中有 4%~7%的病例需要重建手术[27]。

成像技术的最新发展允许对创伤后软骨缺损进行定量和定性评估[29]。同时遗传和环境因素也在创伤后 OA 的发展中发挥重要作用[13]。

PTOA 的保守治疗

对于有症状的膝关节 OA,无论其起源如何,阶梯化治疗是最重要的。最近,欧洲骨质疏松和骨关节炎临床及经济学协会(ESCEO)发布了一项关于膝关节 OA 治疗方案的共识[30]。扑热息痛(对乙酰氨基酚)对 OA 症状的疗效较低,但由于其成本低且被认为是安全的,仍被广泛使用,但随着剂量增加(>3g/d),有证据表明患上消化道疾病的风险增加,且增加了严重肝损伤、肾功能丧失和血压升高的风险[30]。NSAID 似乎更有效,必须考虑并发症和不良反应的风险[31]。外用 NSAID 似乎与口服 NSAID 治疗膝关节疼痛的效果相当,副作用更少,并且可以使口服给药的需求减少 40%。因此,它们可能更适合老年患者、胃肠道出血风险增加的患者以及有心血管或肾脏基础疾病的患者[30]。如果 NSAID 禁忌使用,曲马朵可用于缓解疼痛[32]。尽管证据不足,有报道认为硫酸软骨素可改善临床症状[33],并且可以通过皮质类固醇关节内注射获得数周至数月的短期疗效[34]。尽管被广泛使用,关节内补充黏弹剂治疗并未获得足够的有益证据，并且国际骨关节炎研究学会

(IOARS)也不推荐使用[35]。对生物治疗的兴趣,如关节腔内富含血小板血浆和MSC(骨髓、脂肪和羊膜来源)治疗正在增加,但最近对已发表文献的回顾强调了进行更高证据等级、更大规模和更标准化研究的必要性[36]。物理治疗的作用仍然存在争议[37,38],其似乎对改善功能有一定效果,但可能残留部分疼痛[39]。有中等质量的证据表明水上运动可能对疼痛、功能障碍和生活质量产生小的、短期的和临床相关影响[40]。适应性活动很重要,对于OA患者,有许多中等强度的活动推荐,如游泳、骑自行车、瑜伽、太极拳和散步。后者是最简单的运动形式之一,对有症状的膝关节OA有积极影响[41],尤其是在联合严格饮食控制时[42]。跑步在膝关节OA进展中的作用尚不清楚[43],一些学者主张具有潜在保护作用[44]。一项针对中老年长跑运动员的20多年的前瞻性对照研究未能显示任何跑步加速OA的证据[45]。另一方面,对于有疼痛症状的OA患者,应避免诸如跑步、足球、滑雪、滑水、手球和篮球等高强度运动[44]。减重可对减轻肥胖患者的疼痛和功能障碍产生积极影响[46]。最近的一项研究表明,滑膜关节内瘦素浓度高可能会影响关节疼痛,并可能解释疼痛与女性性别和肥胖之间的关系,但机制尚不明确,其因果关系尚未得到证实[47]。

PTOA的手术治疗

如果保守治疗不足以使患者获得可接受的功能和生活质量,则需对是否采取手术治疗进行评估。

目前未发现关节镜手术对PTOA有益效果的证据,因此不推荐使用[48]。可以使用截骨矫形术来减少退化间室的负重。其他选择包括同种异体骨软骨移植,以及作为最后手段的部分膝关节置换术或TKA[25]。手术方案应个体化选择,随后将讨论这些选择。

截骨术

截骨矫形手术是一种广泛使用的治疗方法,用于解决下肢力线异常和(或)韧带不稳定相关的早期OA[49]。这种相对保守的技术可以使大多数患者在延迟TKA方面获得良好的中期结果,但其并发症发病率可高达31%[50]。已有数项病例研究报道了该方法用于治疗胫骨平台骨折后关节内和关节外畸形愈合的初步结果和手术技术[51-53]。关节内截骨术旨在恢复关节解剖结构,从而恢复稳定性,并可能延缓OA的进展。当膝关节OA并存复杂的关节外畸形时,可以通过截骨术和使用多平面外固定架(如Hexapod外固定架)固定,并逐步按计算机引导进行矫正[54]

(图 11.2)。

骨软骨同种异体移植

骨软骨同种异体移植(OCA)可能是一种有价值的替代方法,其可以保留关节非假体置换的使用时间。TKA 的生存率毕竟有限,尤其是在年轻和活跃患者中,在创伤后情况中,假体植入后的前 2 年内失败率更高[55]。到目前为止,有关 OCA 治疗创伤后胫骨 OA 的报道仍然较少,虽然其在活跃患者中显示出良好的结果[56]和术后功能的明显改善,且这种效果也优于微骨折术[57]。Kaplan-Meier 生存分析显示, 其 5 年生存率为 95%,10 年生存率为 80%,15 年生存率为 65%,20 年生存率为 46%[58]。几乎 50%的患者最终需要转换为 TKA,但转换的平均时间为 12 年[58]。

单间室膝关节置换术

胫骨平台骨折后 PTOA 可限于单个间室。如果有症状但无干骺端畸形,那么除非是对于年轻患者,否则不应考虑进行截骨矫形术,因为在这样的情况下,进行截骨矫形可能会加重现有关节内病变,以及膝关节和踝关节线之间的额外力线畸形[59]。在这种情况下,可以考虑单间室膝关节置换术(UKA)。尽管长期生存率较低,与全膝关节假体(TKA)相比,UKA 的翻修率可能更高[60],但 UKA 更快的康复、更好的膝关节运动学和更低的并发症发病率[61]对年轻、活跃的患者[62]和老年人都是有利的[63]。由于需要手术的 PTOA 患者往往比原发性 OA 患者年轻,这一点是需要考虑的[64]。关于 PTOA 患者 UKA 结果的文献较少。在原发性 OA 中,据报道,内侧 UKA 的 10 年生存率为 95%[65,66],外侧为 92%,16 年时降至 84%[67]。Sah 和 Scott 比较了创伤后(10 例患者)与原发性 OA(38 例患者)的 UKA 的小样本结果[64,68]。膝关节 KSS 评分在 PTOA 组中显著降低,分别为 74 分和 65 分,而原发性 OA 组为 95 分和 86 分。最近,Lustig 等对 13 例 PTOA 行 UKA 的回顾性研究显示出更好的结果,植入物生存率在 5 年和 10 年时为 100%,在 15 年时为 80%,其功能和疼痛缓解与原发性 OA 相当,KSS 评分为 89 分,功能评分为 87 分[64]。我们未发现比较 UKA 与 TKA 治疗 PTOA 结果的研究。有研究报道,52%的患者原来拟行外侧 UKA,在评估相邻间室后转换为行 TKA[68]。出于这个原因,作者建议使用内侧髌旁入路,并应告知患者可能转换为 TKA,以获得同意。或者,可以使用外侧髌旁入路,很容易转换为 TKA。

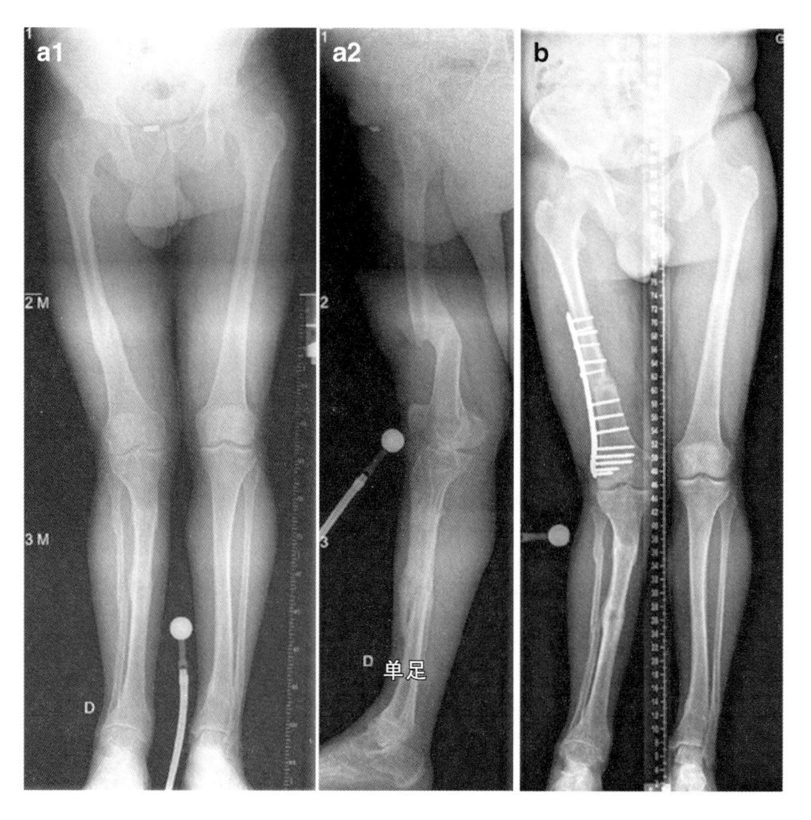

图 11.2 患者,46 岁,在发生 3 起机动车事故后的状态。17 岁时,患者遭受了右股骨干开放性骨折(开放程度未知),接受了胫骨牵引治疗。18 岁时,其右胫骨和腓骨开放性骨折(开放程度未知)也接受了非手术治疗。43 岁时,患者右侧胫骨和腓骨发生了新的 Gustilo Ⅱ型开放性骨折,尽管先前存在畸形愈合,仍通过髓内钉固定治疗。骨折顺利愈合,两年后取出内固定。患者在 1 年后出现右膝疼痛加重,对应于有症状的外侧间室 OA 伴步态障碍。患者右小腿外翻畸形复杂(短缩 5cm,反曲 17°,外翻 11°,胫骨平台后倾 15°,外旋 38°),遂决定对其进行股骨和胫腓骨双平面牵张截骨术,胫骨侧使用多平面外固定器固定并使用计算机引导进行矫正,股骨侧使用牵引髓内钉。(a)下肢全长片显示右侧前后位(a1)和矢状位(a2)的不同畸形。(b)对先前存在的 17°反曲畸形进行股骨截骨术矫正后的下肢全长片。此后进行了胫骨截骨术,但其未完全矫正畸形。(待续)

全膝关节置换术(TKA)

在晚期三间室 OA 中,当膝关节功能和生活质量受到严重影响,且保守治疗失败时,可以考虑 TKA。与正常人群相比,胫骨平台骨折 10 年后,患者需要 TKA 的可能性是正常人群的 5.3 倍[24]。年龄增加(超过 48 岁后每增加 1 年)、平台双髁骨折类型及更多的并发症会导致这种手术需求增加[24]。存在膝关节不稳定或胫骨

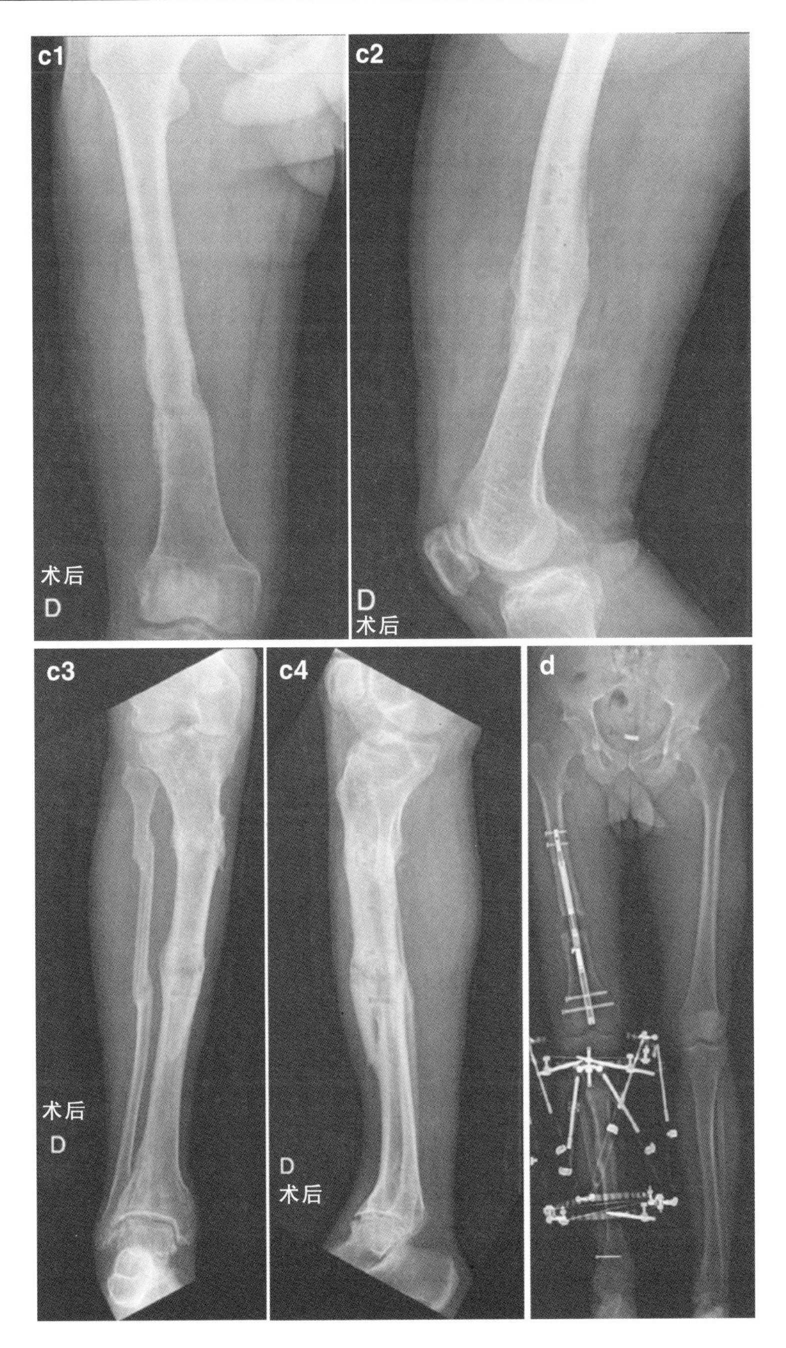

图 11.2(续)　(c)去除内固定后的状态,股骨前后位(c1)和侧位(c2)、胫骨前后位(c3)和侧位(c4)。(d)使用逆行可膨胀髓内钉进行股骨截骨术(屈曲、轻度内翻和延长)、胫骨/腓骨截骨术(内翻、平移和轻度延长)和 Hexapod 外固定器固定。(待续)

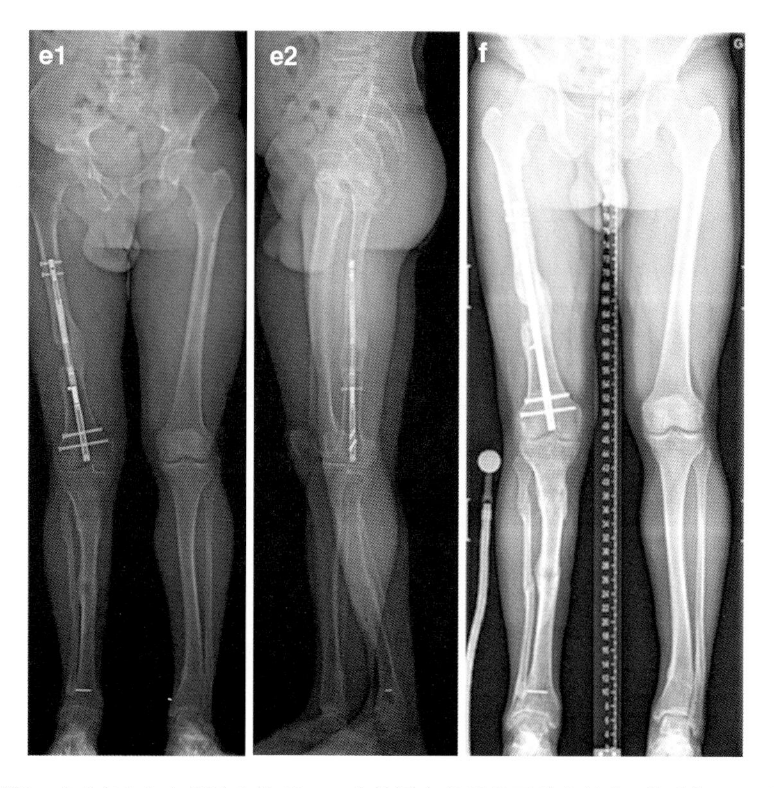

图 11.2(续) (e)在 3.5 个月时去除 Hexapod 外固定架后的下肢全长片,前后位(e1)和侧位片(e2)。下肢力线有轻微残余外翻,胫骨已愈合,股骨截骨后部分骨痂愈合。(f)拆钉前股骨骨痂愈合后的下肢全长片。患者仍然患有单侧间室 OA,但力线矫正确实改善了情况且关节置换术被推迟了。

不愈合的患者比畸形愈合的患者更早(13.3 个月和 14 个月对 50 个月)需要 TKA,且并发症发病率更高[69],如伤口问题、深部感染、髌腱撕脱和活动范围减少[1,27]。在合并继发性胫骨和股骨畸形或软组织受损[70]的情况下,预后会更差[70],导致手术技术要求更高,手术时间延长[71],住院时间增加,30 天再入院率升高[72]。Abdel 等报道称,与原发性 OA 相比,PTOA 的 TKA 并发症发病率高达 34%,90%的并发症发生在术后前 2 年内[73]。Houdek 等在同一机构的一个更大的回顾性队列研究中报道,在 15~20 年随访中,总体无翻修生存率为 78%,60 岁或以下患者以及关节置换术后感染、血肿、深静脉血栓形成或肺栓塞并发症患者的翻修风险显著升高[74]。基于相对较小样本的少数文献得出的客观和主观结果显示出类似的 KSS[73]、患者汇报结果评估(PROM)和满意度[69,75]。在现有研究中,已经使用了具有不同程度限制性的植入物,从交叉韧带保留型假体到带或不带胫骨垫块和延长杆的铰链式假体[20,75-77]。事实上,选择假体的类型应根据韧带的稳定性、骨量和骨质量而定[78]。

对于老年患者骨质疏松性复杂骨折的特定病例,有学者提出在急性期进行初次 TKA。目前的经验仅限于小宗病例,但结果很值得期待[77,79-82]。重要的是,胫骨平台骨折后老年人的自主性会降低,即使是一期进行 TKA[83]。此外,年龄是 TKA 后 30 天内死亡的独立危险因素[84]。

总结

在日常实践中,继发于胫骨平台骨折的有症状的膝关节 OA 相对罕见。影像学检查所见发病率为 25%~45%,据报道,在 10 年的随访中,仅有 4%~7%的患者需要进行大的重建手术[24,27,28]。发生症状性 OA 的危险因素包括复杂骨折[22]、伴随的关节内和关节外软组织损伤[18]、受伤时患者的年龄[23]、术后持续存在外翻畸形>5°、关节面塌陷>2mm[23]或韧带不稳定[24]以及吸烟[25]。当 OA 出现症状时,阶梯化治疗是最重要的[30],并且应首先进行活动调整:步行等适度活动对有症状的膝关节 OA 有积极影响[41],但应避免高强度活动[44]。减重可以减轻疼痛,从而改善肥胖患者的功能障碍[46]。物理治疗和水上运动的作用仍然存在争议,但考虑到副作用较少,建议实施[37-40]。扑热息痛(对乙酰氨基酚)仍被广泛使用,尽管症状缓解很小且副作用并不罕见[30],而 NSAID 似乎更有效[31]。鉴于口服和局部应用 NSAID 的效果相同,应首选后者,以减少不良事件的发生[30]。皮质类固醇关节内注射可以暂时减轻症状[34]。软骨素和曲马朵可以缓解一些疼痛[30,32,33]。当保守治疗效果不佳时,必须考虑手术治疗。特别是在年轻患者中,应尽可能优先考虑保守的、保留关节的手术。截骨术已被用于矫正关节内和关节外创伤后畸形[51-53]。如果 OA 进展严重且无关节外畸形,可以选择 UKA。UKA 的翻修率高于 TKA[60],但其更快的康复、更好的膝关节运动学和更低的并发症发病率[61]对年轻、活跃患者尤其有利[62]。UKA 植入物在 5 年和 10 年时生存率为 100%,在 15 年时为 80%,且膝关节功能良好[64,68]。据报道,在评估相邻间室后,有 52%拟行 UKA 的患者转换为 TKA[68]。对于严重的、多间室 OA,首选 TKA。根据患者韧带稳定性、骨量和骨骼质量,全膝关节置换假体的类型可以从交叉保留型假体到后稳定型假体,再到带或不带垫块和延长杆的铰链膝假体[20,75-78]。与原发性 OA 的 TKA 相比,PTOA 行 TKA 的并发症风险更高,手术可能更复杂[1,27,70,71,73]。尽管如此,即使后者翻修率更高[74],两者的 PROM 和患者满意度相当[69,75]。已经有学者在老年患者骨质疏松性复杂骨折的特定病例中提出了骨折急性期进行初次 TKA,但经验仅限于小样本病例研究[77,79]。

除预防损伤,未来的研究也应着眼于减少术后 OA 的发生。已有学者发现硬化蛋白在小鼠的软骨退化中起作用[85,86]。研究表明,当关节内应用或使用转基因上调它时,硬化蛋白可起到保护作用,保持软骨完整性,而其丢失会促进 OA 的发生和进展[85,86]。如果这些方法被证明对人类是安全有效的,那么疼痛和功能障碍都可以得到改善,且最终可以通过改变退化级联来防止对关节置换手术的需求。

利益冲突:所有作者声明他们无须说明任何利益冲突,也未得到外部资金资助。

(祝磊波 译 冉季升 校)

参考文献

1. Bala A, Penrose CT, Seyler TM, Mather RC 3rd, Wellman SS, Bolognesi MP. Outcomes after total knee arthroplasty for post-traumatic arthritis. Knee. 2015;22(6):630–9.
2. Court-Brown CM, Caesar B. Epidemiology of adult fractures: a review. Injury. 2006;37(8):691–7.
3. Albuquerque RP, Hara R, Prado J, Schiavo L, Giordano V, do Amaral NP. Epidemiological study on tibial plateau fractures at a level I trauma center. Acta Ortop Bras. 2013;21(2):109–15.
4. Schatzker J, McBroom R, Bruce D. The tibial plateau fracture. The Toronto experience 1968–1975. Clin Orthop Relat Res. 1979;(138):94–104.
5. Müller ME, Nazarian S, Koch P, Schatzker J. The comprehensive classification of fractures of long bones. Berlin: Springer Science & Business Media; 2012.
6. Honkonen SE. Indications for surgical treatment of tibial condyle fractures. Clin Orthop Relat Res. 1994;302:199–205.
7. Giannoudis PV, Tzioupis C, Papathanassopoulos A, Obakponovwe O, Roberts C. Articular step-off and risk of post-traumatic osteoarthritis. Evidence today. Injury. 2010;41(10):986–95.
8. Yang G, Zhai Q, Zhu Y, Sun H, Putnis S, Luo C. The incidence of posterior tibial plateau fracture: an investigation of 525 fractures by using a CT-based classification system. Arch Orthop Trauma Surg. 2013;133(7):929–34.
9. Chen HW, Chen CQ, Yi XH. Posterior tibial plateau fracture: a new treatment-oriented classification and surgical management. Int J Clin Exp Med. 2015;8(1):472–9.
10. Luo CF, Sun H, Zhang B, Zeng BF. Three-column fixation for complex tibial plateau fractures. J Orthop Trauma. 2010;24(11):683–92.
11. Wang Y, Luo C, Zhu Y, Zhai Q, Zhan Y, Qiu W, et al. Updated three-column concept in surgical treatment for tibial plateau fractures – a prospective cohort study of 287 patients. Injury. 2016;47(7):1488–96.
12. Gardner MJ, Yacoubian S, Geller D, Suk M, Mintz D, Potter H, et al. The incidence of soft tissue injury in operative tibial plateau fractures: a magnetic resonance imaging analysis of 103 patients. J Orthop Trauma. 2005;19(2):79–84.
13. Lohmander LS, Englund PM, Dahl LL, Roos EM. The long-term consequence of anterior cruciate ligament and meniscus injuries: osteoarthritis. Am J Sports Med. 2007;35(10):1756–69.
14. Keene GC, Bickerstaff D, Rae PJ, Paterson RS. The natural history of meniscal tears in anterior cruciate ligament insufficiency. Am J Sports Med. 1993;21(5):672–9.
15. Louboutin H, Debarge R, Richou J, Selmi TA, Donell ST, Neyret P, et al. Osteoarthritis in patients with anterior cruciate ligament rupture: a review of risk factors. Knee. 2009;16(4):239–44.
16. Delamarter RB, Hohl M, Hopp E Jr. Ligament injuries associated with tibial plateau fractures.

Clin Orthop Relat Res. 1990;250:226–33.
17. Abdel-Hamid MZ, Chang CH, Chan YS, Lo YP, Huang JW, Hsu KY, et al. Arthroscopic evaluation of soft tissue injuries in tibial plateau fractures: retrospective analysis of 98 cases. Arthroscopy. 2006;22(6):669–75.
18. Borrelli J Jr. Management of soft tissue injuries associated with tibial plateau fractures. J Knee Surg. 2014;27(1):5–9.
19. Pape D, Hoffmann A, Gerich T, Van der Kerkhofe M, Weber M, Pape HC. Fractures of the knee joint in the elderly: osteosynthesis versus joint replacement. Orthopade. 2014;43(4):365–73.
20. Wilkes RA, Thomas WG, Ruddle A. Fracture and nonunion of the proximal tibia below an osteoarthritic knee: treatment by long stemmed total knee replacement. J Trauma. 1994;36(3):356–7.
21. Lotz MK, Kraus VB. New developments in osteoarthritis. Posttraumatic osteoarthritis: pathogenesis and pharmacological treatment options. Arthritis Res Ther. 2010;12(3):211.
22. Manidakis N, Dosani A, Dimitriou R, Stengel D, Matthews S, Giannoudis P. Tibial plateau fractures: functional outcome and incidence of osteoarthritis in 125 cases. Int Orthop. 2010;34(4):565–70.
23. Parkkinen M, Madanat R, Mustonen A, Koskinen SK, Paavola M, Lindahl J. Factors predicting the development of early osteoarthritis following lateral tibial plateau fractures: midterm clinical and radiographic outcomes of 73 operatively treated patients. Scand J Surg. 2014;103(4):256–62.
24. Wasserstein D, Henry P, Paterson JM, Kreder HJ, Jenkinson R. Risk of total knee arthroplasty after operatively treated tibial plateau fracture: a matched-population-based cohort study. J Bone Joint Surg Am. 2014;96(2):144–50.
25. Oladeji LO, Dreger TK, Pratte EL, Baumann CA, Stannard JP, Volgas DA, et al. Total knee arthroplasty versus osteochondral allograft: prevalence and risk factors following Tibial plateau fractures. J Knee Surg. 2019;32(4):380–6.
26. Rademakers MV, Kerkhoffs GM, Sierevelt IN, Raaymakers EL, Marti RK. Operative treatment of 109 tibial plateau fractures: five- to 27-year follow-up results. J Orthop Trauma. 2007;21(1):5–10.
27. Lizaur-Utrilla A, Collados-Maestre I, Miralles-Munoz FA, Lopez-Prats FA. Total knee arthroplasty for osteoarthritis secondary to fracture of the tibial plateau. A prospective matched cohort study. J Arthroplast. 2015;30(8):1328–32.
28. Mehin R, O'Brien P, Broekhuyse H, Blachut P, Guy P. Endstage arthritis following tibia plateau fractures: average 10-year follow-up. Can J Surg. 2012;55(2):87–94.
29. Eagle S, Potter HG, Koff MF. Morphologic and quantitative magnetic resonance imaging of knee articular cartilage for the assessment of post-traumatic osteoarthritis. J Orthop Res. 2017;35(3):412–23.
30. Bruyere O, Cooper C, Pelletier JP, Maheu E, Rannou F, Branco J, et al. A consensus statement on the European Society for Clinical and Economic Aspects of Osteoporosis and Osteoarthritis (ESCEO) algorithm for the management of knee osteoarthritis-from evidence-based medicine to the real-life setting. Semin Arthritis Rheum. 2016;45(4 Suppl):S3–11.
31. Towheed TE, Maxwell L, Judd MG, Catton M, Hochberg MC, Wells G. Acetaminophen for osteoarthritis. Cochrane Database Syst Rev. 2006;1:CD004257.
32. Cepeda MS, Camargo F, Zea C, Valencia L. Tramadol for osteoarthritis: a systematic review and metaanalysis. J Rheumatol. 2007;34(3):543–55.
33. Singh JA, Noorbaloochi S, MacDonald R, Maxwell LJ. Chondroitin for osteoarthritis. Cochrane Database Syst Rev. 2015;1:CD005614.
34. Juni P, Hari R, Rutjes AW, Fischer R, Silletta MG, Reichenbach S, et al. Intra-articular corticosteroid for knee osteoarthritis. Cochrane Database Syst Rev. 2015;10:CD005328.
35. Hunter DJ. Viscosupplementation for osteoarthritis of the knee. N Engl J Med. 2015;372(26):2570.
36. Delanois RE, Etcheson JI, Sodhi N, Henn RF, Gwam CU, George NE, et al. Biologic therapies for the treatment of knee osteoarthritis. J Arthroplast. 2019;34(4):801–13.
37. Bennell KL, Hinman RS, Metcalf BR, Buchbinder R, McConnell J, McColl G, et al. Efficacy of physiotherapy management of knee joint osteoarthritis: a randomised, double blind, placebo controlled trial. Ann Rheum Dis. 2005;64(6):906–12.

38. Fransen M, McConnell S, Harmer AR, Van der Esch M, Simic M, Bennell KL. Exercise for osteoarthritis of the knee: a Cochrane systematic review. Br J Sports Med. 2015;49(24):1554–7.
39. Salamh P, Cook C, Reiman MP, Sheets C. Treatment effectiveness and fidelity of manual therapy to the knee: a systematic review and meta-analysis. Musculoskeletal Care. 2016;15(3):238–48.
40. Bartels EM, Juhl CB, Christensen R, Hagen KB, Danneskiold-Samsoe B, Dagfinrud H, et al. Aquatic exercise for the treatment of knee and hip osteoarthritis. Cochrane Database Syst Rev. 2016;3:CD005523.
41. White DK, Keysor JJ, Neogi T, Felson DT, LaValley M, Gross KD, et al. When it hurts, a positive attitude may help: association of positive affect with daily walking in knee osteoarthritis. Results from a multicenter longitudinal cohort study. Arthritis Care Res (Hoboken). 2012;64(9):1312–9.
42. Messier SP, Mihalko SL, Legault C, Miller GD, Nicklas BJ, DeVita P, et al. Effects of intensive diet and exercise on knee joint loads, inflammation, and clinical outcomes among overweight and obese adults with knee osteoarthritis: the IDEA randomized clinical trial. JAMA. 2013;310(12):1263–73.
43. Timmins KA, Leech RD, Batt ME, Edwards KL. Running and knee osteoarthritis: a systematic review and meta-analysis. Am J Sports Med. 2016;45(6):1447–57.
44. Mobasheri A, Beatt M. An update on the pathophysiology of osteoarthritis. Ann Phys Rehabil Med. 2016;59(5–6):333–9.
45. Chakravarty EF, Hubert HB, Lingala VB, Zatarain E, Fries JF. Long distance running and knee osteoarthritis. A prospective study. Am J Prev Med. 2008;35(2):133–8.
46. Christensen R, Bartels EM, Astrup A, Bliddal H. Effect of weight reduction in obese patients diagnosed with knee osteoarthritis: a systematic review and meta-analysis. Ann Rheum Dis. 2007;66(4):433–9.
47. Lubbeke A, Finckh A, Puskas GJ, Suva D, Ladermann A, Bas S, et al. Do synovial leptin levels correlate with pain in end stage arthritis? Int Orthop. 2013;37(10):2071–9.
48. Thorlund JB, Juhl CB, Roos EM, Lohmander LS. Arthroscopic surgery for degenerative knee: systematic review and meta-analysis of benefits and harms. Br J Sports Med. 2015;49(19):1229–35.
49. Mehl J, Paul J, Feucht MJ, Bode G, Imhoff AB, Sudkamp NP, et al. ACL deficiency and varus osteoarthritis: high tibial osteotomy alone or combined with ACL reconstruction? Arch Orthop Trauma Surg. 2017;137(2):233–40.
50. Woodacre T, Ricketts M, Evans JT, Pavlou G, Schranz P, Hockings M, et al. Complications associated with opening wedge high tibial osteotomy--a review of the literature and of 15 years of experience. Knee. 2016;23(2):276–82.
51. Marti RK, Kerkhoffs GM, Rademakers MV. Correction of lateral tibial plateau depression and valgus malunion of the proximal tibia. Oper Orthop Traumatol. 2007;19(1):101–13.
52. Kerkhoffs GM, Rademakers MV, Altena M, Marti RK. Combined intra-articular and varus opening wedge osteotomy for lateral depression and valgus malunion of the proximal part of the tibia. J Bone Joint Surg Am. 2008;90(6):1252–7.
53. Frosch KH, Krause M, Frings J, Drenck T, Akoto R, Muller G, et al. Posttraumatic deformities of the knee joint : intra-articular osteotomy after malreduction of tibial head fractures. Unfallchirurg. 2016;119(10):859–76.
54. Hughes A, Parry M, Heidari N, Jackson M, Atkins R, Monsell F. Computer hexapod-assisted orthopaedic surgery for the correction of tibial deformities. J Orthop Trauma. 2016;30(7):e256–61.
55. Pitta M, Esposito CI, Li Z, Lee YY, Wright TM, Padgett DE. Failure after modern total knee arthroplasty: a prospective study of 18,065 knees. J Arthroplast. 2018;33(2):407–14.
56. Nuelle CW, Nuelle JA, Cook JL, Stannard JP. Patient factors, donor age, and graft storage duration affect osteochondral allograft outcomes in knees with or without comorbidities. J Knee Surg. 2017;30(2):179–84.
57. Gudas R, Gudaite A, Pocius A, Gudiene A, Cekanauskas E, Monastyreckiene E, et al. Ten-year follow-up of a prospective, randomized clinical study of mosaic osteochondral autologous transplantation versus microfracture for the treatment of osteochondral defects in the knee joint of athletes. Am J Sports Med. 2012;40(11):2499–508.
58. Shasha N, Krywulak S, Backstein D, Pressman A, Gross AE. Long-term follow-up of fresh

tibial osteochondral allografts for failed tibial plateau fractures. J Bone Joint Surg Am. 2003;85-A(Suppl 2):33–9.
59. Holschen M, Lobenhoffer P. Complications of corrective osteotomies around the knee. Orthopade. 2016;45(1):13–23.
60. Niinimaki T, Eskelinen A, Makela K, Ohtonen P, Puhto AP, Remes V. Unicompartmental knee arthroplasty survivorship is lower than TKA survivorship: a 27-year Finnish registry study. Clin Orthop Relat Res. 2014;472(5):1496–501.
61. Brown NM, Sheth NP, Davis K, Berend ME, Lombardi AV, Berend KR, et al. Total knee arthroplasty has higher postoperative morbidity than unicompartmental knee arthroplasty: a multicenter analysis. J Arthroplast. 2012;27(8 Suppl):86–90.
62. Hopper GP, Leach WJ. Participation in sporting activities following knee replacement: total versus unicompartmental. Knee Surg Sports Traumatol Arthroscopy. 2008;16(10):973–9.
63. Siman H, Kamath AF, Carrillo N, Harmsen WS, Pagnano MW, Sierra RJ. Unicompartmental knee arthroplasty vs total knee arthroplasty for medial compartment arthritis in patients older than 75 years: comparable reoperation, revision, and complication rates. J Arthroplast. 2017;32(6):1792–7.
64. Lustig S, Parratte S, Magnussen RA, Argenson JN, Neyret P. Lateral unicompartmental knee arthroplasty relieves pain and improves function in posttraumatic osteoarthritis. Clin Orthop Relat Res. 2012;470(1):69–76.
65. Svard UC, Price AJ. Oxford medial unicompartmental knee arthroplasty. A survival analysis of an independent series. J Bone Joint Surg. 2001;83(2):191–4.
66. Berger RA, Meneghini RM, Jacobs JJ, Sheinkop MB, Della Valle CJ, Rosenberg AG, et al. Results of unicompartmental knee arthroplasty at a minimum of ten years of follow-up. J Bone Joint Surg Am. 2005;87(5):999–1006.
67. Argenson JN, Parratte S, Bertani A, Flecher X, Aubaniac JM. Long-term results with a lateral unicondylar replacement. Clin Orthop Relat Res. 2008;466(11):2686–93.
68. Sah AP, Scott RD. Lateral unicompartmental knee arthroplasty through a medial approach. Study with an average five-year follow-up. J Bone Joint Surg Am. 2007;89(9):1948–54.
69. Weiss NG, Parvizi J, Hanssen AD, Trousdale RT, Lewallen DG. Total knee arthroplasty in post-traumatic arthrosis of the knee. J Arthroplast. 2003;18(3 Suppl 1):23–6.
70. Shearer DW, Chow V, Bozic KJ, Liu J, Ries MD. The predictors of outcome in total knee arthroplasty for post-traumatic arthritis. Knee. 2013;20(6):432–6.
71. Dexel J, Beyer F, Lutzner C, Kleber C, Lutzner J. TKA for posttraumatic osteoarthritis is more complex and needs more surgical resources. Orthopedics. 2016;39(3 Suppl):S36–40.
72. Kester BS, Minhas SV, Vigdorchik JM, Schwarzkopf R. Total knee arthroplasty for posttraumatic osteoarthritis: is it time for a new classification? J Arthroplast. 2016;31(8):1649–53.. e1
73. Abdel MP, von Roth P, Cross WW, Berry DJ, Trousdale RT, Lewallen DG. Total knee arthroplasty in patients with a prior tibial plateau fracture: a long-term report at 15 years. J Arthroplast. 2015;30(12):2170–2.
74. Houdek MT, Watts CD, Shannon SF, Wagner ER, Sems SA, Sierra RJ. Posttraumatic total knee arthroplasty continues to have worse outcome than total knee arthroplasty for osteoarthritis. J Arthroplast. 2016;31(1):118–23.
75. Scott CE, Davidson E, MacDonald DJ, White TO, Keating JF. Total knee arthroplasty following tibial plateau fracture: a matched cohort study. Bone Joint J. 2015;97-B(4):532–8.
76. Lonner JH, Pedlow FX, Siliski JM. Total knee arthroplasty for post-traumatic arthrosis. J Arthroplast. 1999;14(8):969–75.
77. Nau T, Pflegerl E, Erhart J, Vecsei V. Primary total knee arthroplasty for periarticular fractures. J Arthroplast. 2003;18(8):968–71.
78. Bedi A, Haidukewych GJ. Management of the posttraumatic arthritic knee. J Am Acad Orthop Surg. 2009;17(2):88–101.
79. Nourissat G, Hoffman E, Hemon C, Rillardon L, Guigui P, Sautet A. Total knee arthroplasty for recent severe fracture of the proximal tibial epiphysis in the elderly subject. Rev Chir Orthop Reparatrice Appar Mot. 2006;92(3):242–7.
80. Parratte S, Bonnevialle P, Pietu G, Saragaglia D, Cherrier B, Lafosse JM. Primary total knee arthroplasty in the management of epiphyseal fracture around the knee. Orthop Traumatol Surg Res. 2011;97(6 Suppl):S87–94.

81. Malviya A, Reed MR, Partington PF. Acute primary total knee arthroplasty for peri-articular knee fractures in patients over 65 years of age. Injury. 2011;42(11):1368–71.
82. Vermeire J, Scheerlinck T. Early primary total knee replacement for complex proximal tibia fractures in elderly and osteoarthritic patients. Acta Orthop Belg. 2010;76(6):785–93.
83. Boureau F, Benad K, Putman S, Dereudre G, Kern G, Chantelot C. Does primary total knee arthroplasty for acute knee joint fracture maintain autonomy in the elderly? A retrospective study of 21 cases. Orthop Traumatol Surg Res. 2015;101(8):947–51.
84. Belmont PJ Jr, Goodman GP, Waterman BR, Bader JO, Schoenfeld AJ. Thirty-day postoperative complications and mortality following total knee arthroplasty: incidence and risk factors among a national sample of 15,321 patients. J Bone Joint Surg Am. 2014;96(1):20–6.
85. Wu J, Ma L, Wu L, Jin Q. Wnt-beta-catenin signaling pathway inhibition by sclerostin may protect against degradation in healthy but not osteoarthritic cartilage. Mol Med Rep. 2017;15(5):2423–32.
86. Bouaziz W, Funck-Brentano T, Lin H, Marty C, Ea HK, Hay E, et al. Loss of sclerostin promotes osteoarthritis in mice via beta-catenin-dependent and -independent Wnt pathways. Arthritis Res Ther. 2015;17:24.

第 12 章

踝关节创伤后关节炎

Nigel N. Hsu, Lew Schon

要点

- 相较于髋关节或膝关节，踝关节更容易受到创伤后关节炎的影响。
- 踝关节生物力学在创伤后关节炎中起着重要作用。
- 负重 CT 扫描是新的成像方式，有助于创伤后踝关节炎的诊断和治疗。
- 手术治疗的主要手段是全踝关节置换术(TAA)和踝关节融合术(AA)。

引言

PTOA 在全部关节炎中占 12%，患者有 560 万人，美国其每年医疗支出为 30.6 亿美元[1]。对踝关节来说，创伤后关节炎是关节炎发生的主要原因，占踝关节炎的 70%~79.5%[1,2]，而髋关节和膝关节分别仅为 1.6%和 9.8%。这种差异是由踝关节的力学、生物化学和解剖学因素造成的。踝关节 OA 的发病率比膝关节和髋关节低约 9 倍[3]，但在 2010 年，美国大约进行了 4400 例 TAA 和 25 000 例 AA[4]。50%的老年人有某种形式的足踝关节病[5]。本章将讨论创伤后踝关节炎的病理生理学和生物力学特点，并对非手术和手术治疗方案及其指征进行综述。

解剖学

由于踝关节的解剖学和生物化学因素，相较于膝关节和髋关节，踝关节的原发性 OA 不太常见。踝关节的骨性解剖结构使其在受力时具有高度稳定性和匹配性[6]。骨性解剖结构、韧带和关节囊能够导引和限制距骨和踝穴之间的运动。由于踝关节周围软组织的存在,正常活动时,距骨相对于踝穴只存在极小的平移。

相较于髋关节和膝关节,踝关节的关节面之间接触面积较小(在500N的负荷下为350mm^2,而髋关节为1100mm^2,膝关节为1120mm^2)[7-9],但踝关节的软骨拉伸断裂应力和拉伸刚度随着年龄增长而衰减的速率要慢于髋关节[10]。踝关节的关节软骨为1~2mm,而髋关节和膝关节的关节软骨为3~6mm[11,12]。踝关节和膝关节的软骨退变代谢也不同。分解代谢的细胞因子白细胞介素-1(IL-1)对膝关节软骨细胞的蛋白多糖合成的抑制作用大于踝关节,其中部分原因是踝关节软骨细胞中的IL-1受体相对较少[3]。

较小的接触面积导致的高峰值接触应力、关节的匹配性以及踝关节软骨较薄,这三者使得踝关节比髋关节和膝关节更容易发生PTOA。关节匹配性被破坏和关节软骨损伤,会导致受伤的踝关节在2年内发生退行性病变[6]。较新的研究发现,即便是解剖复位,踝关节骨折后仍可发生PTOA[13],早期炎症反应可导致软骨的不可逆损伤[14]。滑液分析显示,踝关节内骨折后,关节内存在与特发性OA类似的促炎症和细胞外基质降解环境。特别是IL-6、IL-8、MMP-1、MMP-2、MMP-3、MMP-9和MMP-10与正常滑液相比都明显升高[15]。

流行病学

外伤和踝关节生物力学异常是导致退行性病变的最常见原因[16]。踝关节创伤包括踝关节骨折、Pilon骨折、距骨骨折、骨折脱位、剥脱性骨软骨炎、踝关节扭伤和不稳定。创伤后踝关节炎的最常见原因是扭转性踝关节骨折(37%)、复发性踝关节不稳定(14.6%)以及伴有持续性疼痛的单纯扭伤(13.7%)[2]。踝关节骨折的严重程度与创伤后踝关节炎的发生具有相关性。Lindsjo报道踝关节骨折后的踝关节炎发病率为14%,不同严重程度的发病率从Weber A型骨折的4%到Weber C型骨折的33%不等[17]。胫骨远端的Pilon骨折是一种能够显著致残的高能量损伤。Pilon骨折后的PTOA发病率为26.6%[18]。距骨骨折与距下关节和胫距关节的PTOA均存在相关性。距骨骨折后关节炎的发病率为47%~97%[19]。

患者评估

病史和体格检查是诊断PTOA的基础。明确创伤史,如骨折、踝部扭伤或不稳定的发生,有助于诊断踝关节的PTOA。仔细检查踝关节在坐位、站立位和行走时的状态很有帮助。应检查ROM、软组织稳定性及力线,还应评估足踝畸形以及步态，以了解近端或远端病变的影响。应拍摄踝关节负重位 X 线片。后足力线片对于评价后足畸形很重要。CT 可用于评估骨性异常，如力线异常、囊肿、畸形愈合和不愈合。MRI 有助于评估软骨、邻近的关节炎、韧带损伤和肌腱病变，这些因素也可能对病变的踝关节造成影响。负重位 CT 是一种更新的方法，使我们能够评估负重状态下的真实骨骼位置，以了解囊肿、畸形愈合和不愈合的影响，或者最大限度地完善截骨、融合或关节置换的术前计划。

保守治疗

创伤后踝关节炎或终末期关节炎的非手术治疗包括 NSAID、关节腔注射、使用拐杖以及矫形器。注射选择包括皮质类固醇、HA 和富血小板血浆（PRP）。类固醇注射可以提供短期缓解，但由于存在软组织分解风险，应避免反复注射。尽管 2015 年的 Cochran 综述指出，根据目前的证据，HA 作为踝关节 OA 的治疗方法是有益的还是有害的尚不清楚[21]，一些证据质量较低的研究显示，注射 HA 治疗踝关节 OA 可在疼痛和功能评分方面有一定改善[20]。也有一些研究观察了 PRP 注射治疗踝关节 OA 的效果。Angthong 等对 5 例患者进行了病例系列研究，在平均 16 个月的随访中，踝关节 OA 的功能评分有所改善[22]。Mei-Dan 等在一项有 30 例距骨软骨损伤患者的随机对照试验中比较了注射 PRP 和 HA 的作用，报道称 PRP 组的疼痛和功能得到改善[23]。骨髓穿刺浓缩物（BMAC）注射作为踝关节炎的一种治疗方案，目前也在被学界研究，这种方法可能作为单独的治疗方案，也可能与手术治疗相结合[24]。拄拐杖可以从力学上减轻关节负荷。根据小腿肌肉塑形的定制踝足矫形器（AFO）可以减轻踝关节负荷。具有实心踝关节缓冲鞋跟（SACH）和摇摆鞋底的硬皮踝关节套能够限制踝关节的活动，有助于缓解疼痛。

手术治疗

创伤后踝关节炎的手术治疗目的是缓解疼痛、改善功能和恢复力线。主要手术方案包括 TAA 和 AA。在过去的 20 年里，我们已经看到的其他替代方案包括关节镜下清理术、同种异体移植、双极新鲜全骨软骨同种异体移植、踝关节周围截骨和关节牵张成形术。

创伤后踝关节炎是 AA 最常见的适应证[25]。其也是 Pilon 骨折后主要的挽救方案之一。它能提供可靠的疼痛缓解，具有相对较低的再手术率。融合的最佳位置是背屈中立位，后足外翻 5°，外旋程度与对侧相等，且距骨前顶部与胫骨前部相接[26]。融合可以采用开放式融合术,也可以采用关节镜下融合术,螺钉或接骨板内固定与外固定均可使用。图 12.1 展示的是 1 例因创伤后踝关节炎合并外翻畸形而接受 AA 治疗患者的术前和术后 X 线片。AA 的缺点包括踝关节活动丧失、步态效率降低和相邻关节关节病[27]。Coester 等对 23 例因 PTOA 而接受 AA 治疗的患者进行了 22 年随访,发现相较于对侧,术侧踝关节相邻的关节发生关节炎有所增加[28]。关节镜下 AA 对于成角畸形有限的患者来说是一个不错的选择。O'Brien 等发现,相较于开放式 AA,关节镜下 AA 具有相同的融合率,但术后残障率明显较低,手术时间和止血带使用时间较短,失血量较少,住院时间较短[29]。Winson 报

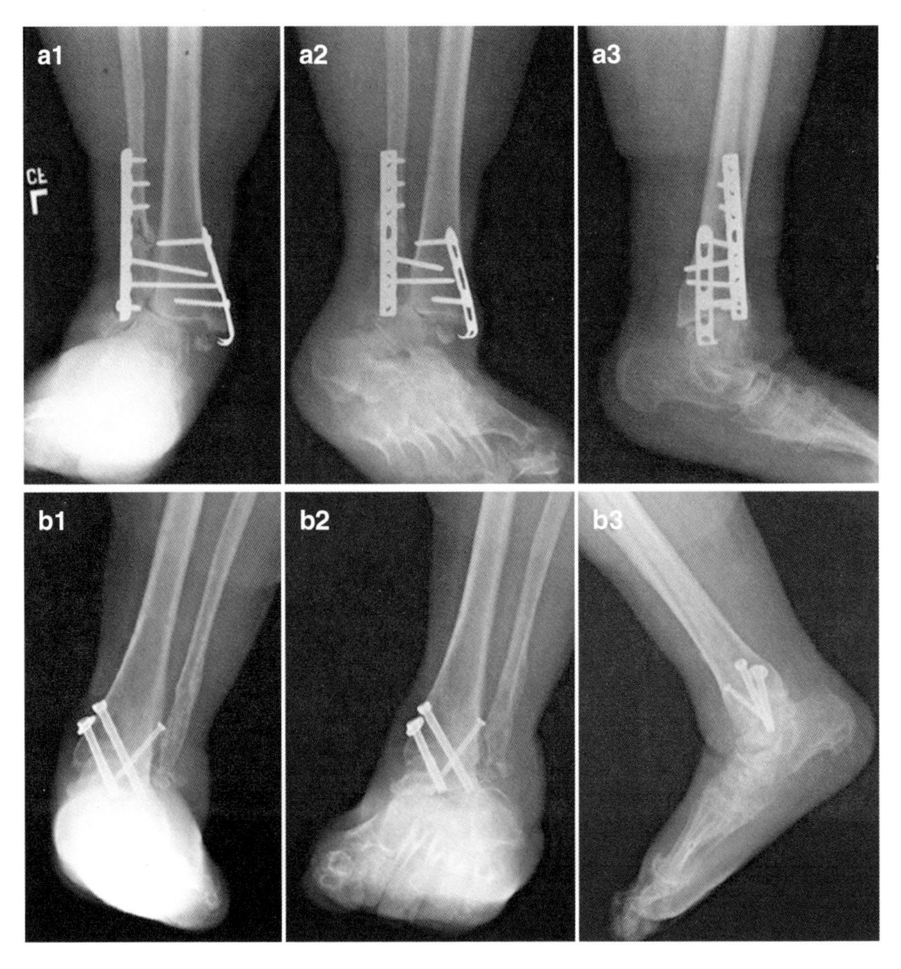

图 12.1 (a)显示一例双踝骨折患者术前的前后位、斜位和侧位 X 线片,该患者出现创伤后踝关节炎,伴有距骨塌陷和外翻畸形。(b)显示经过内固定取出和 AA 后的前后位、斜位和侧位 X 线片。

道了 116 例接受关节镜下踝关节置换术的患者,结果显示优良率为 71%[30]。

TAA 于 20 世纪 70 年代被引入临床,其早期结果令人失望,失败率较高[31]。这可归因于植入物设计不当、松动和不稳定[32]。从那时起,新一代全踝关节假体,采用半限制、无骨水泥设计以及活动和固定的垫片越来越流行[33]。TAA 的潜在益处是能够恢复踝关节的活动并预防相邻关节的关节炎。图 12.2 展示了 1 例为治疗创伤后踝关节炎而接受 TAA 患者的术前和术后 X 线片。Haddad 等于 2007 年对现有结果研究进行荟萃分析,包含了 852 例接受了第二代 TAA 的患者,优良率为 68%[34]。5 年和 10 年假体生存率分别为 78%和 77%,翻修率为 7%[34]。一项多中心前瞻性非随机对照试验对 593 例患者进行了斯堪的纳维亚全踝关节置换术(STAR)与 AA 的比较研究,结果显示,到 24 个月时,TAA 组具有更好的功能,而疼痛缓解程度与融合组相当[35]。另一项在加拿大进行的多中心前瞻性试验在 5.5 年的随访中比较了 281 例 TAA 和 107 例 AA,结果显示二者的疼痛和功能改善情况相近,但相比 AA 组,TAA 治疗踝关节的主要并发症发病率更高(19%对 7%),翻修率也更高(17%对 7%)[36]。4.5 年前,一种由资深权威专家共同发明的新型全踝关节在美国推出。该设计将骨量保留、导轨冠状位定向、多孔钽界面以及高交联聚乙烯均考虑在内。腓骨截骨术是为了充分暴露关节,并保留深层三角韧带。这种截骨术可以矫正矢状位和冠状位畸形。在资深权威专家实施的 105 例手术中,80%对胫骨、距骨和腓骨进行了畸形矫正。矫正早期结果较好,在 12 个月的随访后,无患者发生腓骨不愈合、畸形愈合或植入物失效[37]。

对于创伤后撞击综合征的患者,可以考虑进行踝关节镜下清理术[38]。Arnold 报道了踝关节扭伤后采用踝关节镜清除增生的滑膜、纤维性支持带或胫骨骨刺,取得了 81%的优良结果。治疗结果差与关节镜下发现严重软骨病变有相关性。Rasmussen 报道采用关节镜下清理术治疗撞击,术后两年有 62%的患者无疼痛,27%的患者疼痛得到改善[39]。

对于有局部关节软骨缺损的患者,可以考虑采用同种异体移植进行治疗。该手术采用解剖学匹配的新鲜同种异体移植物,这些移植物是在捐献者死亡后 24h 内获得的,并且去除了细菌、血液和脂质。Hahn 等报道 18 例距骨顶部骨软骨损伤患者接受了同种异体移植治疗,术后疼痛和功能评分得到明显改善[40]。

对于活跃的年轻患者的严重创伤后踝关节炎,重建是一项巨大挑战,而双极新鲜全骨软骨同种异体移植(BFTOA)可成为关节融合术和 TAA 的替代方案[41]。图 12.3 展示了一例接受 BFTOA 患者的术中照片和术后 X 线片。Giannini 等报道了 26 例因创伤后关节炎而接受 BFTOA 的患者,经过 40.9 个月的随访,发现患者

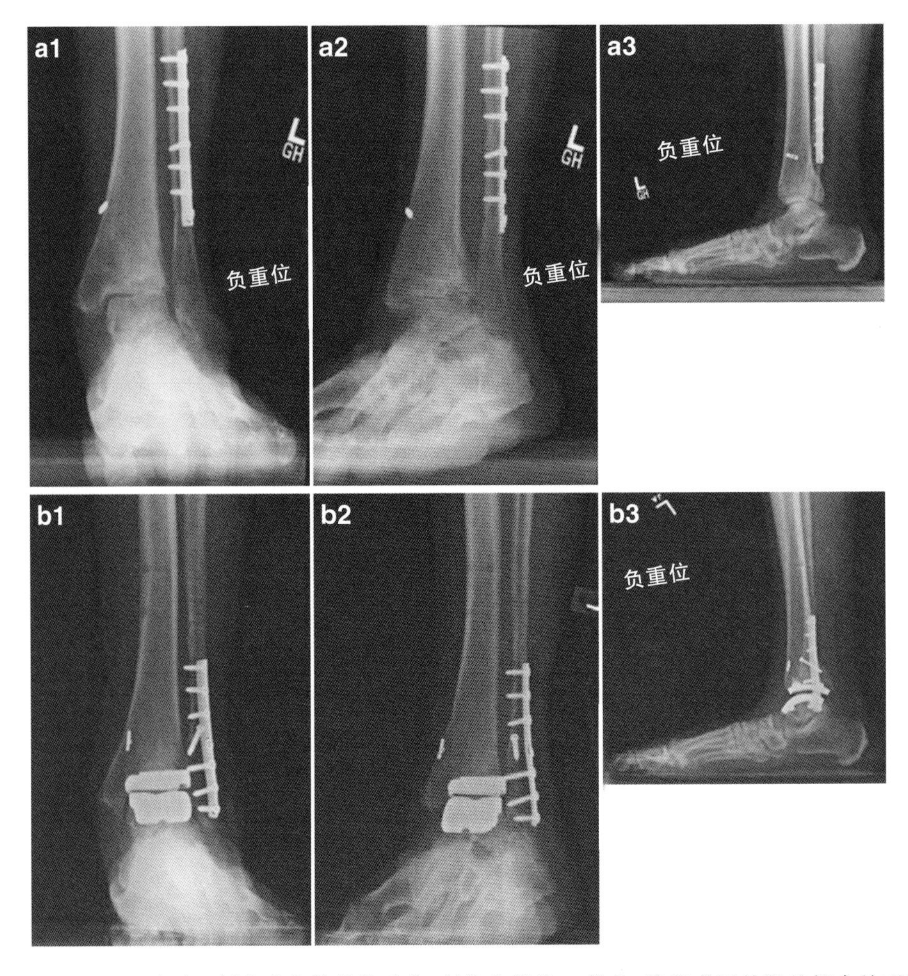

图 12.2 (a)显示了一例患者术前的前后位、斜位和侧位 X 线片,该患者因外踝骨折合并下胫腓联合损伤而接受了 ORIF 和 Tightrope 固定,术后出现了创伤后踝关节炎。(b)显示患者接受经腓骨 TAA 治疗后的前后位、斜位和侧位 X 线片。

的功能评分得到改善。26 例患者中有 6 例患者发生失败,这与胫骨倾斜角力线不良相关。Bugbee 等报道了 88 例接受 BFTOA 的患者,经过 5.3 年的随访,有 83%患者的疼痛和功能得到改善,尽管仍有 29%的患者需要再次手术[42]。

踝上截骨术是针对有内翻或外翻型踝关节炎患者的治疗方案。其目的是纠正踝关节力线,在保留踝关节的同时改善关节承重[43]。内侧开放楔形截骨术用于纠正不匹配的内翻型关节炎,而内侧闭合楔形截骨术用于治疗外翻型踝关节炎[43]。图 12.4 展示了一例患者的术前和术后 X 线片, 该患者接受内侧开放楔形截骨术治疗踝关节炎合并内翻畸形。Takakura 等报道了 9 例接受胫骨截骨术治疗内翻型

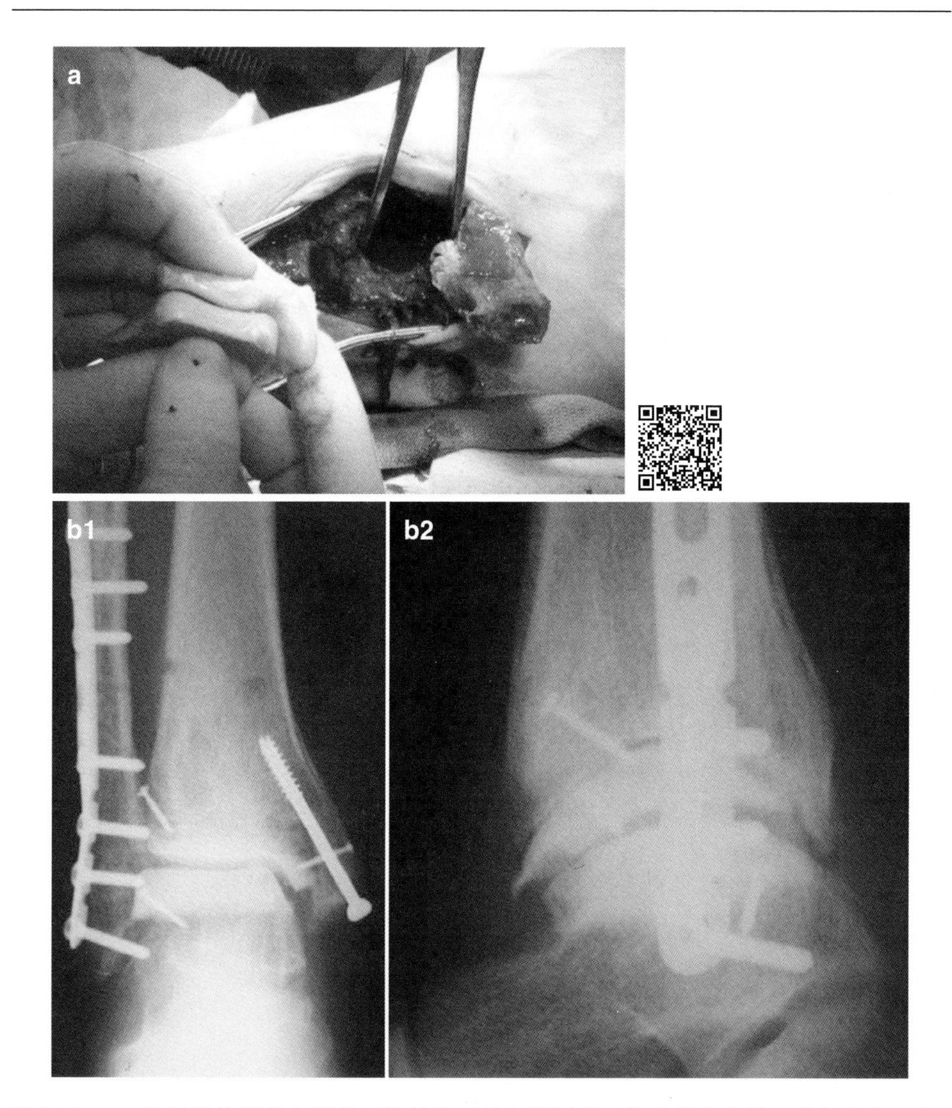

图 12.3 (a)显示距骨顶部和胫骨远端关节面的新鲜同种异体移植物在植入前的术中照片。(b)显示一例创伤后踝关节 OA 的患者在术后的前后位和侧位 X 线片,该患者采用 BFTOA 进行治疗。注意胫骨和距骨中的小螺钉固定。(扫码看彩图)

踝关节炎患者,7 年随访的结论是疼痛和功能得到改善[44]。Pagenstert 等报道了 22 例接受截骨术治疗外翻型踝关节炎的患者,4.5 年随访的结论是疼痛和功能得到改善[45]。Knupp 等报道了 92 例接受截骨术治疗外翻或内翻型踝关节炎的患者,在 43 个月的随访中,功能评分得到了统计学意义上的显著改善[46]。

对于年轻而活跃的创伤后踝关节 OA 患者,踝关节牵张是另一种保留关节的治疗方案。这种技术需要带铰链或不带铰链的外固定架,并在负重情况下进行 3

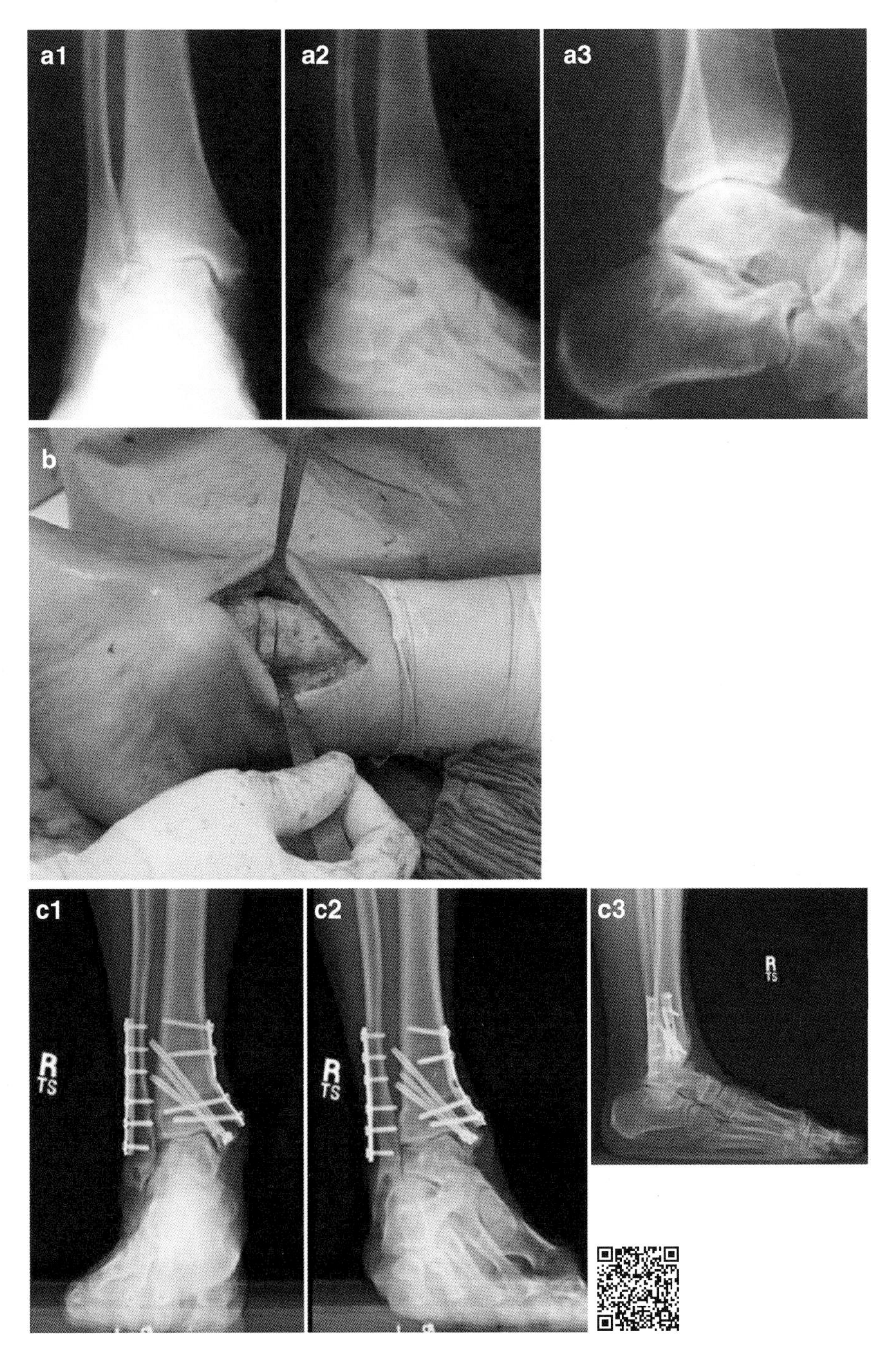

图 12.4 (a)显示一例患有内翻畸形踝关节炎的患者接受内侧开放楔形截骨术治疗前的前后位、斜位和侧位X线片。(b)踝关节内侧植入一块同种异体楔形骨块的术中照片。(c)术后前后位、斜位和侧位X线片,可以看到力线已恢复。(扫码看彩图)

个月的渐进式牵张。其理论依据是在消除机械应力的情况下,软骨可以自我修复[47]。图 12.5 展示了一例接受踝关节牵张成形术患者的术前和术后 X 线片。Tellisi 等报道了 25 例接受踝关节牵张术治疗踝关节炎的患者,随访 30 个月后,其中有 91%患者的疼痛和功能得到明显改善[48]。Nguyen 等报道了对 36 例接受踝关节牵张术治疗终末期踝关节炎患者的中期随访结果,其中 45%的患者由于疼痛而在此后接受了关节融合术或 TAA[49]。

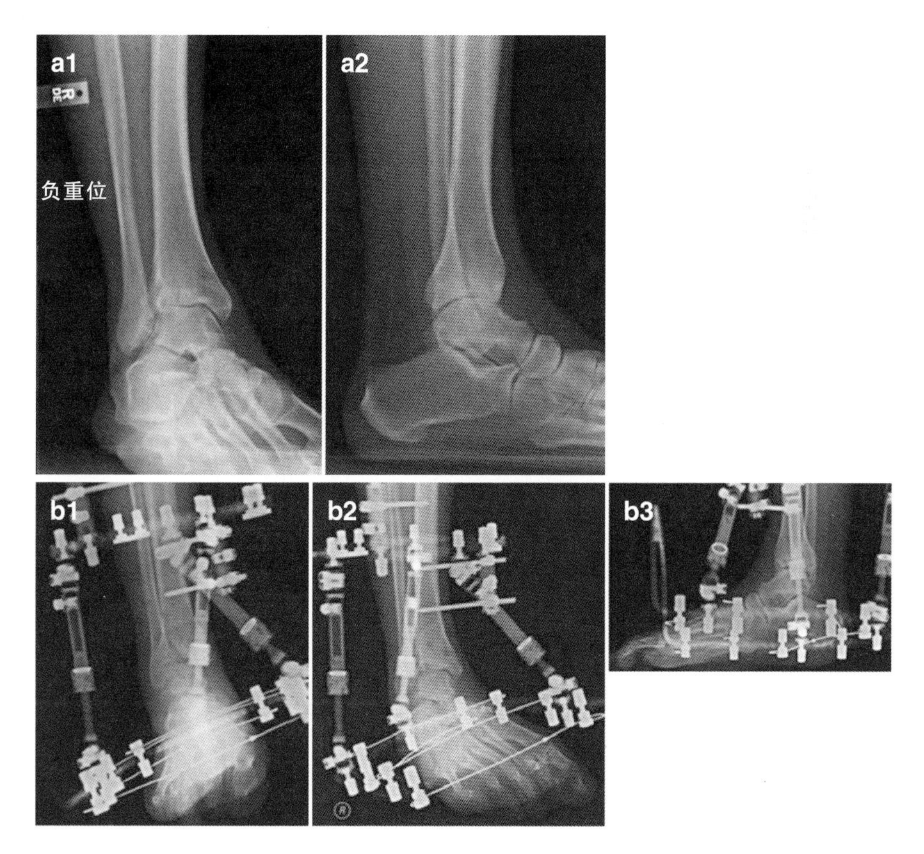

图 12.5 (a)一例年轻创伤后踝关节炎患者的术前斜位和侧位 X 线片。(b)使用外固定架进行牵张关节成形术后的前后位、斜位和侧位 X 线片,外固定的使用考虑了踝关节的 ROM。

总结

创伤后关节炎是导致踝关节炎的主要原因。其对年轻人和运动员的影响更大。受伤时的炎症事件和细胞因子的释放可以导致软骨的不可逆损伤。外伤后踝关节炎的非手术治疗包括NSAID、皮质类固醇注射、矫形器和支具。手术治疗是基于踝关节力线和关节炎的严重程度。终末期踝关节炎的主要手术治疗手段包括TAA和AA。文献证据对AA和TAA均予以支持。其他治疗方案包括关节镜下清理术、同种异体移植、BFTOA、踝上截骨术和关节牵张成形术。在选择手术治疗方案时，患者的具体因素，如内科并发症、力线不良、相邻关节病变、年龄和活动水平是重要的考虑因素。

（刘笑 译　冉季升 校）

参考文献

1. Brown TD, Johnston RC, Saltzman CL, Marsh JL, Buckwalter JA. Posttraumatic osteoarthritis: a first estimate of incidence, prevalence, and burden of disease. J Orthop Trauma. 2006;20(10):739–44.
2. Saltzman CL, Salamon ML, Blanchard GM, et al. Epidemiology of ankle arthritis: report of a consecutive series of 639 patients from a tertiary orthopaedic center. Iowa Orthop J. 2005;25:44–6.
3. Huch K, Kuettner KE, Dieppe P. Osteoarthritis in ankle and knee joints. Semin Arthritis Rheum. 1997;26(4):667–74.
4. Terrell RD, Montgomery SR, Pannell WC, et al. Comparison of practice patterns in total ankle replacement and ankle fusion in the United States. Foot Ankle Int. 2013;34(11):1486–92. LOE: This level IV cross-sectional study examined CPT codes for total ankle replacement and ankle arthrodesis were searched through the PearlDiver Patient Record Database from 2004 to 2009 and found a 57% increase in total ankle replacement from 2004 to 2009.
5. Lawrence RC, Helmick CG, Arnett FC, et al. Estimates of the prevalence of arthritis and selected musculoskeletal disorders in the United States. Arth Rheum. 1998;41(5):778–99.
6. Coughlin MJ, Saltzman CL, Mann RA. Mann's surgery of the foot and ankle: expert consult-online. Philadelphia: Elsevier Health Sciences; 2013.
7. Beaudoin AJ, Fiore SM, Krause WR, Adelaar RS. Effect of isolated talocalcaneal fusion on contact in the ankle and talonavicular joints. Foot Ankle. 1991;12(1):19–25.
8. Brown TD, Shaw DT. In vitro contact stress distributions in the natural human hip. J Biomech. 1983;16:373–84.
9. Ihn JC, Kim SJ, Park IH. In vitro study of contact area and pressure distribution in the human knee after partial and total meniscectomy. Int Orthop. 1993;17(4):214–8.
10. Kempson GE. Age-related changes in the tensile properties of human articular cartilage: a comparative study between the femoral head of the hip joint and the talus of the ankle joint. Biochim Biophys Acta. 1991;1075(3):223–30.

11. Ateshian GA, Soslowsky LJ, Mow VC. Quantitation of articular surface topography and cartilage thickness in knee joints using stereophotogrammetry. J Biomech. 1991;24(8):761–76.
12. Athanasiou KA, Niederauer GG, Schenck RC Jr. Biomechanical topography of human ankle cartilage. Ann Biomed Eng. 1995;23(5):697–704.
13. Dirschl DR, Marsh JL, Buckwalter JA, et al. Articular fractures. J Am Acad Orthop Surg. 2004;12(6):416–23.
14. Catterall JB, Stabler TV, Flannery CR, Kraus VB. Changes in serum and synovial fluid biomarkers after acute injury (NCT00332254). Arthritis Res Ther. 2010;12(6):R229.
15. Adams SB, Setton LA, Bell RD, et al. Inflammatory cytokines and matrix metalloproteinases in the synovial fluid after intra-articular ankle fracture. Foot Ankle Int. 2015;36(11):1264–71. LOE: This level V study examined inflammatory cytokines in synovial fluid of 21 patients with an intra-articular ankle fracture. The contralateral ankle was used as matched control. The synovial fluid exhibits a largely pro-inflammatory and extra-cellular matrix degrading environment similar to that described in idiopathic osteoarthritis.
16. Stauffer RN, Chao EYS, Brewster RC. Force and motion analysis of the normal, diseased, and prosthetic ankle joint. Clin Orthop Relat Res. 1977;127:189–96.
17. Lindsjo U. Operative treatment of ankle fracture-dislocations. A follow-up study of 306/321 consecutive cases. Clin Orthop Relat Res. 1985;199:28–38.
18. Lomax A, Singh A, et al. Complications and early results after operative fixation of 68 pilon fractures of the distal tibia. Scott Med J. 2015;60(2):79–84. This level IV study reviewed 68 closed pilon fractures retrospectively with mean follow up of 7.7 months and found 1.6% deep infection rate, 6.3% wound breakdown, 7.8% nonunion and malunion, and 26.6% posttraumatic arthritis.
19. Daniels TR, Smith JW. Talar neck fractures. Foot Ankle. 1993;14(4):225–34.
20. Mei-Dan O, Kish B, Shabat S, et al. Treatment of osteoarthritis of the ankle by intra-articular injections of hyaluronic acid: a prospective study. J Am Podiatr Med Assoc. 2010;100(2):93–100.
21. Witteveen AG, Hofstad CJ, Kerkhoffs GM. Hyaluronic acid and other conservative treatment options for osteoarthritis of the ankle. Cochrane Database Syst Rev. 2015;(10):Cd010643. This level IV study reviewed six randomized controlled trials including 240 patients with ankle osteoarthritis comparing hyaluronic acid to placebo and found insufficient data to conclude whether there is benefit or harm for HA as treatment for ankle OA compared to placebo.
22. Angthong C, Khadsongkram A, Angthong W. Outcomes and quality of life after platelet-rich plasma therapy in patients with recalcitrant hindfoot and ankle diseases: a preliminary report of 12 patients. J Foot Ankle Surg. 2013;52(4):475–80. This study reviewed 12 patients with hindfoot and ankle osteoarthritis treated with platelet-rich plasma and 16 month follow up. Mean visual analog score was significantly greater than the pretreatment score and 33% of the patients had unsatisfactory results.
23. Mei-Dan O, Carmont MR, Laver L, Mann G, Maffulli N, Nyska M. Platelet-rich plasma or hyaluronate in the management of osteochondral lesions of the talus. Am J Sports Med. 2012;40(3):534–41. This level II randomized controlled trial had 32 patients aged 18 to 60 years were allocated to intra-articular injections of HA or PRP for OCLs of the talus and followed for 28 weeks. The pain scores and functional scores for both groups improved for 6 months and PRP had significantly better outcome than HA.
24. Chahla J, Cinque ME, Shon JM, et al. Bone marrow aspirate concentrate for the treatment of osteochondral lesions of the talus: a systematic review of outcomes. J Exp Orthop. 2016;3(1):33. This systematic review identified 47 studies on the outcomes of BMAC for the treatment of chondral defect and osteoarthritis of the talus. There is paucity of long-term data and high-level evidence supporting BMAC.
25. Mann RA, Rongstad KM. Arthrodesis of the ankle: a critical analysis. Foot Ankle Int. 1998;19(1):3–9.
26. Mann RA. Arthrodesis of the foot and ankle. In: Mann RA, Coughlin MJ, editors. Surgery of the foot and ankle. St. Louis: CV Mosby; 1999. p. 651–69.
27. Buchner M, Sabo D. Ankle fusion attributable to posttraumatic arthrosis: a long-term followup of 48 patients. Clin Orthop. 2003;406:155–64.
28. Coester LM, Saltzman CL, Leupold J, Pontarelli W. Long-term results following ankle

arthrodesis for post-traumatic arthritis. J Bone Joint Surg Am. 2001;83(2):219–28.
29. O'Brien TS, Hart TS, Shereff MJ, Stone J, Johnson J. Open versus arthroscopic ankle arthrodesis: a comparative study. Foot Ankle Int. 1999;20(6):368–74.
30. Winson IG, Robinson DE, Allen PE. Arthroscopic ankle arthrodesis. J Bone Joint Surg. 2005;87(3):343–7.
31. Kitaoka HB, Patzer GL. Clinical results of the Mayo total ankle arthroplasty. J Bone Joint Surg Am. 1996;78(11):1658–64.
32. Easley ME, Vertullo CJ, Urban WC, Nunley JA. Total ankle arthroplasty. J Am Acad Orthop Surg. 2002;10(3):157–67.
33. Pyevich MT, Saltzman CL, Callaghan JJ, Alvine FG. Total ankle arthroplasty: a unique design. Two to twelve-year follow-up. J Bone Joint Surg Am. 1998;80(10):1410–20.
34. Haddad SL, Coetzee JC, Estok R, Fahrbach K, Banel D, Nalysnyk L. Intermediate and long-term outcomes of total ankle arthroplasty and ankle arthrodesis. A systematic review of the literature. J Bone Joint Surg. 2007;89(9):1899–905. LOE: 4.
35. Saltzman CL, Mann RA, Ahrens JE, et al. Prospective controlled trial of STAR total ankle replacement versus ankle fusion: initial results. Foot Ankle Int. 2009;30(7):579–96.
36. Daniels TR, ASE Y, Penner M, et al. Intermediate-term results of total ankle replacement and ankle arthrodesis: a COFAS multicenter study. J Bone Joint Surg Am. 2014;96(2):135–42. This level IV study reviewed 321 patients in the Canadian Orthopaedic Foot and Ankle Society Prospective Ankle Reconstruction Database treated with total ankle replacement or ankle arthrodesis at a mean follow-up of 5.5 years. The major complication rate was 7% for arthrodesis and 19% for ankle replacement. There were minimal differences in AOS and SF-36 scores between the two groups at follow up.
37. Tan EW, Maccario C, Talusan PG, Schon LC. Early complications and secondary procedures in transfibular total ankle replacement. Foot Ankle Int. 2016;37(8):835–41. This level IV study reviewed 20 total ankle replacements aged 41 to 80 years with a mean follow-up of 18 months. There was no fibular nonunion, delayed union, or implant failure.
38. Arnold H. Posttraumatic impingement syndrome of the ankle–indication and results of arthroscopic therapy. Foot Ankle Surg. 2011;17(2):85–8. This level IV study reviewed 32 patients aged 16 to 65 years who underwent arthroscopic debridement for posttraumatic ankle impingement. 26 patients had good or excellent results according to the West Point Ankle Score, 5 patients rated fair result and 1 bad.
39. Rasmussen S, Hjorth JC. Arthroscopic treatment of impingement of the ankle reduces pain and enhances function. Scand J Med Sci Sports. 2002;12(2):69–72.
40. Hahn DB, Aanstoos ME, Wilkins RM. Osteochondral lesions of the talus treated with fresh talar allografts. Foot Ankle Int. 2010;31(4):277–82.
41. Giannini S, Buda R, Pagliazzi G, et al. Survivorship of bipolar fresh total osteochondral ankle allograft. Foot Ankle Int. 2014;35(3):243–51. This level IV case series reviewed 26 patients who underwent BFTOA with a mean follow-up of 40.9 months. AOFAS score improved significantly from 26.6 to 77.8 and 6 failures occurred.
42. Bugbee WD, Khanna G, Cavallo M, McCauley JC, Gortz S, Brage ME. Bipolar fresh osteochondral allografting of the tibiotalar joint. J Bone Joint Surg. 2013;95(5):426–32. This level IV study reviewed 86 ankles that underwent BFTOA with a mean follow-up of 5.3 years in young, active patients with tibiotalar arthritis. 29% of the ankle underwent graft-related reoperations. Graft surgical was 76% at 5 years and 44% at 10 years.
43. Hintermann B, Knupp M, Barg A. Supramalleolar osteotomies for the treatment of ankle arthritis. J Am Acad Orthop Surg. 2016;24(7):424–32. This review article discussed supramalleolar osteotomy in patients with asymmetric valgus or varus ankle arthritis.
44. Takakura Y, Takaoka T, Tanaka Y, Yajima H, Tamai S. Results of opening-wedge osteotomy for the treatment of a post-traumatic varus deformity of the ankle. J Bone Joint Surg Am. 1998;80(2):213–8.
45. Pagenstert G, Knupp M, Valderrabano V, Hintermann B. Realignment surgery for valgus ankle osteoarthritis. Oper Orthop Traumatol. 2009;21(1):77–87.
46. Knupp M, Stufkens SA, Bolliger L, Barg A, Hintermann B. Classification and treatment of supramalleolar deformities. Foot Ankle Int. 2011;32(11):1023–31. This level IV study reviewed 92 patients who underwent supramalleolar osteotomy for asymmetric arthritis of the

ankle joint with a mean follow-up of 43 months and found significant improvement of clinical scores with 10.6% converted to total ankle replacement or arthrodesis.
47. Paley D, Lamm BM, Purohit RM, Specht SC. Distraction arthroplasty of the ankle–how far can you stretch the indications? Foot Ankle Clin. 2008;13(3):471–84, ix.
48. Tellisi N, Fragomen AT, Kleinman D, O'Malley MJ, Rozbruch SR. Joint preservation of the osteoarthritic ankle using distraction arthroplasty. Foot Ankle Int. 2009;30(4):318–25.
49. Nguyen MP, Pedersen DR, Gao Y, Saltzman CL, Amendola A. Intermediate-term follow-up after ankle distraction for treatment of end-stage osteoarthritis. J Bone Joint Surg Am. 2015;97(7):590–6. This level IV study reviewed 36 patients who underwent ankle distraction surgery with a mean follow-up of 8.3 years. 45% had undergone either ankle arthrodesis or total ankle arthroplasty. Positive predictors of ankle survival included a better AOS score at 2 years, older age at surgery and fixed distraction.

第13章

足部创伤后关节炎

Ram K. Alluri, Eric W. Tan

要点

• 后足和中足最常见的创伤性骨性损伤分别为跟骨骨折和跗跖(TMT)关节骨折脱位(Lisfranc 损伤)。

• 后足在结构上由距骨和跟骨组成,其功能主要依赖于距舟和距下(距跟)关节的运动。

• Lisfranc 复合体是中足的主要稳定结构,是由5个跖骨基底与骰骨和楔骨组成的关节。

• 手术治疗的主要方法包括选择性关节融合术,目的是重塑一个稳定、功能性、无痛的跖行足。

引言

足部外伤是高能量创伤后常见创伤,仅次于髋关节、大腿和膝关节损伤[1]。这些足部损伤通常不会危及生命,但其会导致明显的长期功能残疾,且在多处损伤患者中,足部损伤患者比无足部损伤患者预后明显差[2]。足部创伤性损伤后的大部分残疾是由急性和慢性创伤后关节表面的退行性改变所致。

后足和中足最常见的创伤性骨性损伤分别是跟骨骨折和 TMT 骨折脱位(Lisfranc 损伤)。跟骨骨折约占所有骨折的 2%,是足部的最常见骨折[3]。TMT 关节骨折脱位相对少见,仅占所有骨折的 0.2%[4],然而,这些 TMT 损伤中有高达 20%的病例最初被漏诊或误诊[5]。在这两种损伤中,患者可由关节内骨折碎片、生物力学改变导致病理性力学分布和直接关节表面损伤而出现 PTOA 症状。早先研究已经证明,在创伤性事件中,由于强力撞击,可立即发生软骨细胞损伤和死亡[6]。

在本章,我们将讨论与跟骨骨折或 TMT 骨折脱位,以及这些患者随后发生的后足和中足 PTOA 相关的解剖、评估和治疗。

解剖学和生物力学

解剖学

后足在结构上由距骨和跟骨组成,其功能主要取决于通过距舟关节和距下关节(距下跟骨)的运动。大部分后足运动发生在距舟关节,该关节融合会导致 90%的距下运动丧失。相反,距下关节融合术只会导致 26%的距舟关节运动丧失[7]。距下关节由两个关节组成。前方,跟骨的唇部和载距突绕距骨头旋转;后方,跟骨的后关节面为距骨提供了一个可滑动的表面。弹簧韧带和舟骨的近端关节面增强跟骨,形成一个完整的关节窝,稳定距骨头。总体而言,距下关节的轴线是倾斜的,因为跟骨前关节比后关节更靠内侧。

中足由舟骨、骰骨和三块楔骨组成,近端与后足相连,远端与前足相连。在功能上,通常用内侧柱、中柱和外侧柱来描述中足。坚硬的内、中柱由第一跖骨基底部与内侧楔骨、第二跖骨基底部与中间楔骨、第三跖骨基底部与外侧楔骨之间的关节组成。具活动性的外侧柱由骰骨和第四、第五跖骨基底部组成。第一个 TMT 关节有 5°~10°活动度, 第二个和第三个 TMT 关节活动度很小。第四个和第五个 TMT 关节活动度最大,为 10°~20°。中足的骨性稳定部分是由跖骨基部和楔状骨的楔形导致在冠状面上形成横向拱,或“罗马拱形”。第二跗跖关节的骨性稳定性来自第二跖骨底部相对于第一和第三跗跖关节的骨性凹陷。

Lisfranc 复合体是中足的主要稳定结构,由 5 个跖骨基部关节、骰骨和楔形骨组成。这种复合体通过连接的韧带和第二跖骨基底独特的骨结构来稳定。背侧韧带最弱,而骨间韧带和足底韧带最强[8]。特定的 Lisfranc 韧带稳定 1~2 个跖骨间基底,将第二跖骨基底附着在内侧楔形骨上。第二、第三、第四、第五跖骨基底之间有跖间韧带,但无直接稳定 1~2 个跖骨基底的跖间韧带。因此,Lisfranc 韧带的完整性对稳定性至关重要。

生物力学的改变

跟骨骨折可导致明显的关节损伤和进行性后足畸形,导致跟骨增宽、扁平和内翻(图 13.1 和图 13.2)。后足增宽可能对穿鞋造成较大的困难。内翻畸形可引起腓骨肌腱外侧偏斜和腓肠神经受压[9],严重的内翻畸形可引起跟骨外侧与腓骨远端之间的腓骨下撞击症[9]。当后足出现病理性内翻时,横向跗骨关节保持锁定,由于步态过程中负荷持续增加,相邻的中足关节随后出现退行性病变[9]。后足内翻畸形也会导致足中部外侧柱负荷过重。除内翻畸形,跟骨骨折后也会发生跟骨关节面凹陷引起的后足高度丢失[9]。这可能会导致距骨处于背屈的位置,导致和胫骨穹隆前方发生撞击[9]。此外,跟腱的杠杆臂减少,这可以显著改变正常的步态模式[9]。

Lisfranc 复合体的创伤性损伤发生在前足扭转和轴向载荷传递到中足的过程中(图 13.3 和图 13.4)。这些损伤导致直接的关节损伤和中足生物力学的改变,这是由足纵弓的不稳定和塌陷造成的。正常完整的中足弓起着杠杆作用,可有效地将力量从前足传递到后足,而失去这一足弓会导致机械效率降低[10]。这将进一步引起中足和相邻关节负荷异常,导致关节炎退行性病变。通常,由于腓骨短肌和胫骨后肌肌腱的病理改变,患者会出现后足外翻畸形、中足因纵弓缺失而扁平化、前足外展和背屈。

后足和中足骨折的自然愈合过程

在急性损伤中,跟骨骨折可采用手术或非手术治疗。然而,对于理想的治疗方

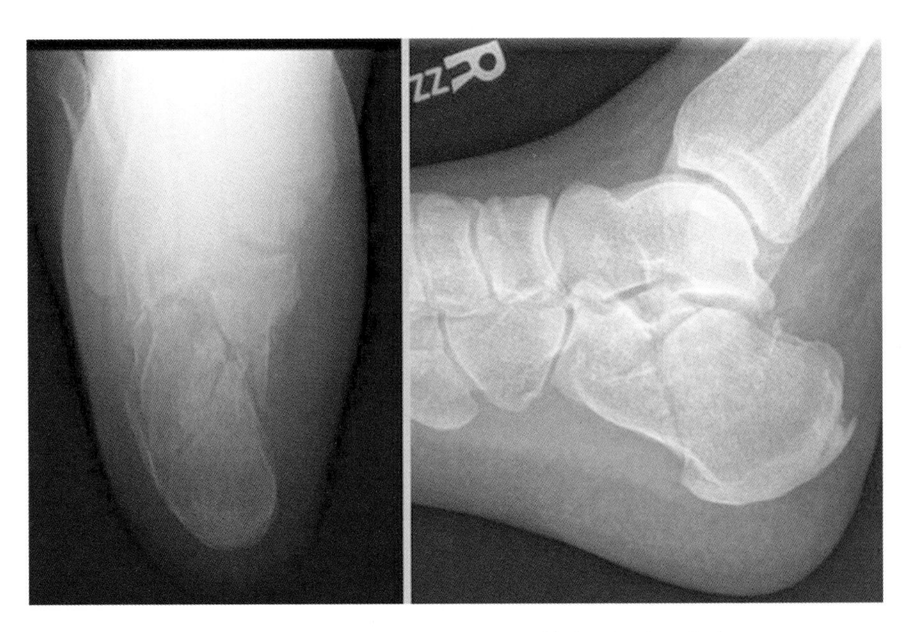

图 13.1 单纯跟骨关节内骨折的跟骨轴位和侧位 X 线片。

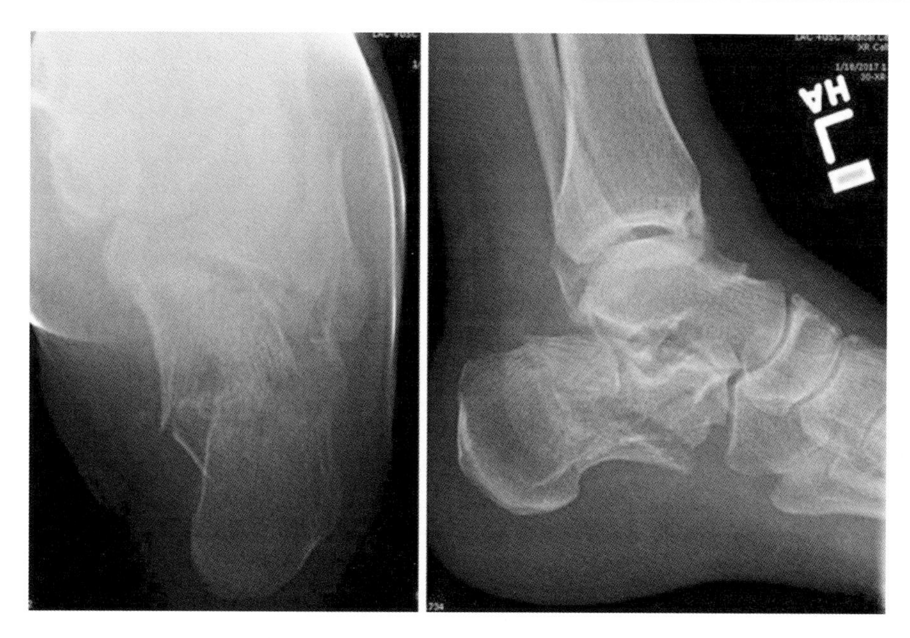

图 13.2　复杂的关节内跟骨骨折合并关节内粉碎和关节面压缩的轴位和侧位 X 线片。

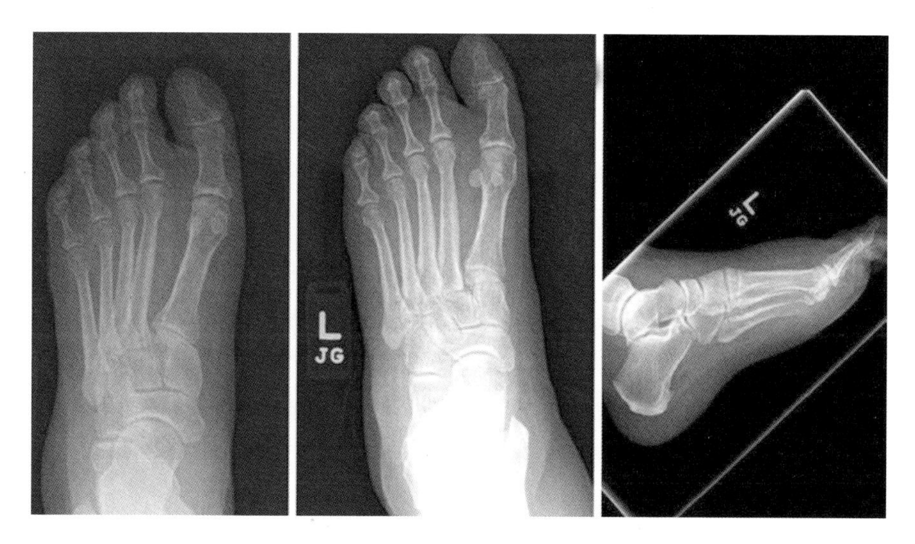

图 13.3　轻微 Lisfranc 损伤的前后位、斜位和侧位片，内侧楔形骨和第二跖骨基底之间有轻度分离，这在初诊时可能会被漏诊。

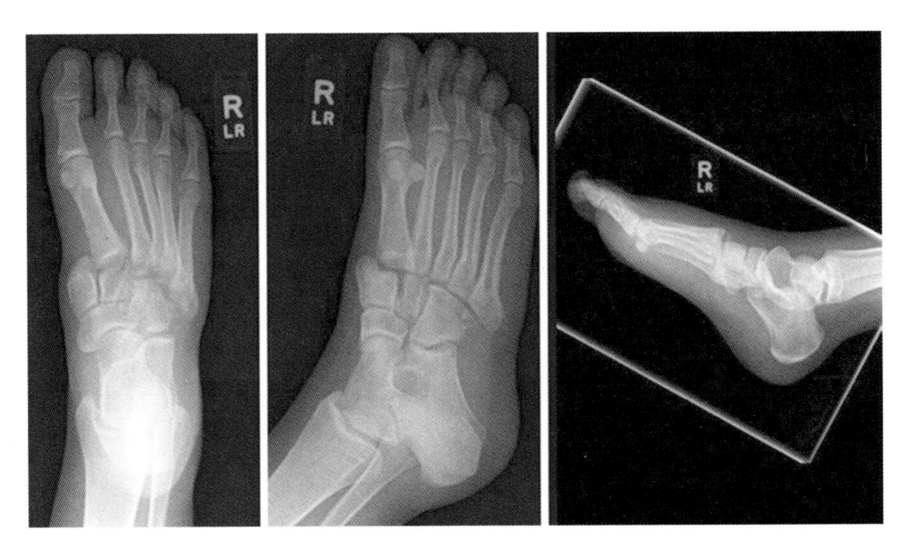

图 13.4 严重 Lisfranc 损伤伴第 1~5 跖骨关节向同侧移位的前后位、斜位和侧位片。

案尚未达成明确共识。目前,手术治疗的相关指征包括关节外大骨折、关节内移位>2mm 的骨折、Bohler 角和 Gissane 角变平、结节内翻畸形、移位的跟骨骨折引起的皮肤坏死以及开放性骨折。相对的非手术指征包括累及<25%的跟骰关节的前突骨折、跟骨高度保留的骨折、非移位骨折、关节内移位<2mm 的骨折,或因有并发症(如吸烟、糖尿病、血管疾病)导致术后并发症风险增加的患者[11]。

先前的研究强调了实现解剖复位以防止距下关节加速磨损的重要性。1~2mm 的微小位移已被证明会改变距下关节和后关节面的接触压力,导致显著的步态障碍[12,13]。无论是通过开放复位还是闭合复位,跟骨骨折的解剖复位都试图重建匹配性良好的距下关节,复位外侧壁,并在恢复跟骨高度的同时避免后足内翻。因此,大多数外科医师提倡手术治疗,以实现关节面的解剖复位,从而降低距下关节 OA 的发病率以及二期距下关节融合的可能性[14,15]。

以前的一些研究试图勾勒出移位的跟骨关节内骨折的理想治疗方案。在 Agren 等的一项研究中,手术治疗存在更高的并发症发病率,且在术后 1 年时与非手术治疗相比功能结果相似[16]。Buckley 等也发现,手术和非手术治疗跟骨骨折的 SF-36 或 VAS 结果评分差异不大[15]。然而,作者注意到接受非手术治疗的患者最终关节融合率较高[15]。Csizy 等发现类似的结果,非手术治疗的患者距下关节融合率高出 6 倍[14]。

无论最初采取手术或非手术治疗,大量的跟骨骨折并严重累及关节内的患者会发展成 PTOA[17]。最初的损伤导致了关节内骨折碎片移位和不可逆的软骨损伤。

在 Radnay 等的一项研究中,对 69 例发生跟骨骨折并最终需要关节融合术的患者进行了回顾[18]。34 例患者(49%)在最初就接受了手术治疗,35 例患者(51%)接受了非手术性治疗。在最初采用非手术治疗的患者中,距下关节融合术后的功能结果较差[18]。且这组患者术后伤口并发症也较多,这可能是由于这些患者需要恢复的跟骨高度更大,导致手术伤口软组织紧张[18]。

最初对 Lisfranc 损伤的处理也未达成共识,部分原因是术语"Lisfranc 损伤"反映了广泛而不明确的损伤范围。初期治疗包括非手术治疗、ORIF 或中足部分关节融合术。非手术治疗通常只适用于活动能力较弱、足部感觉迟钝或炎症性 OA 患者[19]。在没有这些并发病的患者中,非手术治疗通常只推荐用于稳定损伤(Lisfranc 复合体无分离)的患者。

在 Lisfranc 关节部位任何位置可测量到>2mm 的移位或不匹配通常都是手术治疗的指征,且最好在损伤后的前两周内完成,以获得最佳效果[19]。术后疗效最准确的预测指标是实现稳定的解剖复位,达到稳定的解剖复位后有 85%的患者取得优良的结果,而非解剖复位则只有 17%的患者有类似的结果[20]。即使在得到有效的复位后,PTOA 的发病率可高达 25%~72%[21,22]。然而,高达 100%的初始复位不充分患者将发展为 PTOA[21],而初期影像学检查通常无法预测哪些患者会发展为这种并发症[23]。一些学者指出,鉴于初始损伤时关节面的损伤情况,Lisfranc 损伤后发生 OA 几乎无可避免[24]。鉴于这些发现,一些外科医师建议对于一些有较高风险发生 PTOA 的 Lisfranc 损伤在初期就进行部分关节融合术,如伴有韧带断裂和多向不稳定、严重粉碎或挤压损伤的情况[25]。部分中足关节融合术可能限制或消除创伤后中足 OA 的发生,但年轻、活跃患者可能无法很好地耐受关节融合术后的足部僵硬和功能受限。

患者评估

病史

所有继发于后足或中足损伤的 PTOA 患者的术前检查都应该从一份完整的病史开始。病史应集中于最初的损伤机制和软组织损伤情况、既往保守治疗或手术治疗史、目前的功能障碍和疼痛程度,并讨论当前对功能结果的期望。评估患者当前的伴发病、工作状态和吸烟情况,可用于围术期风险分层评估和骨不连风险评估。

体格检查

体格检查应包括步态评估、ROM测量以及仔细检查踝关节和足部力线情况。力线评估应在患者站立位时进行，因为这是检查后足内翻或外翻、内弓高度和前足外展情况的最佳方法。还应要求患者步行，以评估动态扁平足畸形或腓骨下撞击。如果发现力线异常，还应评估被动矫正的可能性，对于单侧损伤的患者，正常侧可作为可靠的对照。在严重畸形的情况下，应评估软组织质量以及是否存在溃疡或即将发生的皮肤破裂。应检查以前的手术瘢痕，因为它们会影响再次手术入路的选择。评估足背和胫后动脉，触不到动脉搏动情况可能需要术前血管外科会诊。最后还应正式评估和记录足部的力量和感觉。

在创伤后后足畸形和OA患者中，后足经常存在内翻和塌陷，因此评估腓肠肌-比目鱼肌复合体的挛缩情况和是否存在前踝撞击非常重要。此外，创伤后后足OA患者可能有跟骨增宽，这可能导致外踝皮肤因接触摩擦而破裂，需加以注意。

在创伤后中足畸形和OA患者中，过度旋前和中足塌陷可能继发于纵弓丧失和获得性前足外展。这些患者可能有中足触诊疼痛，然而，在X线片上显示的关节病变程度可能与体格检查中发现的症状不相符。在大多数情况下，患者感觉第二TMT关节疼痛最强，因为这是中足活动度最小的关节，并经历了创伤后最大的关节炎改变。他们可能还存在第一和第三TMT关节轻微疼痛。由于外侧柱固有的移动性，外侧柱关节病患者可能不会感到明显疼痛。个别跖楔关节的压力试验（“钢琴键”试验）也可能引起受累的中足TMT关节疼痛，因为它沿着中足的内侧和外侧施加压力[26]。试验阳性者会出现受累跗跖关节处局部疼痛。此外，检查人员可能会通过让患者进行单侧足跟抬高或上楼梯从而加重诱发创伤后中足OA症状，因为这些活动需要通过中足进行显著的负荷传递。最后，背侧骨赘可能导致穿鞋困难、神经炎或肌腱炎。

影像学检查

足部负重前后位、侧位和斜位X线片是必要的，可以根据JSN、软骨下硬化症和骨赘形成情况，以诊断和描述后足或中足关节病变程度。侧位片对评估距骨下倾、后足塌陷以及距骨颈和胫骨穹隆的撞击尤其有用。测量Bohler角或Gissane角有助于量化后关节面塌陷引起的跟骨高度丢失（图13.5）。此外，在侧位片上，还可以计算内侧纵弓丢失并继发扁平足畸形患者的Meary角（图13.5）。脚跟轴位片，或Harris位片，可用于评估后足对线和足跟增宽。有些外科医师会选择未受伤侧足部的 X 线片做比较。

CT 在评估创伤后后足和中足关节病的作用尚不清楚。许多外科医师建议常规使用 CT 成像,因为其可以帮助术前规划,特别是复杂畸形。CT 成像可以更准确地帮助掌握后足和中足关节病变的程度和位置。具体来说,在后足创伤后关节病中,CT 可以判断跟骨和腓骨远端是否有腓骨下撞击。对于中足部创伤后关节,3 个平面的 CT 图像可以确定哪个特定的足中部关节正在经历创伤后退行性病变,从而有可能进行有限的融合,保留更多的功能。

MRI 并不常用。在少数情况下,可以对具有正常 X 线片的患者进行 Tc-99m 骨扫描,以确定创伤后持续性后足或足中部疼痛患者的早期关节炎改变。

非手术治疗

创伤后后足和中足部 OA 非手术治疗的核心治疗方式为物理治疗、NSAID、注射和支具治疗。活动调整、物理治疗和 NSAID 通常是这类患者的首选治疗方法。在后足或中足选择性注射皮质类固醇或 HA 也是一种选择,但缺乏证明其疗效的科学证据。

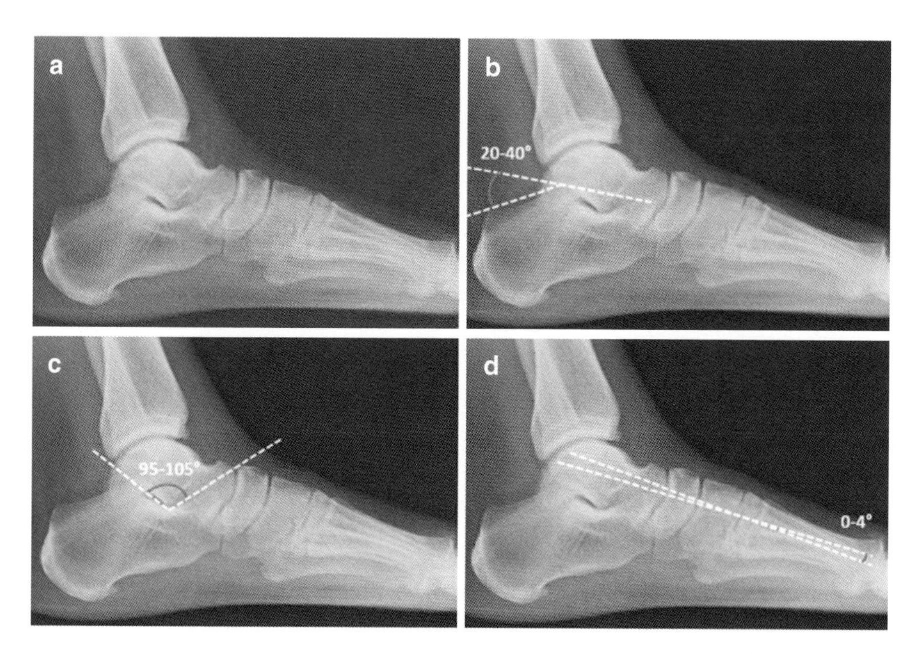

图 13.5　(a)正常足侧位片。(b)Bohler 角。(c)Gissane 角。(d)Meary 角。图像中列出了各个角度的正常范围。弧线显示了应该在哪里测量角度。

支具和矫形器通过减少关节炎关节间的力量传递和活动，可减轻后足和中足OA患者的关节疼痛并改善关节功能。选择合适的支具或矫形器取决于OA的程度以及畸形的僵硬程度。此外，器具的提供者应了解所使用的材料和支具或矫形器施加的压力大小，因为这可能导致皮肤破裂或溃疡。在后足或中足OA的早期阶段，病变关节尚柔软，存在轻度畸形，半刚性踝关节支具或定制矫形器可以提供足够的稳定性来支撑和调整足部和踝部对线。随着OA和畸形的加重，可能需要更坚硬的支具，如双直立支具、定制的Arizona支具或刚性矫形器，以减少受累的后足或中足关节的活动。然而，许多患者发现这些支具笨重且难以使用。穿鞋方式的改变，特别是摇椅底鞋或定制鞋也可能是有效的非手术治疗选择。

手术治疗

如果创伤后后足和中足OA非手术治疗失败，并伴有持续恶化倾向，则可能需要手术干预。患者的年龄、伴发疾病、吸烟史、职业和劳动赔偿情况等因素对术后结果有重要影响，应予以考虑。手术治疗的主要方法包括选择性关节融合术，其目的是建立稳定、功能性和无痛的跖行足。

后足

发生PTOA的跟骨骨折可采用原位距下关节融合术或牵张骨块融合术，必要时可附加矫正性截骨、外侧壁减压术或软组织手术。

原位关节融合术可以显著缓解疼痛并提供满意的功能(图13.6)。其适用于有轻微畸形、明显的距下OA和跟骨高度大体保持不变的患者，并且要不存在距骨和胫骨穹隆的前撞击。患者选择是这种原位融合手术的关键，因为患者有残留的明显的畸形未被矫正，必然会有较差的长期预后[27]。再进行此手术时，选择手术入路也必须慎重。如果有先前的无症状的内固定，可以选择保留[9,28]。如果内固定处有症状，一些医师会选择使用以前的手术切口，通常是可扩展外侧入路，最近也采用跗骨窦入路[9,28]。距下关节充分暴露后，将距下关节软骨和无活性的骨组织完全清除，小心地保留正常的骨骼轮廓和软骨下骨。暴露的软骨下骨应经过精细处理并打孔，以改善血供。然后将距下关节在0°~5°外翻位使用部分螺纹6.5mm螺钉固定。重要的是在关节融合术前获得正确的后足位置，以最大限度地提高功能效果。残留骨缺损可用自体骨移植、异体骨移植、人造骨或松质骨片填充。

先前的研究表明，原位距下关节融合术后12周的愈合率为84%~98%[29,30]，

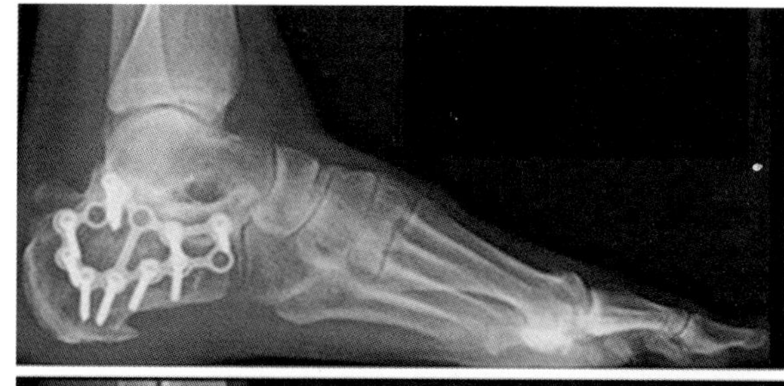

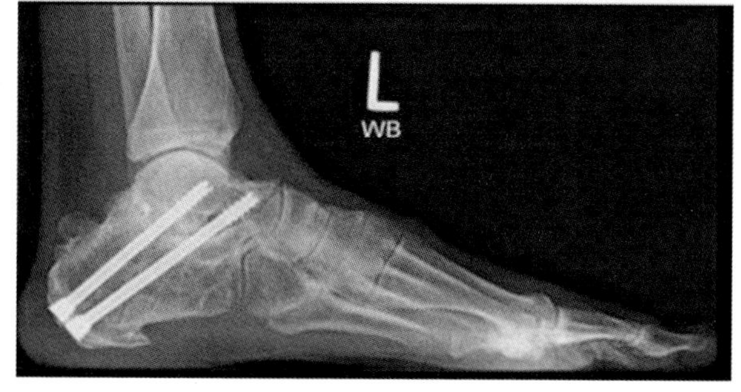

图 13.6 跟骨关节内骨折的侧位 X 线片，之前采用 ORIF 治疗（上图）。患者最终发展为严重的距下 PTOA。摘除内固定并原位距下关节融合术后的侧位片（下图）。(Images courtesy of Dr. David E. Oji，MD)

且关节融合术后功能结果改善[18,31]：在最终随访时，AOFAS 后足评分可高达 89 分[32]，使用 Angus 和 Cowell 评分系统，93%的患者预后良好至一般[31]。患者总体满意度为 70%~90%[33,34]。手术后最常见并发症是伤口感染，最近的研究显示其发病率高达 18%，特别是在原先开放性骨折或手术后感染的患者[30]。其他并发症包括神经瘤和慢性局部疼痛综合征。功能预后较差的高风险因素包括那些最初接受非手术治疗的患者、吸烟者、糖尿病患者和高龄患者[18,35,36]。

对于有后足高度缺失和有症状的胫骨前方撞击患者，可以采用牵张骨块距下关节融合术(图 13.7)。如果在这些患者中使用原位关节融合术，即使进行侧壁减压，也无法达到最佳的后足功能。通过结构性植骨和关节融合术增加牵张，将重建跟骨高度和距骨倾斜度，并使腓肠肌-比目鱼肌杠杆臂正常化。大多数情况下，这一手术采用后方或后外侧切口达到距下关节。此外也可以使用跗骨窦切口。然而，由于担心牵张后的伤口愈合，初次跟骨骨折内固定所采用的外侧延伸入路应避免使用。经软组织初步剥离后，可行外侧壁切除，该骨可作为骨移植物。然后使用大型牵引器或椎板扩张器分离距下关节，以纠正跟骨高度和内翻畸形。然后以类似于距下关节原位融合术的方式准备关节面。接下来，将结构性植骨块插入牵张间隙，将后足置入 0°~5°外翻。获得良好对线后，可以使用部分螺纹的 6.5mm 螺钉从跟骨后下方向距骨穹顶方向固定融合。

三皮质自体髂骨骨移植是结构性植骨的主要选择，还可以选择同种异体股骨

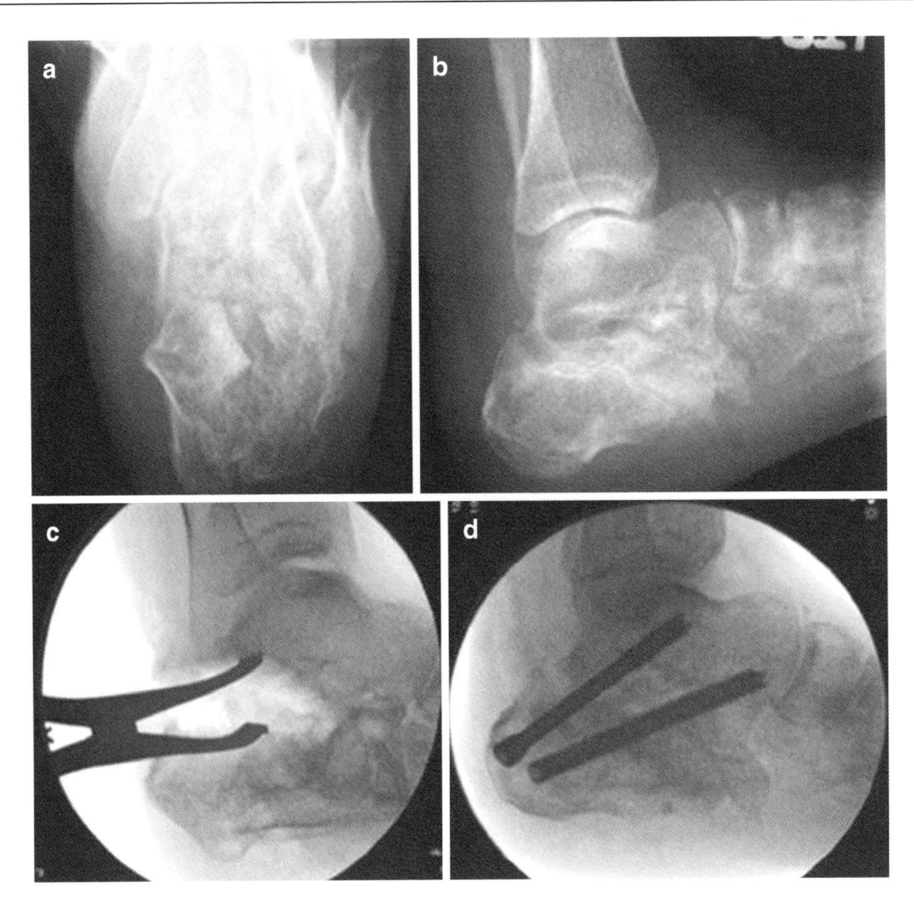

图 13.7 (a,b)最初非手术治疗的跟骨关节内骨折的跟骨轴位和侧位X线片。患者发生严重的距下PTOA,后足内翻,跟骨高度降低,距骨前撞击。(c)术中透视图像显示使用椎板撑开器撑开的距下关节。(d)距下关节牵引骨块融合术的术中透视。

颈移植物和同种异体三皮质髂骨移植物。最初的报道将结构性同种异体移植物与自体移植物进行比较,显示同种异体移植物的愈合率明显较低[37]。然而,最近的研究报道同种异体移植物的愈合率为92%,结果良好[38]。也可以使用人工骨移植替代物或松质骨片来增强结构性移植物,由外科医师自行决定。

牵张骨块距下关节融合术的结果通常良好。该手术在技术上更具挑战性,因为两个骨表面需要愈合,但愈合率与距下关节原位融合术相似,为87%~95%[35,37]。在Rammelt等的一项前瞻性研究中,牵张关节融合术后33个月,AOFAS后足评分从23.5分增加到73.2分[39]。其他研究也显示了类似的结果,在最终随访时,所有AOFAS后足评分为70~76分[40–42],超过90%的患者对该手术表示满意[37,39]。牵张骨块的距下关节融合术通常可以获得成功,但出现并发症的患者可能高达13%[39]。

最常见的并发症包括感染、足底外生骨疣和神经损伤。有并发症风险且术后结果较差的患者包括糖尿病患者、吸烟者和工伤补偿患者[35,41]。

有时两种距下关节融合术都需要额外的软组织手术。在腓骨半脱位或肌腱炎的情况下,腓骨肌腱可能需要清创、修复或重建。此外,存在马蹄畸形的患者可能需要经皮跟腱延长或 Strayer 腓肠肌回缩术。

重要的是, 后足融合治疗有症状的 PTOA 可能会导致相邻关节的应力增加。距下关节融合术可使相邻的横向跗骨关节和胫距关节传递更大的力量。然而,邻近关节退行性改变的临床意义尚不清楚。先前的研究表明,10%~40%的患者胫距关节和横向跗骨关节退行性改变[32,33,36,37]。这些邻近的退行性改变是在距下融合前出现的还是由融合而进展的尚不清楚[32]。

中足

TMT 关节骨折脱位发展为 PTOA 时, 通常采用内侧三个 TMT 关节融合术治疗(图 13.8)[10,28]。与创伤后后足 OA 相似,中足关节融合术的主要适应证是患者持续有症状,且非手术治疗无效。

中足可以通过多个手术入路进入。在大多数情况下,用于关节融合术的切口与用于急性 Lisfranc 损伤一期切开复位术的切口相似。沿着背侧第一跖骨间隙进行纵向切口,可以进入第一和第二跗跖关节。如果有必要,可在背侧第四跖骨上做第二个切口,以保证足够的皮桥进入第三、第四和第五 TMT 关节。或者,第一、第二和第三 TMT 关节的融合可以通过内侧切口结合第二跖骨正外侧的中央背侧切口进行。无论采取何种入路,都应注意避免损伤并保护足背动脉、第一跖背动脉、腓浅神经及腓深神经。

决定哪些中足关节进行融合至关重要,提倡选择性融合,以避免使中足过于僵硬。最常见的是融合第一、第二和第三 TMT 关节。很少需要对第四和第五 TMT 关节进行额外的融合或间置肌腱关节成形术,但在明显的中足 OA 病例中可能需要这样做。选定需融合的关节后,应去除相应关节残留的软骨和纤维组织。然后对软骨下骨进行清创和打孔,以改善融合部位的血供。在充分准备好骨表面后,必须恢复中足的力线。Hintermann 牵开器或椎板撑开器可以帮助恢复对线,有时,在更严重的畸形中,可能需要对中足部进行楔形切除[28]。

此外,可能需要结合软组织手术来完全矫正畸形。在存在严重外展畸形的情况下,可能需要延长或完全松解腓短肌腱。此肌腱也可以转移到腓骨长肌上,以帮助稳定中足内侧柱。此外,存在马蹄畸形的患者可能需要经皮跟腱延长或 Strayer

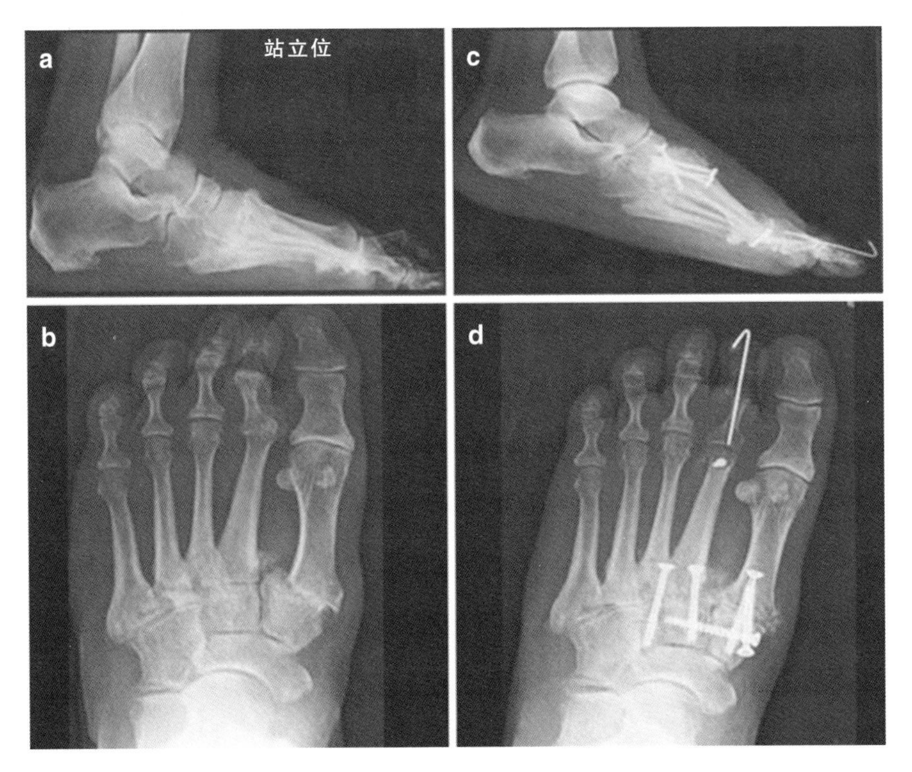

图 13.8 (a,b)一例先前有 Lisfranc 损伤患者的前后位和侧位 X 线片,该患者在创伤后出现了严重的中足关节 PTOA。(c,d)中足第一、第二和第三 TMT 关节融合术后的 X 线片。(Images courtesy of Dr. David E. Oji,MD)

腓肠肌回缩术。

在重建中足对线后,残余骨缺损应用自体骨、同种异体骨、人工骨或松质骨片进行填充。为了稳定融合部位,可以使用多种技术,包括克氏针、门形钉、加压螺钉以及背侧、内侧和足底钢板。无明确证据表明哪种材料可以带来最佳的临床结果[10]。然而,Marks 等证实,与采用螺钉固定的中足融合术相比,使用足底侧钢板固定具有更好的生物力学稳定性[43]。在大多数情况下,采用半螺纹松质骨螺钉或皮质拉力螺钉固定每个融合关节可以获得足够的稳定性。在严重畸形的情况下,应考虑加用加压钢板或足底钢板固定来增加稳定性。

中足融合术治疗 TMT 关节骨折脱位后 PTOA 的效果总体良好。超过 90%的患者获得愈合,一些研究显示融合率达 98%[44,45]。Sangeorzan 等报道 16 例患者中有 11 例(69%)获得优良的结果,且有 15 例患者(94%)对手术感到满意[46]。Mann 等报道称选择性关节融合术后患者满意度为 93%[44],Johnson 和 Johnson 报道患者满意度为 84%[47]。AOFAS 中足评分可以提高 34 分,最终得分为 71~78 分[48,49]。多项研究表明，急性 TMT 骨折脱位初期复位的质量与后期中足关节融合术后更好的结果相关[20,46],而工作场所受伤和延误治疗会对结果产生负面影响[46]。中足融合后最常见的并发症包括浅表感染、神经炎和神经瘤[44,47,48]。神经损伤在中足融合术中很常见,这和皮神经的解剖位置相关,特别是腓深神经的位置,以及为充分暴露和准备关节面时需要牵拉软组织相关。

与后足距下融合术相似,在选择性中足融合术后,存在邻近关节退行性病变的问题。然而,目前还无临床研究客观地评估这一潜在并发症。

结论

后足的跟骨骨折和中足 TMT 骨折脱位均可能导致显著的长期病变，这主要是由于初始损伤时急性关节损伤继发 PTOA,以及慢性对线异常和异常应力分布导致渐进性退行性病变。在初始治疗时，关节面恢复和复位稳定可降低发生 PTOA 的风险,然而,无论初始治疗如何,一部分人不可避免地会发生 PTOA。对于有症状的患者,经非手术治疗无效时,可选择伴或不伴植骨牵张的距下关节融合,或中足内侧柱和中柱融合术,可以获得良好的术后功能效果和较高的患者满意率。

(曹乐 译 冉季升 校)

参考文献

1. Chong M, Sochor M, Ipaktchi K, Brede C, Poster C, Wang S. The interaction of “occupant factors” on the lower extremity fractures in frontal collision of motor vehicle crashes based on a level I trauma center. J Trauma. 2007;62(3):720–9.
2. Turchin DC, Schemitsch EH, McKee MD, Waddell JP. Do foot injuries significantly affect the functional outcome of multiply injured patients? J Orthop Trauma. 1999;13(1):1–4.
3. O’Connell F, Mital MA, Rowe CR. Evaluation of modern management of fractures of the os calcis. Clin Orthop Relat Res. 1972;83:214–23.
4. English TA. Dislocation of the metatarsal bone and adjacent toe. J Bone Joint Surg Br. 1964;46:700–4.
5. Goossens M, De Stoop N. Lisfranc’s fracture-dislocations: etiology, radiology, and results of treatment. A review of 20 cases. Clin Orthop Relat Res. 1983;176:154–62.
6. Borrelli J Jr, Silva MJ, Zaegel MA, Franz C, Sandell LJ. Single high-energy impact load causes posttraumatic OA in young rabbits via a decrease in cellular metabolism. J Orthop Res. 2009;27(3):347–52.
7. Astion DJ, Deland JT, Otis JC, Kenneally S. Motion of the hindfoot after simulated arthrodesis. J Bone Joint Surg Am. 1997;79(2):241–6.
8. Desmond EA, Chou LB. Current concepts review: Lisfranc injuries. Foot Ankle Int. 2006;27(8):653–60.

9. Banerjee R, Saltzman C, Anderson RB, Nickisch F. Management of calcaneal malunion. J Orthop Trauma Rehabil. 2011;19(1):27–36. A review article on the management of calcaneus malunion which specifically addresses the management of post-traumatic osteoarthritis of the subtalar joint. Multiple calcaneal malunion classification systems are discussed that can help guide management. Level of Evidence: N/A.
10. Patel A, Rao S, Nawoczenski D, Flemister AS, Digiovanni B, Baumhauer JF. Midfoot arthritis. J Am Acad Orthop Surg. 2010;18(7):417–25.
11. Sharr PJ, Mangupli MM, Winson IG, Buckley RE. Current management options for displaced intra-articular calcaneal fractures: non-operative, ORIF, minimally invasive reduction and fixation or primary ORIF and subtalar arthrodesis. Foot Ankle Surg. 2016;22(1):1–8. A systematic review article analyzing the operative and nonoperative management options for intra-articular calcaneal fractures. The review demonstrates a progressive trend towards increased operative fixation and reviews evidence to guide management decisions. Level of Evidence: III.
12. Sangeorzan BJ, Wagner UA, Harrington RM, Tencer AF. Contact characteristics of the subtalar joint: the effect of talar neck misalignment. J Orthop Res. 1992;10(4):544–51.
13. Catani F, Benedetti MG, Simoncini L, Leardini A, Giannini S. Analysis of function after intra-articular fracture of the os calcis. Foot Ankle Int. 1999;20(7):417–21.
14. Csizy M, Buckley R, Tough S, Leighton R, Smith J, McCormack R, et al. Displaced intra-articular calcaneal fractures: variables predicting late subtalar fusion. J Orthop Trauma. 2003;17(2):106–12.
15. Buckley R, Tough S, McCormack R, Pate G, Leighton R, Petrie D, et al. Operative compared with nonoperative treatment of displaced intra-articular calcaneal fractures: a prospective, randomized, controlled multicenter trial. J Bone Joint Surg Am. 2002;84(10):1733–44.
16. Agren PH, Wretenberg P, Sayed-Noor AS. Operative versus nonoperative treatment of displaced intra-articular calcaneal fractures: A prospective, randomized, controlled multicenter trial. J Bone Joint Surg Am. 2013;95(15):1351–7. Eighty-two patients with an intra-articular calcaneus fracture were randomized to operative or nonoperative management. At 8–12 years post-operatively there was a trend towards better functional outcomes in the operatively treated group. Post-traumatic osteoarthritis was lower in the operatively treated group. Level of Evidence: II.
17. Flemister AS Jr, Infante AF, Sanders RW, Walling AK. Subtalar arthrodesis for complications of intra-articular calcaneal fractures. Foot Ankle Int. 2000;21(5):392–9.
18. Radnay CS, Clare MP, Sanders RW. Subtalar fusion after displaced intra-articular calcaneal fractures: does initial operative treatment matter? J Bone Joint Surg Am. 2009;91(3):541–6.
19. Watson TS, Shurnas PS, Denker J. Treatment of Lisfranc joint injury: current concepts. J Am Acad Orthop Surg. 2010;18(12):718–28.
20. Myerson MS, Fisher RT, Burgess AR, Kenzora JE. Fracture dislocations of the tarsometatarsal joints: end results correlated with pathology and treatment. Foot Ankle. 1986;6(5):225–42.
21. Dubois-Ferrière V, Lübbeke A, Chowdhary A, Stern R, Dominguez D, Assal M. Clinical outcomes and development of symptomatic osteoarthritis 2 to 24 years after surgical treatment of tarsometatarsal joint complex injuries. J Bone Joint Surg Am. 2016;98(9):713–20. A retrospective study of 61 patients who underwent operative management for TMT joint complex injuries. 72.1% of patients had radiographic evidence of arthrosis but only 54.1% were symptomatic. Risk factors for osteoarthritis included nonanatomic reduction and a history of smoking. Level of Evidence: IV.
22. Kuo RS, Tejwani NC, Digiovanni CW, Holt SK, Benirschke SK, Hansen ST Jr, et al. Outcome after open reduction and internal fixation of Lisfranc joint injuries. J Bone Joint Surg Am. 2000;82(11):1609–18.
23. Philbin T, Rosenberg G, Sferra JJ. Complications of missed or untreated Lisfranc injuries. Foot Ankle Clin. 2003;8(1):61–71.
24. Jeffreys TE. Lisfranc's fracture-dislocation: a clinical and experimental study of tarsometatarsal dislocations and fracture-dislocations. J Bone Joint Surg Br. 1963;45:546–51.
25. Coetzee JC. Making sense of Lisfranc injuries. Foot Ankle Clin. 2008;13(4):695–704.
26. Keiserman LS, Cassandra J, Amis JA. The piano key test: a clinical sign for the identification of subtle tarsometatarsal pathology. Foot Ankle Int. 2003;24(5):437–8.
27. Ågren PH, Tullberg T, Mukka S, Wretenberg P, Sayed-Noor AS. Post-traumatic in situ fusion

after calcaneal fractures: a retrospective study with 7-28 years follow-up. Foot Ankle Surg. 2015;21(1):56–9. A retrospective review of 29 patients who underwent in situ arthrodesis for calcaneal malunion and subtalar arthritis. Patients with significant deformity who underwent in situ arthrodesis without restoring hindfoot alignment generally had poor outcomes. Level of Evidence: IV.

28. Thordarson DB. Fusion in posttraumatic foot and ankle reconstruction. J Am Acad Orthop Surg. 2004;12(5):322–33.
29. Haskell A, Pfeiff C, Mann R. Subtalar joint arthrodesis using a single lag screw. Foot Ankle Int. 2004;25(11):774–7.
30. Dingemans SA, Backes M, Goslings JC, de Jong VM, Luitse JS, Schepers T. Predictors of nonunion and infectious complications in patients with posttraumatic subtalar arthrodesis. J Orthop Trauma. 2016;30(10):e331–5. A retrospective study of 93 patients who underwent subtalar arthrodesis. Patients at risk for complications included those who had an initial open fracture or infection. Alcohol, nicotine, and drug abuse were not associated with a higher risk for complications. Level of Evidence: IV.
31. Davies MB, Rosenfeld PF, Stavrou P, Saxby TS. A comprehensive review of subtalar arthrodesis. Foot Ankle Int. 2007;28(3):295–7.
32. Mann R, Beaman D, Horton GA. Isolated subtalar arthrodesis. Foot Ankle Int. 1998;19(8):511–9.
33. Dahm D, Kitaoka HB. Subtalar arthrodesis with internal compression for posttraumatic arthritis. J Bone Joint Surg Br. 1998;80(1):134–8.
34. Sammarco GJ, Tablante EB. Subtalar arthrodesis. Clin Orthop Relat Res. 1998;349:73–80.
35. Chahal J, Stephen DJ, Bulmer B, Daniels T, Kreder HJ. Factors associated with outcome after subtalar arthrodesis. J Orthop Trauma. 2006;20(8):555–61.
36. Easley ME, Trnka HJ, Schon LC, Myerson MS. Isolated subtalar arthrodesis. J Bone Joint Surg Am. 2000;82(5):613–24.
37. Trnka HJ, Easley ME, Lam PW, Anderson CD, Schon LC, Myerson MS. Subtalar distraction bone block arthrodesis. J Bone Joint Surg Br. 2001;83(6):849–54.
38. Myerson MS, Neufeld SK, Uribe J. Fresh-frozen structural allografts in the foot and ankle. J Bone Joint Surg Am. 2005;87(1):113–20.
39. Rammelt S, Grass R, Zawadski T, Biewener A, Zwipp H. Foot function after subtalar distraction bone-block arthrodesis. A prospective study. J Bone Joint Surg Br. 2004;86(5):659–68.
40. Garras DN, Santangelo JR, Wang DW, Easley ME. Subtalar distraction arthrodesis using interpositional frozen structural allograft. Foot Ankle Int. 2008;29(6):561–7.
41. Bednarz PA, Beals TC, Manoli A 2nd. Subtalar distraction bone block fusion: an assessment of outcome. Foot Ankle Int. 1997;18(12):785–91.
42. Burton DC, Olney BW, Horton GA. Late results of subtalar distraction fusion. Foot Ankle Int. 1998;19(4):197–202.
43. Marks RM, Parks BG, Schon LC. Midfoot fusion technique for neuroarthropathic feet: biomechanical analysis and rationale. Foot Ankle Int. 1998;19(8):507–10.
44. Mann RA, Prieskorn D, Sobel M. Midtarsal and tarsometatarsal arthrodesis for primary degenerative osteoarthrosis or osteoarthrosis after trauma. J Bone Joint Surg Am. 1996;78(9):1376–85.
45. Suh JS, Amendola A, Lee KB, Wasserman L, Saltzman CL. Dorsal modified calcaneal plate for extensive midfoot arthrodesis. Foot Ankle Int. 2005;26(7):503–9.
46. Sangeorzan BJ, Veith RG, Hansen ST Jr. Salvage of Lisfranc's tarsometatarsal joint by arthrodesis. Foot Ankle Int. 1990;10(4):193–200.
47. Johnson JE, Johnson KA. Dowel arthrodesis for degenerative arthritis of the tarsometatarsal (Lisfranc) joints. Foot Ankle. 1986;6(5):243–53.
48. Komenda GA, Myerson MS, Biddinger KR. Results of arthrodesis of the tarsometatarsal joints after traumatic injury. J Bone Joint Surg Am. 1996;78(11):1665–76.
49. Richter M, Wippermann B, Krettek C, Schratt HE, Hufner T, Therman H. Fractures and fracture dislocations of the midfoot: occurrence, causes and longterm results. Foot Ankle Int. 2001;22(5):392–8.

索　引

共同交流探讨 提升专业能力

智能阅读向导为您严选以下专属服务

读者社群：本书配有读者社群，读者入群可与群友分享阅读本书的心得体会，提升业务水平，马上扫码加入！

高清彩图：扫码查看高清彩图，更加直观、清晰。

推荐书单：获取更多骨科学专业图书推荐，为进修学习提供参考。

操作步骤指南

第一步 微信扫描本书二维码。

第二步 选取您需要的资源，点击获取。

第三步 如需重复使用，可再次扫码，或添加到微信“收藏”功能。

扫码添加

智能阅读向导